Mechthild Scheffer

Lehrbuch der Original Bach-Blütentherapie

Mechthild Scheffer

Lehrbuch der Original Bach-Blütentherapie für die Arzt- und Naturheilpraxis

unter Mitarbeit von Dr. med. Karola Stutzki

sowie von
Dr. med. Alexander von Berghes, Hamburg
Dr. med. Hans Peter Bilek, Wien
Dr. med. Anita Birnberger
Dr. med. dent. Jörg Born
Dr. med. vet. Renate Hajek, Bensheim
Dr. med. dent. Thomas Hermanns, Horhausen
Dr. med. Johann Josef Kleber
Dr. med. Anne-Gabriele Rebholz, Berlin
Dr. med. Kai Sawatzki, Witzenhausen

Mit einem Geleitwort von Prof. Dr. med. Eli E. Lasch, Jerusalem/Berlin
Mit einem Nachwort von Prof. Dr. Hermann Josef Schmidt, Universität Dortmund

Jungjohann Verlagsgesellschaft Neckarsulm · Stuttgart

Zuschriften an:
Jungjohann Verlagsgesellschaft
Dr. med. H. Jungjohann
Postfach 1252
7107 Neckarsulm

Lektorat:
Dr. med. Arne Schäffler, Ulm

CIP-Titelaufnahme der Deutschen Bibliothek

Lehrbuch der Origial Bach Blütentherapie
Scheffer, Mechthild:
Lehrbuch der Original Bach Blütentherapie für die Arzt- und Naturheilpraxis / Mechthild Scheffer. Unter Mitarb. von Karola Stutzki. Mit einem Geleitw. von Eli E. Lasch. Mit einem Nachw. von Hermann Josef Schmidt. — Neckarsulm: Jungjohann, 1990
ISBN 3-8243-1114-3

1. Auflage Oktober 1990
1. korrigierter Nachdruck der 1. Auflage Februar 1991

Herstellung: B&K Druckformservice, Krefeld
Umschlag: Arne Schäffler, Ulm, German Bach Centre, Hamburg
Druck: Druckhaus Schwaben, Heilbronn
Printed in Germany

Inhaltsverzeichnis

(Verzeichnis der Fallbeispiele siehe Seite 280)

Zum Gebrauch des Buches

"Die Menschen verdrießt's, daß das Wahre so einfach ist. Sie sollten bedenken, daß sie genug Mühe haben werden, es praktisch zu ihrem Nutzen anzuwenden." (J. W. v. Goethe)

Die Mehrheit aller Ärzte und Heilpraktiker, die heute die Bach–Blütentherapie erfolgreich in ihrer Praxis anwenden, erhielten den ersten Anstoß dazu nicht durch Fachkollegen, sondern durch ihre Patienten.

Dieses ist ungewöhnlich und spricht gerade in unserer Zeit des Überangebots an neuen Therapieformen für die Substanz und geistige Kraft des therapeutischen Konzeptes von Edward Bach; wohl weil es einen Weg aufzeigt, durch Auseinandersetzung mit tieferliegenden Krankheitsursachen, die Angst vor der Krankheit abzubauen.

Eine weitere interessante Erfahrung ist, daß viele Behandler die Bach–Blütentherapie zuerst nicht bei ihren Patienten, sondern in der eigenen Familie eingesetzt haben. Immer wieder wird berichtet, wie positiv sich diese Therapie auf ihre persönliche Entwicklung und die bessere Bewältigung ihres beruflichen Alltags ausgewirkt hat.

Da es sich bei der Bach–Blütentherapie um eine "Seelentherapie mit Blütenenergie" handelt – es also nicht um die Behandlung von Krankheitssymptomen im eigentlichen medizinischen Sinne geht – ist ihr Anwendungsspektrum ungewöhnlich breit und vielfältig. So erklärt sich, daß sich zum Teil bizarre Spielarten der Blütentherapie entwickelt haben, die mit den ursprünglichen Gedanken von Edward Bach nicht mehr viel zu tun haben und drohen, seine geniale Idee zu verwässern.

Edward Bach war Arzt und wollte mit seiner Arbeit einen Beitrag zu einer "menschenwürdigeren Form der Medizin" leisten.
Sein zweites, ebenso wichtiges, Anliegen war jedoch, eine Therapie zu entwickeln, die so einfach ist, daß sie Menschen in die Lage versetzt, sich selbst zu helfen. Aus dieser Absicht ergeben sich auch heute die beiden wichtigsten Anwendungsgebiete der Bach–Blütentherapie:

- Behandlung und Mitbehandlung von Krankheiten durch den Arzt oder Heilpraktiker
- Die Selbstmedikation in der Familie bei psychischen Alltagsproblemen.

Aufgrund ihrer spezifischen Eigenart läßt sich das Thema Bach–Blütentherapie aus naturwissenschaftlicher Sicht weder vollständig erfassen, noch derzeitig hinreichend erklären und ist sinnvollerweise am besten dem Bereich der holistischen Medizin zuzuordnen. Deshalb war die Verwendung einiger philosophischer und esoterischer termini im Text unvermeidlich.

Dieses auch als Lehrbuch konzipierte Werk vermittelt dem Behandler in der täglichen Praxis alle wesentlichen Fakten der Bach–Blütentherapie in kurzer übersichtlicher Form. Es ist damit eine Ergänzung zu dem bereits erschienenen Werk "Bach–Blütentherapie, Theorie und Praxis", welches eine noch ausführlichere Beschreibung der 38 Bach–Blüten–Arzneimittelbilder enthält.

Das Anliegen dieses Buches ist es in erster Linie, dem vielbeschäftigten Praktiker aufzuzeigen, wie einfach sich die Bach–Blütentherapie – für die es keine echte Alternative gibt – mit großem Gewinn auch in die überfüllte Kassenpraxis von heute integrieren läßt.

Hinzuweisen ist besonders auf die neu entwickelte differentialdiagnostische Tabelle sowie auf einen Vorschlag zur eigenen Anfertigung von Vordrucken zur Mitgabe an den Patienten in der Praxis.

Ein weiteres Anliegen dieses Werkes ist es, dem Behandler eine Methode zur Eigentherapie an die Hand zu geben, die ihm hilft, die seelischen Belastungen seiner Arbeit besser zu verkraften und daran zu wachsen.

Aus diesem Grund fanden auch philosophische Gedanken Bachs in größerem Umfang – neu übersetzt – in dieses Werk Eingang.

Schließlich sollte mit diesem Buch eine Dokumentationsbasis für Erfahrungen mit der Bach–Blütentherapie in verschiedenen medizinischen Fachgebieten geschaffen werden.

Die in dieser Auflage vorgestellten Erfahrungen sind vielfältig, auch aufgrund der unterschiedlich langen Erfahrung der einzelnen Behandler. Vielleicht sind jedoch gerade die Fälle und Erfahrungen der noch nicht so lange mit der Blütentherapie arbeitenden Therapeuten, für viele Leser die interessanteren.

Für die folgenden Auflagen dieses Werkes werden weitere Beiträge aus den verschiedenen medizinischen Fachgebieten gesucht.

Die Dokumentation von Erfahrungen in den verschiedenen medizinischen Fachbereichen ist wichtig für die weitere Entfaltung und Konsolidierung des Werkes von Dr. Edward Bach, dessen volle Bedeutung wohl erst in den kommenden Jahrzehnten gewürdigt werden wird.

Eine Veröffentlichung wie die vorliegende, über die Anwendung der Bach–Blütentherapie in der Veterinärmedizin, ist in Vorbereitung.

Diesem Buch liegen zum Zeitpunkt der Niederschrift des Manuskriptes 18 Jahre eigene Erfahrungen in der praktischen Anwendung der Bach–Blütentherapie zugrunde sowie Erkenntnisse und Anregungen aus dem Kreis von über 4.000 Seminarteilnehmern. Alle gemachten Angaben beziehen sich ausschließlich auf die Anwendung der Original Bach–Blüten–Konzentrate.

Alle Mitarbeiter und Autoren dieses Buches wünschen sich gemeinsam, daß es ein Beitrag zur fachgerechten Verbreitung der sanften Form der Medizin werden möge, die heute so viele – besonders junge Patienten – suchen.

Hamburg, Juli 1990 Mechthild Scheffer

Danksagung

Für die Anregung und Bereitstellung von Fallstudien danken wir:
Praxis Peter und Maria Luise Altrichter
HP Annelie Beuing
HP Hildegard Bittmann
Dr. med. Gisela Buttler
Marion Erkel
Dr. med. Renate Grüning
HP Brigitte Grzybowski
Dr. med. Christine Hausmann
Dr. med. Ruth Herfurtner
HP Marie-Anne Langanke
Hans-Dieter Leuenberger
Elisabeth Malkstadt
Dr. med. Roland Martin
HP Dipl.-Psych. Michael Minsel
Dr. med. Barbara Ohlen
HP Hildegard Prömper
HP Jutta Radke-Calbus
Dipl. Psych. Elisabeth Rölli
Inge Ruppel
Dr. med. Robert Spenner
Rose Scholl
Sylvia Steinemann, Geriatrieschwester
Dr. med. Urs Steiner
Claudia Stemmle
HP I. Struck
HP Elisabeth Täubert
HP S. Wendler
HP Wiltrud Wilken
Ing. Dieter Knapp und dem Privaten Forschungsinstitut für Radiästhesie und Bio-Physik, Fahrenbacher Str. 22, 6149 Fürth/Odenwald.

Für Lektorierung und Korrekturen danken wir Dr. med. Arne Schäffler, Ulm und seinem Team. Wir danken dem Jungjohann-Verlag, Neckarsulm für die gute Zusammenarbeit.

Geleitwort

von Prof. Dr. med. Eli Lasch, Universität Jerusalem, Israel

"Am Anfang war das Wort und das Wort war bei Gott und Gott war das Wort. Dasselbe war im Anfang bei Gott."

Im Hebräischen, der biblischen Originalsprache, hat das Wort für Gesundheit die gleiche Wortwurzel wie das Wort für Schöpfung. Die Bibel lehrt uns also, daß Gesundheit ein ununterbrochener Schöpfungsprozeß konstanter Erneuerung ist. Dementsprechend bedeutet Krankheit eine Beeinträchtigung oder Verlangsamung dieses Prozesses.

Was ist es, was uns hindert, uns zu erneuern? Was ist es, was uns immer wieder krank macht? Könnte es sein, daß es sich um unsere Gedanken handelt, die in Worten Form annehmen? Wäre es möglich, daß negative Gedanken und Gemütszustände der wahre Grund für unsere Krankheiten sind? Könnte es sein, daß wir unsere Krankheiten selbst schaffen oder unseren Körper behindern, sich selbst zu heilen?

Erlauben wir uns, das oben genannte Zitat leicht umzuändern und zu sagen: "Im Anfang war das Wort und das Wort war beim Menschen und das Wort wurde Krankheit."

So spiegelt sich das Evangelium in unserem tagtäglichen Leben wider. Der Mensch als Ebenbild oder vielleicht sogar als Verkörperung Gottes schafft durch Gedanken und Worte Krankheit.

Das war es, was Edward Bach entdeckte, denn er war einer der ersten, der die Wechselbeziehungen zwischen Seele, Gemüt und Körper verstanden hat und versuchte, die körperlichen Krankheiten durch die Seele zu behandeln. Man könnte sagen, daß die Bach–Blütentherapie die seelischen Hemmungen bei der Erneuerung des Körpers auflöst.

R. Sheldrake, der in seinem Buch "Das kreative Universum" über verschiedene Formen des Zeitgeistes spricht, erklärt mit seiner Theorie der morphogenetischen Felder, daß neue Gedanken in verschiedenen Ländern zu gleicher Zeit entstehen können. So ist es auch nicht erstaunlich, daß Edward Bach in England und C.G. Jung in der Schweiz zur gleichen Zeit die archetypischen Anteile der menschlichen Seele entdeckten und beschrieben. Während aber Jung sich zum großen Teil mit philosophischen und psychologischen Fragen dazu beschäftigte, hat Bach dieselben Ideen in eine ganz einfache und praktische Heilmethode umgesetzt.

War Edward Bach Arzt oder Theologe – oder war er einer der wenigen Menschen, die beides in sich vereinigen? Das Grundprinzip der Bach–Blütentherapie ist der Glaube in die Einigkeit der Natur, der sich auf dem göttlichen Prinzip der Einheit aufbaut.

Bach verstand, daß in Blüten wie in Menschen dieselben göttlichen Prinzipien gelten und daß die Harmonie der Blüten die innere Harmonie des Menschen wieder herstellen kann. Ist die Harmonie wiederhergestellt, kann sich auch der Körper selbst heilen.

"Diejenigen werden den größten Nutzen aus dieser Gottesgabe ziehen können, die sie so erhalten, wie sie ist, frei von Verwissenschaftlichung und komplizierten Theorien – alles in der Natur ist einfach." (Edward Bach)

Und ich erlaube mir hinzuzufügen: "Alles in der Natur ist harmonisch." Edward Bach war einer der Vorläufer der neuen ganzheitlichen Medizin, die sich mit dem Gleichgewicht von Körper, Seele und Geist beschäftigen. Er befaßte sich nicht mit körperlichen Symptomen, sondern mit den seelischen Hintergründen des Leidens, oft noch bevor es zur Krankheit kam. Man könnte ihn deshalb auch einen Pionier der modernen Präventivmedizin nennen.

Was will dieses Buch? Dieses Buch unterscheidet sich von allen bisher erschienenen Büchern dadurch, daß es von Therapeuten gezielt für die therapeutische Praxis geschrieben wurde.

Durch das Engagement und den Einsatz der Autorin wurde es möglich, diese so wirkungsvolle Methode im deutschsprachigen Raum zu verbreiten und durch gezielte Forschung und Dokumentation zu festigen.

Die Mitarbeiterin, eine Berliner Ärztin, hat es verstanden, die Bach–Blütentherapie in der Praxis mit der Schulmedizin zu verbinden und ihre Erfahrungen aus der Sicht einer Schulmedizinerin einzubringen, denn ehe die Bach–Blütentherapie nicht auch von der etablierten Ärzteschaft angenommen ist, bleibt ihre weitere Entfaltung in Frage gestellt.

Ich hoffe, daß der Inhalt dieses Buches auch über die bisher praktizierenden Behandlerkreise hinaus auch in breiteren Ärztekreisen zur Anwendung kommen wird. Dieses entspräche sicher dem innersten Wunsch und der Zielsetzung Dr. Edward Bachs.

1. Die Bach-Blütentherapie — aktueller denn je

"Wir befinden uns in einer Zeit, in der die etablierte Medizin einen Teil der Krankheit in diesem Lande nicht mehr mit Erfolg behandeln kann. Und es ist an der Zeit, das Vertrauen der Menschen in unseren edlen Berufsstand zurückzugewinnen..."

schrieb Edward Bach bereits 1935 in einem "Appell an meine Kollegen im ärztlichen Beruf".

Heute ist die Situation nicht viel anders als zu Zeiten Bachs; sie wird jedoch in der Öffentlichkeit wesentlich intensiver und kontroverser diskutiert.

Im Jahrzehnt der Hochleistungs–Medizin, der High–Tech–Diagnostik und Blocker–Therapien nimmt die Anzahl der Patienten mit psychischen Symptomen täglich zu, wächst der Widerwille gegen sogenannte chemische Medikamente, steigen die Kosten im Gesundheitswesen weiter an. Der Ruf nach Psychosomatik, Präventivmedizin und Gesundheitserziehung erschallt immer lauter. Forderungen kommen aber vielfach über die Formulierung einer Aufgabenstellung nicht hinaus. Konkrete Angebote, die auch in einer vollen Kassenpraxis vom Behandler ohne einschlägige psychosomatische Fachausbildung praktisch aufgegriffen werden können, sind leider spärlich.

Die sanfte Therapie mit dem fast poetischen Namen "Bach–Blütentherapie", die sich zunächst fast unbemerkt in Laienkreisen verbreitet hat, ist ein solches konkretes Angebot: Eine seit 55 Jahren in den angelsächsischen Ländern bewährte, einfache Therapie, die hilft,
"den Ausbruch organischer Krankheiten zu verhindern, wenn der Fall sich in jenem funktionellen Stadium befindet, das akuten oder chronischen Krankheiten so häufig vorausgeht."

Gerade die Vorboten der Krankheit – der Patient ist zwar noch nicht krank, fühlt sich aber nicht mehr wohl – werden von vielen Behandlern nicht ausreichend gewürdigt. Wer in seiner Ausbildung nur die Endstadien der Krankheit kennen und behandeln gelernt hat, weiß mit "seelisch belasteten" Patienten nicht viel anzufangen.

Hier ein erster pragmatischer Überblick über die Schwerpunkte und besonderen Vorteile der Bach–Blütentherapie

Wann lohnt ein erster Versuch mit der Bach-Blütentherapie?

- Wenn die Beschwerden des Patienten offensichtlich mit einer schicksalhaften Veränderung der Lebenssituation in Zusammenhang stehen, z.B. Kündigung, Partnerschaftskrise, Sitzenbleiben in der Schule, Tod des Ehepartners, Pflege eines Schwerkranken in der Familie usw.

- Wenn die psychische Symptomatik im Vordergrund steht, aber der Patient kein "Fall" ist, der psychotherapeutischer oder psychiatrischer Behandlung bedarf, z.B. bei resignativen seelischen Verstimmungen von Jugendlichen, Midlife–crisis mit überhöhten Leistungsansprüchen, Vereinsamungssymptomen bei alten Menschen, medienbedingten Ängsten und Phobien, wie z.B. Krebs–Angst oder Aids–Angst.

- Bei multifaktoriellen Beschwerden wie Schlafstörungen, Herz–Rhythmusstörungen, ggf. begleitend zur notwendigen medikamentösen Therapie.

- Wenn man als Behandler bedauert, für den Patienten nicht noch mehr tun zu können, z.B. mehr seelische Betreuung geben.

- Wenn nach Ausschöpfen aller konventionellen therapeutischen Möglichkeiten unbefriedigende Behandlungsergebnisse vorliegen, z.B. Postcholecystektomiesyndrom oder Unterleibsbeschwerden nach Hysterektomie, therapieresistente Magenbeschwerden oder wenn hartnäckige störende kleinere Symptome, z.B. chronischer Schnupfen, therapieresistent bleiben.

- Wenn man das Gefühl hat, dem Patienten zu "schwere Geschütze" verordnen zu müssen, z.B. ß–Blocker (auf die er nicht anspricht), Psychopharmaka (die er nicht nehmen möchte).

- Wenn es in einer Therapie immer wieder zu Rezidiven, z.B. Erschöpfungszuständen, Infektionen oder zu Symptomverschiebungen kommt.

- Wenn junge Patienten sich weigern, chemische Mittel zu nehmen, sondern alternativ behandelt werden möchten.

- Wenn man weiß, daß hinter der Erkrankung ein starkes psychisches Problem steht, das man aber wegen mangelnder Zeit und Fachkompetenz nicht angehen möchte.

- Wenn der Patient von sich aus mehr für seine eigene Gesundheit tun möchte, z.B. nach Aufbaumitteln und Gesundheitstips fragt. Solche Patienten sind für Hinweise auf die seelische Gesundheitsvorsorge oft sehr dankbar.

- Wenn der Behandler sich selbst psychisch oder physisch in einer Krise befindet, z.B. bei Überforderungssyndrom, Streßproblemen oder menschlichen Konflikten im Praxis–Team usw.

Entscheidende Erfahrungen, die Bach–Blütentherapie fest in das therapeutische Praxisangebot zu integrieren

- Die Grundstimmung der Patienten veränderte sich ins Positive – davon profitierte sogar das Betriebsklima in der Praxis.

- Patienten fühlen sich nach eigener Aussage menschlich wohler als unter allopathischer Medikation.

- Der Patient wird zur Mitarbeit aktiviert; dabei "verliert" er nicht nur ein Symptom, sondern "erhält" neue Entwicklungsmöglichkeiten.

- Der chronisch kranke Patient erlernt den konstruktiven Umgang mit seiner Erkrankung. Er bekommt so die Chance, seine vielleicht jahrelang gepflegte "Opferrolle" ablegen zu können.

- Man hat als Behandler die Möglichkeit, in angemessenen Grenzen eine "Psychotherapie" zu betreiben, wobei man sich auf dem gesicherten Boden 55–jähriger Erfahrung bewegt.

Praktische Vorteile der Bach-Blütentherapie

- Die Bach–Blütentherapie läßt sich neben allen anderen Therapieformen einsetzen.
- Herkömmliche Medikamente lassen sich unter Bach–Blütentherapie oft um 40 bis 60 % reduzieren.
- Der Einsatz von Rescue erleichtert viele Handhabungen in der täglichen Praxis, z.B. Blutabnahme, Injektionen bei Kindern, das Abfangen von Schockreaktionen des Patienten in der Praxis.

Vergleichbar mit einer naturheilkundlichen Ausleitungstherapie auf der Körperebene könnte man die Bach–Blütentherapie als eine Harmonisierungs– und Reinigungstherapie der seelischen Ebenen bezeichnen. Damit ist sie auch Gesundheitsvorsorge, Präventivmedizin im wahrsten Sinne des Wortes.

Alle hier kurz angesprochenen Themen werden im folgenden ausführlich behandelt.

2. Edward Bach und die Entdeckung der Bach–Blütentherapie

2.1 Biographie in Stichworten*

24.9.1886	Geburt in Moseley bei Birmingham als ältestes von drei Kindern. Seine Familie ist walisischen Ursprungs und betreibt eine Messinggießerei. Hervortretende Eigenschaften: Starker Wissensdrang und tiefes Mitgefühl für andere Wesen; zarte körperliche Veranlagung.
1903–1906	Lehrling in der väterlichen Messinggießerei. Die Beobachtung der körperlichen Krankheiten und damit verbundenen seelischen Konflikte unter den Arbeitern – die sich keine ärztliche Betreuung leisten können – und der Wunsch, ihnen zu helfen, sich selbst zu helfen, werden Auslöser für sein gesamtes späteres Schaffen. Nach längerem Schwanken zwischen dem Berufsziel des Theologen oder des Arztes entscheidet er sich für das Medizinstudium.
1906 – 1913	Studium in Birmingham und London. Approbation und Tätigkeit als Leiter der Unfallstation am University College Hospital. Dann Assistent an der bakteriologischen und immunologischen Abteilung. Hier erkennt er Zusammenhänge zwischen spezifischen Bakterienstämmen im menschlichen Darm und chronischen Krankheitserscheinungen. Aufbereitung verschiedener Bakterienstämme als Impfstoffe (Vakzine), die er zunächst regelmäßig verabfolgt, später nur noch, wenn die Wirkung der ersten Gabe nachläßt.
1917	Gesundheitlicher Zusammenbruch. Operation eines bösartigen Milztumors mit der Prognose einer dreimonatigen Überlebenschance. Jedoch völlige Überwindung dieser Krise innerhalb von drei Monaten durch den unbedingten Wunsch, seine Forschungsvorhaben zu Ende zu führen.

* Entnommen aus: N. Weeks: Edward Bach, sein Leben, seine Erkenntnisse, Hugendubel-Verlag

1918–1922	Anstellung im London Homoeopathic Hospital. Er macht Bekanntschaft mit dem Organon von Samuel Hahnemann und vermutet, daß die von ihm definierte Darm–Toxämie mit dem Hahnemann'schen Psora–Begriff identisch ist. Fortan Aufbereitung seiner Vakzine als homöopathische Nosoden, die er je nach ihrer fermentierenden Wirkung auf Zucker in sieben Hauptgruppen einteilt: Proteus, Dysenterie, Morgan, Faecalis alcaligenes, Coli mutabile, Gaertner, Nr. 7: die später nach ihm benannten Bach–Nosoden*. Erfolgreiche Behandlung hunderter von Patienten. Bach erarbeitet die sogenannten Gemütssymptome der Patienten und kann schließlich jeder Bakteriengruppe (Nosode) eine bestimmte seelische Persönlichkeitshaltung zuordnen. Seine neue Zielsetzung ist, statt aufwendiger bakterieller Untersuchungen die Diagnose nur noch anhand der Gemütssymptome zu stellen.
1920–1928	Eröffnung eines Labors am Crescent Park und einer Praxis in der Harley–Street sowie eines Beratungsraumes für Mittellose am Nottingham Place. In Zusammenarbeit mit den Homöopathen F.C. Wheeler, Dishington, Patterson und Clarke diverse Veröffentlichungen, z.B. "Die Beziehung der Impftherapie zur Homöopathie"; "Darm–Toxämie und ihre Beziehung zum Krebsgeschehen", "Die Wiederentdeckung der Psora" sowie Beteiligung an homöopathischen Kongressen. Die Erkenntnis, daß die sieben Nosoden nur die unter dem Begriff Psora zusammengefaßten Erscheinungen, nicht aber andere chronische Krankheiten heilen können, führt zum Wunsch, mehr und vor allem "reinere" Heilmittel zu finden. Bach vermutet, daß viele chronisch Kranke unbewußt eine Abneigung gegenüber Arzneien empfinden, die aus von der Krankheit selbst erzeugten Substanzen gewonnen werden. Er sucht und findet verschiedene Pflanzen mit ähnlicher Schwingungsfrequenz wie die Nosoden (z.B. Ornithogalum und Morgan), scheitert aber zunächst an der Frage der Polarität. Die homöopathisch aufbereitete Pflanze hat eine positive Polarität, die aus dem Darm gewonnenen wirksamen Nosoden sind von negativer Polarität. Geistiges Postulat eines neuen "Potenzierungsverfahrens", das die Polarität ausschließt.
Ab 1928	Verstärkte Beobachtung der psychischen Komponente beim Krankheitsgeschehen führen zur intuitiven Erkenntnis bestimmter seelischer Persönlichkeitstypen und Reaktionsweisen der menschlichen Natur. Bach nimmt an, daß Menschen je nach Zugehörigkeit zu einer dieser seelischen Persönlichkeitstypen auch

auf Krankheitserscheinungen jeder Art in immer gleicher oder sehr ähnlicher Weise reagieren müßten. Erste Erprobung der Pflanzen Impatiens, Mimulus und Clematis in homöopathischer Form. Veröffentlichung "Some new remedies and their uses".*

Ab 1930 Auf dem Höhepunkt seiner medizinischen Karriere, jetzt 42 Jahre alt, beschließt Edward Bach spontan, die Londoner Praxis und sein Labor zu verkaufen**, um sich in der unberührten Landschaft von Wales ganz dem Studium der verschiedenen menschlichen Persönlichkeitstypen und der Suche nach den spezifischen heilenden Pflanzen zu widmen. Bach verbrennt in einem "Freudenfeuer" sämtliche Vorgänge, Aufsätze und Utensilien seiner bisherigen Tätigkeit, denn er betrachtet diese nur als Vorstufe seiner neu zu findenden Heilmethode.

Zusammen mit seiner Assistentin Nora Weeks erfolgt die Entdeckung und Zubereitung der ersten neun der sogenannten zwölf Heiler: Impatiens, Mimulus, Clematis, Agrimony, Chicory, Vervain, Centaury, Cerato, Scleranthus in der Umgebung von Cromer, Norfolk.

Entdeckung des postulierten neuen Herstellungsverfahrens, der Sonnen–Methode, in welcher das Problem der Polarität gelöst ist (siehe Seite 22). Erste Formulierung seiner Erkenntnisse und Philosophie von Gesundheit, Krankheit und Heilung in der Schrift"Heal Thyself", seinem späteren Hauptwerk. Er schreibt es bewußt in einer einfachen, auch dem Laien verständlichen Sprache. (siehe Seite 10)

Ehemalige Kollegen wie Wheeler und Clarke erproben seine neuen Blüten–Mittel in ihren Praxen und ermutigen ihn, mit seiner Arbeit fortzufahren. Bach selbst behandelt in den Wintermonaten Patienten kostenlos mit seinen neuen "Blütenmitteln".

Ab 1931 Entdeckung der letzten drei Mittel aus der Serie "Die Zwölf Heiler": Water Violet, Gentian und Rock Rose.

---

* Aufgrund seiner Verdienste um die Homöopathie wurden die Bach–Blüten– Konzentrate in den USA in die homöopathische Pharmakopoe aufgenommen.

** Als die Einnahmen aus diesem Verkauf verbraucht waren, lebte Bach bis zu seinem Lebensende in sehr bescheidenen wirtschaftlichen Verhältnissen, nur durch die Zuwendungen von Freunden und Spenden dankbarer, geheilter Patienten unterstützt.

1932 Veröffentlichung der Schrift "Free Thyself", die er nach der ersten Auflage nicht wieder erscheinen läßt, sondern als Vorstufe zu weiteren Ausgaben von "Heal Thyself" betrachtet.
Schriftwechsel mit der Ärztekammer, die schließlich droht, ihn aus dem Ärzte–Register zu streichen, falls er weiterhin medizinische Laien als Mitarbeiter beschäftigt und seine Erkenntnisse auch in Laien–Kreisen verbreitet. Bach hält mit Erfolg an seiner Auffassung fest.

1933 Zunehmende Entwicklung der Sensitivität. Entdeckung und Zubereitung weiterer vier Blüten, den sogenannten "vier Helfern":Gorse, Oak, Heather, Rock Water.
Bach stellt zwei großen Londoner Apotheken kostenlos die Muttertinkturen zur Verfügung mit der Maßgabe, die Mittel so preiswert wie möglich an die Öffentlichkeit abzugeben.

1934–1935 Bach entdeckt die letzten drei seiner ersten Heilmittel–Serie: Wild Oat, Olive, Vine.
Konzipierung seines 1. Hilfe–Mittels: Rescue.
In der Annahme, daß sein Heilungssystem damit abgeschlossen sci, läßt er sich in Sotwell, einem kleinen Ort im Themsetal nieder, wo auch die meisten der von ihm bisher gefundenen Pflanzen wachsen.
Hier tritt Bachs persönliche Entwicklung in ein neues Stadium extremer Sensitivität. Er erfährt an sich selbst hintereinander weitere negative seelische Gemütszustände. In dem jeweiligen Zustand findet er die entsprechende Pflanze – quasi im umgekehrten homöopathischen Arzneimittelversuch. Nach Aufbereitung und Einnahme der Essenz sind die krankhaften seelischen Symptome innerhalb weniger Stunden verschwunden.
So findet er in rascher Folge, mit Unterstützung seiner Mitarbeiterin Nora Weeks, weitere 19 Heilmittel, die bis auf White Chestnut nach der von ihm jetzt entdeckten Koch–Methode aufbereitet werden.

1936 Nach Abschluß dieser Serie ist Bach überzeugt, daß damit sein System abgeschlossen und sein Werk vollendet sei.
Er beschließt, seine Therapie und Erkenntnisse durch Vortragsreisen einer noch breiteren Öffentlichkeit bekanntzumachen. Am Abend seines 50. Geburtstages hält er den ersten öffentlichen Vortrag in Wallingford.

27.11.36 Tod im Schlaf, Todesursache Herzversagen.
Seine von ihm als Nachfolger eingesetzten Mitarbeiter Nora Weeks und Victór Bullen führen sein Werk bis 1978 fort und bestimmen ihrerseits die noch heute im Bach Centre tätigen Verwalter und Custoden des Werkes.

2.2 Edward Bachs philosophisches Postulat einer "menschenwürdigeren" Form der Medizin

Die folgenden frei übersetzten Original–Auszüge aus seinem Hauptwerk "Heal Thyself" ("Heile Dich selbst") sind die Voraussetzung für das tiefere Verständnis der Bach–Blütentherapie.

2.2.1 Bachs Auffassung von Krankheit und Gesundheit

Bachs Krankheits– und Heilungsbegriff geht weit über die Auffassung der offiziellen Medizin hinaus:

Krankheit wird sich mit den zur Zeit angewandten materialistischen Methoden niemals wirklich heilen oder ausmerzen lassen, weil ihr Ursprung nicht im Materiellen liegt.

Denn das, was wir als Krankheit bezeichnen, ist nur das körperliche Endresultat des anhaltenden Wirkens tieferliegender Kräfte.

Selbst wenn eine "materialistische Behandlung" scheinbar erfolgreich ist, so bedeutet das nicht mehr als eine vorübergehende Linderung, so lange die wahre Ursache nicht beseitigt ist.

Die derzeitige Richtung der medizinischen Wissenschaft hat die Macht der Krankheit enorm vermehrt, weil sie ihr wahres Wesen fehlinterpretiert und auf die materiell greifbaren Erscheinungen im Körper reduziert. Da hierdurch die Aufmerksamkeit von den wirklichen Krankheitsursachen abgelenkt wird, werden auch keine adäquaten Bemühungen zu deren Beseitigung unternommen. Durch die Einengung auf eine rein körperliche Betrachtungsweise wurde die Hoffnung auf echte Genesung gemindert und stattdessen ein überstarkes Angstpotential vor der Krankheit aufgebaut.

Da Krankheit ihrem Wesen nach das Ergebnis eines Konfliktes zwischen unserem Höheren Selbst und unserer Persönlichkeit** ist, wird sie sich nur durch gedankliche und spirituelle Bemühungen wirklich beseitigen lassen.*

---

* Höheres Selbst oder Seele, auch im Sinne von C.G. Jung – unser göttlicher Wesenskern, göttlicher Funke, unsere Schaltstelle zum Kosmos.

** Persönlichkeit: Im Sinne C.G. Jungs weitgehend das "Ich" – Objekt und Ziel des Individuationsprozesses (siehe auch Seite 26)

Ausschließlich auf den Körper gerichtete Bemühungen können nur eine oberflächliche Reparatur des Schadens erreichen – aber keine Heilung –, denn die Krankheitsursache ist nach wie vor wirksam und kann jederzeit in neuer Form in Erscheinung treten.

Vielfach ist eine scheinbare Heilung sogar von Nachteil, da sie die wahre Krankheitsursache verschleiert. Und während sich der Patient über die offensichtlich wiedergewonnene Gesundheit freut, kann sich die unbeachtet gebliebene Krankheitsursache weiter verstärken.

> *"Krankheit ist weder Grausamkeit noch Strafe, sondern einzig und allein ein Korrektiv; ein Werkzeug, dessen sich unsere Seele (das Höhere Selbst) bedient, um uns auf unsere eigenen Fehler hinzuweisen, um uns von größeren Irrtümern zurückzuhalten, um uns daran zu hindern, mehr Schaden anzurichten und uns auf den Weg der Wahrheit und des Lichts zurückzubringen, von dem wir nie hätten abkommen sollen."*

Damit zielt Bachs Konzept von Krankheit, Gesundheit und Heilung über die Grenzen der Einzelpersönlichkeit hinaus – in ein übergeordnetes, kosmisches Bewußtsein.

Mit dieser Auffassung geht Bach gleichzeitig über die Grenzen aller westlichen Medizin–Systeme seit der Zeit von Paracelsus hinaus.

2.2.2 Krankheitsursachen

So lange zwischen unserem Höheren Selbst und unserer Persönlichkeit Einklang besteht, erleben wir Friede, Freude, Glück und Gesundheit.

Der Einklang oder die Harmonie zwischen diesen beiden Instanzen unterliegt jedoch zwei Konfliktmöglichkeiten, die zur Krankheitsursache werden können:

1. Konfliktmöglichkeit

Der Mensch mißachtet auf der Persönlichkeitsebene die "Gebote seines Höheren Selbst".

2. Konfliktmöglichkeit

Der Mensch verstößt auf der Persönlichkeitsebene gegen das "Gesetz der Einheit".

"Jedes gegen andere oder uns selbst gerichtete Verhalten beeinflußt das Ganze (Energiefeld). Denn nach dem Gesetz der Einheit spiegelt sich jede Unvollkommenheit, die in einem einzelnen Teil entsteht in der Gesamtheit wider."

Beide Konflikte führen zu einer Disharmonie zwischen dem Höherem Selbst und der Persönlichkeit. Sie äußern sich als "Defekte" oder Charakterschwächen auf der Persönlichkeitsebene, die Bach als "eigentliche Grundkrankheiten der Menschheit*" wie folgt beschreibt:

> *"Die eigentlichen Grundkrankheiten des Menschen sind Charakterschwächen wie Stolz, Grausamkeit, Haß, Egoismus, Unwissenheit, Unsicherheit und Habgier. "*

"Bei genauerer Untersuchung wird sich erweisen, daß jede dieser Eigenschaften gegen das Gesetz der Einheit gerichtet ist.

Stolz ist in der Hauptsache darauf zurückzuführen, daß wir nicht erkennen können, wie klein unsere Persönlichkeit in Wirklichkeit ist und in welchem Ausmaß sie von der Seele abhängig ist; wir begreifen nicht, daß jeder möglicherweise erzielte Erfolg nicht eine Eigenleistung der Persönlichkeit ist, sondern ein Geschenk des Göttlichen in uns. Stolz ist auch Ausdruck von unserem mangelnden Sinn für Proportionen, welcher uns daran hindert, unsere eigene Winzigkeit im Gegensatz zum ganzen Schöpfungsplan zu erkennen. Stolz verursacht Handlungen, die dem göttlichen Willen entgegenwirken, weil er sich diesem Willen nicht in Bescheidenheit unterordnen kann.

Grausamkeit resultiert aus einer Verneinung der Einheit aller Wesen sowie aus der mangelnden Einsicht, daß jede gegen einen anderen Menschen gerichtete Tat im Gegensatz zur Einheit steht und sich gegen das Ganze richtet.

Haß ist der Gegenpol von Liebe, also eine Umkehrung des großen Schöpfungsgesetzes. Haß leugnet den Schöpfer und steht im Gegensatz zum göttlichen Plan. Durch Haß werden wir zu Gedanken und Taten verführt, die gegen die Einheit gerichtet sind und das Gegenteil dessen bewirken, was aus Nächstenliebe geboten wäre.

* Die Symptome dieser Grundkrankheiten sind die 38 von Bach definierten disharmonischen Seelenzustände.

Egoismus verneint die Einheit und leugnet unsere Verpflichtung gegenüber unseren Mitmenschen. Er führt uns dazu, unsere persönlichen Interessen über das Allgemeinwohl und die Sorge um unsere Mitmenschen zu stellen.

Unwissenheit ist zurückzuführen auf das Versäumnis zu lernen, wenn die Gelegenheit da ist, sowie auf die Weigerung, die Wahrheit zu erkennen. Sie verleitet uns zu vielen falschen Taten, welche nur in der Dunkelheit Bestand haben können, da sie im Lichte von Wahrheit und Erkenntnis nicht möglich wären.

Unsicherheit, Unentschlossenheit und mangelnde Zielstrebigkeit entstehen durch die Weigerung der Persönlichkeit, die Führung durch das Höhere Selbst anzuerkennen. Das führt dazu, daß wir andere durch unsere Schwäche täuschen oder hintergehen.

Habgier bedeutet Verlangen nach Macht und ist die Verneinung des Grundsatzes der Freiheit und Individualität eines jeden Wesens.
Geben wir diesen negativen Eigenschaften entgegen der Stimme unseres Höheren Selbst nach, so wird jede dieser Eigenschaften einen Konflikt hervorrufen, der sich früher oder später unausweichlich in charakteristischer Weise auch im Körper manifestiert.

Stolz beispielsweise, das Ergebnis von Arroganz und Unbeweglichkeit im Denken, wird Krankheiten hervorrufen, die mit Starrheit und Steifheit einhergehen.

Die Folge von Grausamkeit sind Schmerzen – durch das Erleiden von Schmerzen soll der Patient lernen, andere Menschen nicht leiden zu lassen, weder körperlich noch seelisch.

Die Früchte des Hasses sind Einsamkeit, heftige, unbeherrschte Temperamentsausbrüche, nervliche Überbelastungen und hysterische Zustände.
Ihre Ursache in zu großem Egoismus haben Krankheiten der "Selbstbespiegelung" wie etwa Neurosen, Neurasthenie und ähnliche.

Zu unmittelbaren Problemen im Alltagsleben führen Unwissenheit und mangelnde Klugheit. Weigert man sich hartnäckig, die Wahrheit zu erkennen, wenn die Gelegenheit gegeben ist, sind Kurzsichtigkeit, Seh– und Hörstörungen aller Art die natürliche Konsequenz.

Ein schwankendes Gemüt erzeugt unvermeidlich die gleiche Situation im Körper, also Störungen, die mit der Beeinträchtigung von Koordination und Bewegung einhergehen.

Aus Habgier und Herrschsucht resultieren Krankheiten, die den Patienten zum "Sklaven" seines eigenen Körpers machen. Er entwickelt Beschwerden, die das Ausleben seiner Wünsche einschränken oder unmöglich machen."

2.3 Das therapeutische Konzept

Das Heilungsprinzip von Edward Bach heißt
Nicht bekämpfen, sondern überwinden!

Die der Charakterschwäche gegenübergestellte positive Eigenschaft oder Tugend wird in so starkem Maße entfaltet, daß die Schwäche schließlich zur Stärke wird.

"Um eine vollkommene Heilung von Krankheiten zu erreichen, kann es daher nicht genügen, lediglich auf den Körper zielende Therapien einzusetzen – wobei natürlich immer die derzeitig besten Methoden zur Anwendung kommen sollten – vielmehr sollte darüberhinaus jeder selbst sein Möglichstes tun, um die jeweilige Unzulänglichkeit aus seinem Charakter zu entfernen.

Denn die vollkommene Heilung entsteht nur in unserem Inneren; indem wir zulassen, daß die Harmonie unseres Höheren Selbst unsere ganze Persönlichkeit durchstrahlt.

Nun wird verständlich, daß es nicht länger möglich ist, Krankheiten mit Krankem zu behandeln oder zu versuchen, Beschwerden mit solchen Mitteln zu beseitigen, die selbst Beschwerden hervorrufen können. In zukünftigen Arzneibüchern sollten nur noch solche Heilmittel verzeichnet sein, welche die Eigenschaft besitzen, Positives zu stimulieren und nicht mehr jene, deren einzige Eigenschaft in der Blockierung des Negativen besteht."

2.4 Edward Bachs Vision von der zukünftigen Aufgabe des Arztes

Das derzeitige Schwergewicht der rein physischen Behandlungsmethoden des Körpers in der Heilkunst wird eine Erweiterung und Entwicklung erfahren in Richtung auf spirituelle und mentale Heilweisen. Methoden zur Wiederherstellung der Harmonie zwischen Seele und Persönlichkeit werden die Grundursachen der Krankheit entfernen und sich dann erst zusätzlicher materieller Mittel bedienen, die noch zur völligen Ausheilung der körperlichen Symptome notwendig sind.

Wenn der medizinische Berufsstand diese Tatsachen nicht erkennt und nicht mit der wachsenden Geistigkeit der Menschen schritthält, ist es durchaus möglich, daß die Heilkunst in die Hände "religiöser Orden" oder jener geborenen Heiler übergeht, die es in jeder Generation gibt, die aber mehr oder weniger unauffällig wirken, da sie von der Einstellung der orthodoxen Medizin daran gehindert werden, ihrer natürlichen Berufung offiziell zu folgen.

Es sind daher für den zukünftigen Arzt zwei große Ziele erkennbar:
An erster Stelle sollte er dem Patienten zur Selbsterkenntnis verhelfen, ihn auf mögliche grundlegende Fehler hinweisen, auf Persönlichkeitsschwächen, an denen er arbeiten sollte, um sie in Stärken zu verwandeln.

Die zweite Aufgabe des Arztes wird es sein, solche Heilmittel zu verordnen, welche die Regeneration des physischen Körpers unterstützen, den Geist zur Ruhe kommen lassen und das menschliche Streben nach Vervollkommnung anfachen; Heilmittel also, welche die Gesamtpersönlichkeit harmonisieren.

Der Arzt von morgen weiß, daß er aus sich selbst heraus keine Heilkräfte besitzt. Aber wenn er sein Leben dem Dienst an seinen Mitmenschen weiht und die menschliche Natur so gründlich studiert, daß er wenigstens teilweise ihren Sinn begreift, kann sich das rechte Wissen, Leidende zu führen, durch seine Person offenbaren.
Er wird verstehen, daß Gesundheit ebenso wie das Leben selbst von Gott kommt. Er und die Mittel, die er benutzt, sind nur Werkzeuge und Vermittler im göttlichen Plan, die dazu dienen sollen, den Kranken in die Ordnung des göttlichen Gesetzes zurückzubringen.

Die Ausbildung des zukünftigen Arztes wird ein tiefgreifendes Studium der menschlichen Natur umfassen müssen, ein Vergegenwärtigen des Reinen und Vollkommenen; ein echtes Verstehen der göttlichen Natur des Menschen.
Die Therapie von morgen wird dem Patienten im wesentlichen vier Qualitäten vermitteln: erstens Frieden, zweitens Hoffnung, drittens Freude und viertens Glauben."

3. Überlegungen zur Wirkungsweise der Bach–Blüten–Konzentrate

3.1 Läßt sich die Wirkung der Bach–Blütentherapie naturwissenschaftlich begründen?

Jeder von feinstofflichen Heilweisen faszinierte Behandler sucht nach naturwissenschaftlichen Erklärungen für diese Phänomene und sieht sich mit einer verwirrenden Vielfalt von Interpretationsmodellen aus Biophysik, Gehirnforschung, Biopsychologie und vielen anderen Forschungsgebieten konfrontiert, die sich in immer schnellerer Folge wieder selbst überholen.

Dabei scheinen gerade die neuesten Forschungsergebnisse immer mehr die ältesten Erkenntnisse der sogenannten Volksheilkunde zu bestätigen. Wenn die Indianer sagen, daß sich der Mensch um psychisch gesund zu sein, "als wesentlichen Bestandteil einer Harmonie empfinden muß, die sich auf alles Lebendige erstreckt", so entspricht dieser Gedanke beispielsweise etwa der aktuellen Definition "von der komplexen Vernetzung aller Lebensvorgänge im Kosmos".

Immer mehr scheint sich zu bestätigen, daß wir schrittweise zu der Erkenntnis kommen, daß letztlich relativ einfache Prinzipien die Vorgänge im ganzen uns bekannten kosmischen Geschehen steuern. Vielleicht ist auch der Hinweis von Bach so zu verstehen, wenn er sagt:

"Laßt Euch nicht durch die Einfachheit dieser Methode von ihrem Gebrauch abhalten, denn je weiter Eure Forschungen voranschreiten, um so mehr wird sich Euch die Einfachheit der ganzen Schöpfung erschließen."

Deshalb werden hier bewußt keine neuen Interpretationsmodelle aufgestellt, die vielleicht schon in wenigen Monaten wieder hinfällig sind. Vielmehr wird Edward Bachs persönliche Definition der Wirkungsweise seiner Blüten schrittweise aus heutiger Sicht und Erkenntnisstand beleuchtet.

Bach schrieb 1934 über die Wirkung seiner Blüten–Konzentrate

"Bestimmte wildwachsende Blumen, Büsche und Bäume höherer Ordnung haben durch ihre hohe Schwingung die Kraft unsere menschliche Schwingung zu erhöhen und unsere Kanäle für die Botschaften unseres spirituellen Selbst zu öffnen und unsere Persönlichkeit mit den Tugenden, die wir nötig haben, zu überfluten und dadurch die Charaktermängel auszuwaschen, die unsere Leiden verursachen.

Wie schöne Musik oder andere großartige, inspirierende Dinge sind sie in der Lage, unsere ganze Persönlichkeit zu erheben und uns unserer Seele näherzubringen. Dadurch schenken sie uns Frieden und entbinden uns von unserem Leiden.

Sie heilen nicht dadurch, daß sie die Krankheit direkt angreifen, sondern dadurch, daß sie unseren Körper mit den schönen Schwingungen unseres Höheren Selbst durchfluten, in deren Gegenwart Krankheit hinwegschmilzt wie Schnee an der Sonne."

3.2 Bachs "Frohnaturen der Pflanzenwelt"

Über Pflanzen wird in jüngerer Zeit viel geschrieben und geforscht, wobei man sich jedoch weitgehend mit dem materiellen Teil der Pflanze zur Heilung bzw. Linderung von körperlichen Zuständen beschäftigt.

In der Bach–Blütentherapie geht es jedoch nicht um den physischen Anteil der Pflanze, sondern um ihre Energie, um ihr geistiges Potential, die "Essenz" der Pflanze.

3.2.1 Einige Gedanken zum Verhältnis Mensch und Pflanze

Auf die Frage eines Kindes an Strindbergh, "warum die Blumen, die doch schön sind, nicht singen wie die Vögel", soll dieser geantwortet haben: "Sie singen wohl, aber wir können sie nicht hören."

Rudolf Steiner war der Ansicht, daß das Pflanzenreich offensichtlich in einem besonderen und direkten Verhältnis zur menschlichen Seelenebene steht. Die alten Pflanzenheilkundigen bezeichneten die Pflanze als "Wesen unter Wesen". Und wohl jeder kennt auch heute noch die "Blumensprache", in welcher frühere Generationen subtile Gefühle auszudrücken pflegten.

Indianerstämme, welche der westlichen Verzerrung des Denkens und Fühlens nicht anheimgefallen sind, betrachten z.B. die Bäume als "unsere Brüder". Sie sagen, "Bäume wirken als Kanäle für Energien, weil ihre Aufnahmefähigkeit nicht durch Gedankentätigkeit blockiert wird."

Interessant und aufschlußreich wäre aus diesem Blickwinkel die Überlegung, daß sich aus Art und Ausmaß der Umweltverschmutzung und Naturzerstörung ablesen läßt, wie der westlich–zivilisierte Mensch mit seiner Seelenebene umgeht.

Überlegenswert ist auch die folgende Hypothese: Wenn bestimmte kollektive Eigenschaften der höheren menschlichen Natur auf der Persönlichkeitsebene einer großen Gruppe von Menschen immer mehr zurückgehen, zieht sich auch die mit dieser Eigenschaft korrespondierende Pflanze zurück. Könnte das Ulmensterben mit dem von vielen Seiten beklagten Nachlassen des Verantwortungsgefühls in der jüngeren Generation unserer Industrieländer damit in Zusammenhang stehen?

Für C.G. Jung, der in seinen alchimistischen Studien die Pflanzen als "Lichtwesen" bezeichnet, ist die Blüte das Symbol des geistigen Selbst. Das höchste, energiereichste Potential der Pflanze ist in ihrer Blüte verkörpert und zwar besonders im Stadium der Vollreife.

Nach Steiner entsprechen die Blüh–Prozesse der Pflanzen den Stoffwechselvorgängen im Menschen. Interessant ist in diesem Zusammenhang, daß Bach seine Laufbahn als Forscher mit dem Studium entarteter menschlicher Stoffwechselvorgänge begann.

3.2.2 Kriterien der Pflanzenauswahl

Bach nannte die von ihm verwendeten Pflanzen "the happy fellows of the plant world" bzw. "plants of a higher order", also Pflanzen von höherem Rang oder höherer Ordnung, wobei das sicher nicht im Linné'schen Sinne aufzufassen ist. Nach welchen Kriterien er diese Pflanzen suchte, ist wenig bekannt; es geht nur ansatzweise aus der Biographie von Nora Weeks hervor.

"Bach wußte, daß die Pflanzen, die er zu entdecken hoffte, Pflanzen von hoher Energieschwingung sein mußten und ausschließlich wohltuende Wirkstoffe enthalten würden. Denn er war davon überzeugt, daß giftige Pflanzen und Substanzen grundsätzlich nicht dazu geschaffen seien, die Krankheiten des menschlichen Körpers zu heilen.

Primitive Pflanzengattungen, wie z.B. Algen, schloß Bach von vornherein aus, ebenso giftige Pflanzen wie auch die Pflanzen, die der menschlichen Ernährung dienen. Die wahren heilkräftigen Pflanzen, dessen war er gewiß, seien von anderem Rang und von geringerer Zahl. Ihm war bewußt, daß viele Pflanzen medizinisch wirksame Eigenschaften besitzen, welche die Leiden des menschlichen Körpers lindern oder erträglicher machen; aber die "wahren Heilpflanzen" würden noch weitaus stärkere und umfassendere Kräfte und höhere Schwingungen enthalten."

Möglicherweise schöpfte Bach intuitiv aus dem keltischen Kollektiv–Wissen seiner walisischen Vorfahren, die grundsätzlich wildwachsende Pflanzen zu Heilzwecken verwendeten. Und ähnlich wie die Rosenkreuzer, die als Heilpflanzen nur sogenannte "Simples", einfache Kräuter, z.B. Vervain, benutzten, war auch Bach überzeugt, daß die von ihm gesuchten Pflanzen unter den "einfachen Blumen und Kräutern auf Feld und Flur" zu finden sein müßten.

Wie es Bach gelang, unter den abertausenden von Pflanzen der englischen Flora die von ihm gesuchten Spezies herauszufinden, wird sich wissenschaftlich nicht begründen lassen.

Sicher ist, daß ihm die seltene intuitive Gabe verliehen war, seine Wahrnehmung gezielt auf die subtilen Unterschiede verschiedener ähnlicher Pflanzenspezies einstimmen zu können, die sich besonders in seinen letzten Lebensjahren immer stärker entwickelte.

Schließlich brauchte er nur noch ein Blütenblatt auf seine Zunge zu legen, um das gesamte Energiepotential der Pflanze als eigene Seelen- oder Körperreaktion wahrnehmen zu können.
Mit dem endgültigen Auffinden seiner 38 Pflanzen verbrachte Bach trotzdem sechs Jahre seines Lebens.*

Betrachtet man die von Bach ausgewählten Pflanzen aus phytotherapeutischer Sicht, so fällt auf, daß vielen von ihnen eine reinigende Wirkung zugeschrieben wird. Von keiner dieser Pflanzen ist bisher, soweit bekannt, ausschließlich die Blüte zu Heilzwecken verwendet worden, mit Ausnahme der Blüte der Roßkastanie.

Wenn man die Indikationen der Bach–Blüten mit den Gemütssymptomen der homöopathisch spärlich beschriebenen ca. 18 Pflanzen vergleicht, finden sich – bis auf einige Symptome bei Clematis – praktisch keine Übereinstimmungen.

3.2.3 Zur Herstellungs–Methodik

Die von Bach intuitiv entwickelten Herstellungsmethoden, seine "Sonnen–Methode" und die "Koch–Methode" stellen für den naturwissenschaftlich denkenden Behandler derzeit wohl noch das größte Akzeptanzproblem dar. So lange man sich noch nicht auf ein akzeptierbares Interpretationsmodell stützen kann, was möglicherweise schon in einigen Jahren der Fall sein wird, möge hier zunächst noch einmal Nora Weeks zu Wort kommen. Sie schreibt zur Entdeckung der Sonnen–Methode

"Als Bach an einem Maimorgen durch ein Feld ging, das noch schwer vom Tau war, schoß ihm plötzlich der Gedanke durch den Kopf, daß jeder Tautropfen einige Eigenschaften der Pflanze, auf der er ruht, enthalten müsse, denn die Hitze der Sonne wirke gleichsam durch die Flüssigkeit hindurch und entziehe so der betreffenden Pflanze ihre Wirkkräfte so lange, bis der auf ihr liegende Tautropfen vollkommen mit der Kraft der Pflanze aufgeladen sei.

* Dieses sollte man sich vor Augen halten, wenn man hört, wieviele "Bach-Blüten" heute eben mal von sog. "Sensitiven" gefunden werden.

Es wurde ihm klar, daß er – sollte es ihm gelingen, die Heilkräfte der Pflanze auf diese Weise zu extrahieren – die vollkommene und ungetrübte Heilenergie der betreffenden Pflanze erhalten würde. Das so gewonnene Präparat würde in einer Weise heilen, wie es noch keine andere bis dahin entwickelte Arznei vermocht hatte..."

Bach experimentierte zunächst mit den von verschiedenen Pflanzen gesammelten Tautropfen. Später entwickelte er aufgrund dieser Experimente die beiden, weiter unten vereinfacht dargestellten, von ihm so bezeichneten, "Potenzierungsverfahren".

3.2.4 Wirkungshypothese der Sonnen–Methode

Aus energetischer Betrachtungsweise könnte man sagen: Die von Bach ausgewählten Pflanzen höherer Ordnung sind Vertreter von Energiefeldern bzw. Ordnungsfeldern mit spezifischen positiven Eigenschaften und besonders hoher Schwingungsfrequenz.

In Anlehnung an die Computersprache ausgedrückt: Ihre Programme korrespondieren mit bestimmten kollektiven Seelen–Programmen der sogenannten "höheren Natur des Menschen", die Bach als Tugenden* bezeichnet.

Diese positiven Seelenprogramme werden als "Informationsenergie" von der Pflanzenblüte im Stadium der Vollreife emaniert – (nach Prof. Storl ihr energiereichstes Stadium, der Zeitpunkt der stärksten Beseelung im Leben der Pflanze) – und können mit der geeigneten Methode im wahrsten Sinne des Wortes geerntet werden.

Durch die Sonnen–Methode erfährt diese Informationsenergie im Zusammenwirken der vier Elemente** in einem "Prozess natürlicher Alchemie" eine Beschleunigung, eine Transformation, die ihr katalysatorische Eigenschaften verleiht.

"Die Erde ist der Boden, der die Pflanze trägt und sie erhält; die Luft ist es, die sie nährt, die Erde oder das Feuer befähigt sie, ihre Kraft zu übertragen und das Wasser schließlich nimmt ihre wohltätigen Heilkräfte auf und speichert sie."

---

* Eine direkte Zuordnung der 38 Pflanzen zu Tugenden scheint zur Zeit nicht möglich zu sein.

** Für Kenner mag hier der Verweis auf die von Jacob Lorber beschriebene Methode zur Herstellung der "Sonnen–Mittel" interessant sein.

Diese in Wasser gespeicherte Energiequalität kann nun mögliche Blockierungen in den korrespondierenden Anteilen des menschlichen bioenergetischen Feldes katalysatorisch beschleunigen oder transformieren.

Sonnen–Methode (heutige Anwendung)

Die Blüten werden im Stadium der Vollreife von Pflanzen an den von Bach ausgewählten natürlichen Standorten, morgens vor neun Uhr an einem sonnigen Tag bei wolkenlosem Himmel vorsichtig gepflückt.

Direkt am Ort werden die gepflückten Blüten sofort in eine Glasschüssel (Inhalt 0,5 l) gelegt, die mit natürlichem Quellwasser – möglichst aus der Umgebung – gefüllt ist. Die Schale wird direkt am Standort der Pflanze 3 – 4 Stunden in der Sonne stehengelassen. Wenn die Blüten erste Anzeichen des Verwelkens zeigen, werden sie vorsichtig mit einem Zweig der betreffenden Pflanze aus der Flüssigkeit entfernt. Die Flüssigkeit wird sofort mit der gleichen Menge 39,5 %igen Alkohols konserviert und später in einer zweiten Verdünnungsstufe im Verhältnis 1:240 verdünnt. Das ergibt den Inhalt der stockbottles, aus der später in einer weiteren Verdünnungsstufe die sogenannten Einnahmeflaschen hergestellt werden.

Nach der Sonnen–Methode werden folgende Blütenkonzentrate aufbereitet
Oak, Gorse, White Chestnut, Water Violet, Rock Water, Mimulus, Agrimony, Rock Rose, Centaury, Scleranthus, Wild Oat, Impatiens, Chicory, Vervain, Clematis, Heather, Cerato, Gentian, Olive und Vine.

Koch–Methode (heutige Anwendung)

An einem sonnigen Tag bei wolkenlosem Himmel wird vor neun Uhr morgens ein etwa 3,5 Liter fassender Emailletopf zu 3/4 (ca. 120 g) mit Blüten, Stielen und Blättchen des ausgewählten Strauches oder Baumes gefüllt.

Diese werden in unmittelbarer Nähe* des Standorts sofort mit einem Liter Quellwasser übergossen und ca. eine halbe Stunde auf einer Flamme sieden gelassen. Nach Abkühlung wird die Flüssigkeit mehrfach gefiltert und ebenso wie bei der Sonnen–Methode weiterbearbeitet.

---

* Fast alle verwendeten Bäume und Sträucher wachsen in unmittelbarer Nähe des englischen Bach Centres.

Die Koch–Methode wird für die Bäume und Sträucher verwendet, die so früh im Jahr blühen, daß die Sonne noch nicht ihre volle Kraft erreicht hat. In der Reihenfolge ihrer jährlichen Herstellung sind das Cherry Plum, Elm, Aspen, Beech, Chestnut Bud, Hornbeam, Larch, Walnut, Star of Bethlehem, Holly, Crab Apple, Willow, Red Chestnut, Pine, Mustard, Honeysuckle, Sweet Chestnut und Wild Rose.

3.2.5 Einige oft gestellte Fragen

Umweltverschmutzungsproblem

Immer wieder wird gefragt, ob Umweltverschmutzung, saurer Regen oder ähnliches die Wirksamkeit der jetzt gesammelten Blüten beeinträchtigt. Aus der Praxis heraus kann diese Frage mit nein beantwortet werden. Die Erklärung liegt wohl darin, daß bei der Bach–Blütentherapie nicht der Körper oder die Materie, sondern ausschließlich die energetische Information der Pflanze verwendet wird. Das "Wesentliche" der Pflanze wird durch äußere Umstände nicht beeinflußt.

Zur Standortfrage

Bachs Hinweis, daß die Pflanzen von jedermann gesammelt und verabreicht werden können – der sich zu seinen Lebzeiten auf seine englischen Landsleute bezog – wird heute von manchen so verstanden, als könne, ja müsse man die Pflanzen sozusagen vor der eigenen Haustür sammeln. Dieses anzunehmen, ist – wie der Botaniker oder Hersteller homöopathischer oder anthroposophischer Heilmittel weiß – naiv. Vermutlich ist es sogar noch schwieriger, als selbst der Fachmann ahnt, Standorte zu finden, die eine für die Original Bach–Blütentherapie ausreichend hohe und harmonische Schwingungsqualität aufweisen. Interessanterweise fand Bach selbst die Mehrzahl seiner Blütenmittel an wenigen gleichen Orten, z.B. Gentian und Rock Rose auf einer einzigen Wiese in der Grafschaft Kent; die meisten Bäume wachsen direkt in und um Sotwell.

Der Ausspruch von Paracelsus: "Bei der Krankheit wächst die Arznei", der in diesem Zusammenhang gern zitiert wird, bezieht sich wahrscheinlich auf die von Bach als "lindernd" bezeichneten Heilpflanzen, die zur Behandlung körperlicher Krankheitssymptome verwendet werden.

Eine sich daran anschließende theoretische Frage lautet: Ob es auf anderen Kontinenten nicht andere Pflanzen mit den gleichen energetischen Eigenschaften geben müßte. Dieses ist nicht auszuschließen, doch liegen bisher keine entsprechenden Beobachtungen vor.

Aufschlußreich ist in diesem Zusammenhang die Erfahrung, daß Original Bach–Blüten auch auf anderen Kontinenten und bei Angehörigen anderer Rassen die gleiche Wirkung hervorrufen wie in England. Einschlägige Fälle liegen dem Bach Centre vor.

Selbstherstellung der Bach–Blütenkonzentrate

Bis zum Jahre 1978 hatten die Nachfolger von Bach in seinem Sinne die Herstellungsmethoden der Bach–Blüten–Konzentrate für ihre Landsleute in England veröffentlicht und auch in ihren "News Letters" immer wieder auf die Schwierigkeiten und Feinheiten des Herstellungsprozesses hingewiesen.

Auszug aus dem News Letter vom März 1978 – veröffentlicht von Nora Weeks

"Wir möchten es denjenigen in England, die ihre eigenen Essenzen von Bach–Blüten herstellen, dringend nahelegen, größte Sorgfalt darauf zu verwenden, die richtigen Blüten auszusuchen, sonst werden sie von den Ergebnissen enttäuscht sein.
Außerdem bitten wir diejenigen, die im Ausland leben, die Essenzen nicht herzustellen; selbst wenn die Blüten den selben lateinischen Namen haben, denn infolge des anderen Bodens und Klimas werden sie nicht die gewünschte Wirkung erzielen. Auch kommen die meisten unserer Blüten in vielen Arten vor, und man muß darauf achten, die richtige auszuwählen. Beispielsweise gibt es viele Weiden – die "Bach–Weide", die gelbe Weide, ist schwer zu erkennen. Man muß einen Botaniker zu Rate ziehen. Unter anderem gibt es auch verschiedene Arten von Tausendgüldenkraut, Eiche, wildem Senf, schottischem Heidekraut und Jelängerjelieber. Allein in unserer Umgebung gibt es acht verschiedene Sorten wildwachsenden Enzians..."

Als die Herstellung von nahezu wirkungslosen Blüten–Essenzen in anderen Ländern dem Ruf der Bach–Blütentherapie zu schaden drohte, entschloß man sich, das entsprechende Werk von Nora Weeks nicht wieder aufzulegen, hat diesen Entschluß aber inzwischen revidiert.
In einem weiteren News Letter vom Dezember 1977 äußert sich Nora Weeks auch sehr kritisch gegenüber homöopathisch potenzierten, radionisch oder magnogeometrisch hergestellten Bach–Blüten–Essenzen.

Weitere Informationen zu dieser Frage im Anhang, Seite 273.

3.3 Die "38 negativen Seelenzustände der menschlichen Natur"

Nach dem "Gesetz der Einheit" könnte man formulieren: sowohl das spirituelle oder ***"Höhere Selbst"*** (von Bach manchmal auch als Seele bezeichnet) wie auch die ***Persönlichkeit*** (von C.G. Jung ähnlich als "Ich" bezeichnet), sind Teil eines größeren kollektiven Energiefeldes mit unterschiedlich hoher Schwingungsfrequenz.

Auf der Frequenzhöhe des Höheren Selbst sind die Eigenschaften oder ***Seelenprogramme der "höheren menschlichen Natur"*** angesiedelt, Archetypen, die Bach auch Tugenden nennt.

Anmerkung: Auf ähnlicher Frequenzebene wie die Tugenden befinden sich möglicherweise auch die von Bach zitierten "schönen Musikstücke". Musiktherapie mit Mozart– und Bach–Kompositionen hat ebenfalls eine Schwingungsfrequenzerhöhung und Harmonisierung der Persönlichkeit zum Ziel. Wenn Bach von "anderen großartigen inspirierenden Dingen" spricht, so könnte sich das auf die großen Schöpfungen der Dichtkunst, Bildhauerkunst und Malerei beziehen.

Befinden sich die Frequenzebenen des Höheren Selbst und der Persönlichkeit in ***Resonanz,*** so werden positive Informationsimpulse des Höheren Selbst von der Persönlichkeit aufgenommen und Tugenden entfaltet, was seinen Ausdruck findet im Erleben beglückender Gefühle und im Treffen positiver Gefühlsentscheidungen wie z.B. Hilfsbereitschaft, Geduld u.ä.

Bei bestehenden Mängeln oder Schwächen der Persönlichkeit ist diese Resonanz verzerrt oder nicht vorhanden.
Viele der positiven Informationsimpulse des Höheren Selbst kommen auf der Persönlichkeitsebene sozusagen "falsch an":
Tugenden werden nicht mehr als solche erkannt und gelebt. Positive Gefühlsentscheidungen degenerieren und wandeln sich in ihr negatives Gegenteil. Aus Hilfsbereitschaft wird Selbstbezogenheit, aus Geduld wird Ungeduld usw.

Die Persönlichkeit zeigt nun einen oder mehrere der 38 disharmonischen Seelenzustände oder negativen Gefühlsmustern der menschlichen Natur.

Diese 38, von Bach erstmalig systematisierten, negativen Seelenzustände könnte man sich als eine Art archetypisches Repertoir von negativen Gefühlsprogrammen vorstellen, das auf niedrigeren Frequenzstufen der menschlichen Natur gespeichert ist. Diese Gefühlsmuster werden vom Menschen auf der Persönlichkeitsebene automatisch ausgelebt, wenn er sich energetisch gesehen auf dem entsprechenden Frequenzniveau befindet.

Gleichzeitig stellen diese 38 negativen Gefühlszustände ***präzise Symptome*** dar, die eindeutig auf einen gestörten Energiekreislauf zwischen den verschiedenen menschlichen Wesensebenen hinweisen; mit den Worten Bachs ausgedrückt: Blockaden zwischen Höherem Selbst und Persönlichkeit erkennen lassen.

Nach C.G. Jung sind Archetypen Seelenprogramme, die auf einer bestimmten Frequenzebene der menschlichen Natur zur Auslösung kommen und zwar unabhängig von Raum, Zeit, Rasse und Kulturkreis. Sie entsprechen den Möglichkeiten typischer Grunderlebnisse, die das menschliche Wesen seit je her erfahren hat und finden sich deshalb auch z.B. in den Mythen und Märchen aller Völker wieder. Die Anzahl solcher kollektiven oder archetypischen Verhaltensweisen ist nach C.G. Jung relativ begrenzt.

Bach war nach mehreren Irrtümern am Ende seines Lebens davon überzeugt, die archetypische Ebene der negativen menschlichen Seelenzustände vollständig definiert zu haben. Diese Aussage mag Widerspruch hervorrufen – Tatsache ist: Auf gleicher Ebene sind bisher keine wirklich neuen oder völlig anders gearteten seelischen negativen Gemütszustände bekannt geworden. Angst bleibt Angst, ob vor der Pest im Mittelalter, vor der Tuberkulose um die Jahrhundertwende oder heute vor AIDS.

3.4 Bach–Blütentherapie und Psycho–Neuro–Immunologie

Gegenüber seiner Mitarbeiterin Nora Weeks äußerte Bach, daß die tieferen Ursachen für Krankheit in einer Fehlorganisation gewisser Funktionsabläufe im Gehirn zu suchen seien, die durch Negativ–Stimmungen wie Besorgtheit, Furcht, Schock oder Angespanntheit ausgelöst wird.

Damit formulierte Bach das, was heute unter dem Namen Psycho–Neuro–Immunologie als Teilgebiet der Psychophysiologie mit wachsendem Interesse erforscht wird. Durch zahlreiche Untersuchungen wurde inzwischen bewiesen, daß negative Gefühle und Stress einen direkten Einfluß auf das Immunsystem haben. Ebenso wurde von amerikanischen Wissenschaftlern eine direkte Verbindung zwischen Nervenzellen und Immunsystem nachgewiesen.

Die Psychiater Franz Resch und Harald Aschauer aus Wien konnten aufzeigen, daß die Konzentration der "Killer–Zellen" im Immunsystem, deren Anzahl als ein zentrales Maß für die zelluläre Abwehr des Körpers gilt, durch Gefühle der Trübsal und Melancholie deutlich reduziert wird.

Ein weiteres Ergebnis der medizinischen Forschung: Länger anhaltende, im Körper gestaute Angst bzw. im Gehirn gespeicherte negative Erfahrung beeinflußte als situationsbezogene negative Erwartungshaltung das optische Sehen negativ, so daß eine Verschlechterung des Seh– und Wahrnehmungsvermögens zu beobachten war.

Die Immunologen und Psychologen Ronald und Janice Glaser erkannten in einer Untersuchung von Medizinstudenten in Prüfungssituationen "Prüfungsstreß hinterläßt so etwas wie einen Fingerabdruck im Immunsystem, der nicht nur kurz, sondern etwa einen Monat lang anhält. Je einsamer sich die Medizinstudenten fühlten, desto stärker wurde ihr Immunsystem durch die Anstrengung der Prüfung geschwächt." (aus: Holler, J.: Das neue Gehirn, Verlag Bruno Martin, 1989)

Bemerkenswert im Zusammenhang mit den Erkenntnissen von Edward Bach ist schließlich auch die These von Orm Bergold, daß ein unter Einwirkung von Stress dauernd erhöhter Cortisolspiegel die Ursache – nicht die Folge – gewisser chronischer Krankheiten ist.
Die von ihm vorgelegte Liste von Symptomen, welche an erhöhtem Cortisolspiegel leidende Personen aufweisen können, stimmt – wie die folgende Aufstellung zeigt – fast wörtlich mit den Formulierungen der 38 Bach'schen negativen Seelenzustände überein.

Beängstigung, Betriebsamkeit, Unruhe	(Agrimony)
Unspezifische Angst, Vorahnungen	(Aspen)
Kritiksucht	(Beech)
Selbstmordgedanken, fixe Ideen	(Cherry Plum)
Lernschwierigkeiten, Stottern	(Chestnut Bud)
Übertriebene Vorwürfe, Selbstmitleid	(Chicory)
Geistesabwesenheit, Konzentrationsmangel	(Clematis)
Abneigung gegen sich selbst	(Crab Apple)
Mutlosigkeit	(Elm)
Vertrauensmangel, häufige Zweifel	(Gentian)
Gefühl von Hoffnungslosigkeit	(Gorse)
Egozentrisches Wesen, Geschwätzigkeit	(Heather)
Häufiger Haß, Rachsüchtigkeit, Zorn	(Holly)

Reizbarkeit, häufige Ungeduld	(Impatiens)
Mangel an Selbstvertrauen	(Larch)
Schüchternheit, Weinerlichkeit	(Mimulus)
Häufige Traurigkeit, Melancholie	(Mustard)
Verkrampftes Wesen	(Oak)
Entkräftung, Erschöpfung	(Olive)
Selbstbeschuldigung, Selbstvorwürfe	(Pine)
Panikstimmung	(Rock Rose)
Launenhaftigkeit,Gleichgewichtsstörungen	(Scleranthus)
Betäubung, Überempfindlichkeit	(Star of Bethlehem)
Seelenqual	(Sweet Chestnut)
Nervöse Gespanntheit	(Vervain)
Unduldsamkeit, gewalttätiges Benehmen	(Vine)
Verschlossenheit	(Water Violet)
Wiederholung der gleichen Gedanken	(White Chestnut)
Unsicherheit, Überdrüssigkeit	(Wild Oat)
Gleichgültigkeit, Apathie	(Wild Rose)
Verbitterung, mürrisches Wesen	(Willow)

Auch einige der Krankheiten, bei denen nach Bergold als Mitursache ein erhöhter Cortisolspiegel erkannt oder vermutet wurde, lassen sich erfahrungsgemäß besonders gut mit der Bach–Blütentherapie erreichen, zum Beispiel Psoriasis, Stottern, Ulcus duodeni, rezidivierender Herpes sowie peridontale Zahnfleischerkrankungen.

Schon diese wenigen Zitate lassen erahnen, welche enorme Bedeutung den Erkenntnissen von Edward Bach und seiner Blütentherapie in den nächsten Jahren und Jahrzehnten zukommen könnte.

Wie könnte man die Wirkung der Bach–Blüten–Konzentrate nach heutigem medizinischen Erkenntnisstand erklären?

Eine wissenschaftlich exakte Antwort auf diese Frage zu geben, wird künftigen Forschungen vorbehalten bleiben müssen. Im Rahmen dieses Buches angemessene Hinweise könnten sein:

In einem Vortrag vor einer homöopathischen Gesellschaft erklärte Bach, daß die von ihm ausgewählten Pflanzen *"die Gefäße aufschließen, die eine größere Einheit zwischen Seele und Körper erlauben"* oder *"unsere Kanäle für die Botschaften des spirituellen Selbst öffnen."*

Das könnte zum Beispiel besagen, daß die Bach–Blütentherapie eine ***bioenergetische Harmonisierung fehlerhafter Informationskybernetik*** über das Limbische System oder direkt im Hypothalamus bewirkt.

In der esoterischen Heilkunst, z.B. der Mazdaznan–Lehre, wird in ähnlichem Zusammenhang allerdings auch auf "die wichtige modulierende Rolle der ***Epiphyse*** – als Verbindungsinstanz zur geistigen Natur des Menschen" – hingewiesen.

Wie immer man sich die Wirkung der Bach–Blüten–Konzentrate zur Zeit vorstellen möchte – sicher ist, daß es sich hier um eine Beschleunigung der Schwingungsfrequenz von gewissen blockierten oder "festgefrorenen" Anteilen unseres bioenergetischen Feldes handelt und damit gleichzeitig eine Veränderung der entsprechenden energetischen Information einhergeht.

Bach sagt, *"die schönen Schwingungen unseres Höheren Selbst durchfluten unsere Persönlichkeit mit den Tugenden, die wir nötig haben, um dadurch unsere Charaktermängel auszuwaschen".*
Tatsächlich werden die sogenannten "Fingerabdrücke im Immunsystem", die man möglicherweise auch als Psychotoxine bezeichen könnte, auf feineren Energie–Ebenen ausgeschwemmt oder transformiert. Nicht umsonst vergleicht Bach diese Wirkung mit der Wirkung von Musik oder anderen inspirierenden Dingen.

Es liegt daher nahe, die Bach–Blütentherapie als eine Reinigungs– oder Ausleitungstherapie der Seelenebene zu bezeichnen. Die Vorstellung, daß sogenannte Psychotoxine oder seelische Gifte ein Teil unseres bioenergetischen Feldes ähnlich verstopfen oder blockieren können wie Stoffwechsel–Toxine den menschlichen Darm, erscheint als nicht zu weit hergeholt.

Eine interessante Beobachtung in diesem Zusammenhang ist, daß manche Menschen beim spontanen Berühren einer derzeit für sie passenden Konzentratflasche als Erstreaktion eine starke Kältereaktion in der Hand oder am ganzen Körper erleben. Diese geht nach einiger Zeit in eine Wärmereaktion über. Daraus ließe sich ableiten, daß ein blockierter Energieanteil von extrem niedriger Schwingungsfrequenz im bioenergetischen Feld schlagartig in Bewegung gerät und abfließt.

Die charakteristischen Traumreaktionen, die auf sozusagen feinstofflicher Ebene in den ersten drei Einnahme–Tagen bei 55 % aller Patienten auftreten, legen diesen Schluß ebenfalls nahe.

3.5 Die bioenergetische Strahlung der Bach–Blüten und ihre Wirkung im Blutserum

Die bioenergetische Strahlung, die von lebenden Organismen ausgeht, kann mit der Hochfrequenz–Fotographie sichtbar gemacht werden und bildet die Grundlage verschiedener Test– und Diagnoseverfahren, die heute in der Erfahrungsmedizin angewendet werden. Die sogenannte Kirlian–Methode, 1939 vom russischen Forscher S.D. Kirlian entwickelt, ist die wohl bekannteste Variante.

Das sogenannte Color–Plate–Verfahren des Forschers, Ingenieurs und Physikers Dieter Knapp, das heute zum Zweck der Grundlagenforschung in verschiedenen Universitäten eingesetzt wird, gilt als entscheidende Verbesserung bisheriger Hochfrequenz–Foto–Verfahren.

Das grundsätzlich Neue ist hier der Einsatz speziell präparierter Farbfilme (sog. Color–Plates), die im Zusammenwirken mit einer weiterentwickelten Elektronik stabilere und objektiv reproduzierbare Aussagen ermöglicht.

Mit diesem Verfahren gelang es Knapp 1983 erstmalig auch die bioenergetische Strahlung homöopathischer Medikamente sichtbar zu machen, wobei jeweils ein Tropfen des betreffenden Präparates direkt fotografiert wird.*

Es zeigen sich die verschiedenen Informationsmuster oder energetischen Strukturen des Präparates in mandala–artigen Bildern verschiedener Farben, wobei es heute möglich ist, aus den Farb– und Bildstrukturen Rückschlüsse auf die Wirksamkeit des untersuchten Präparates zu ziehen.

* Erstmalig veröffentlicht 1984 in Scheffer: Erfahrungen mit der Bach–Blütentherapie, Hugendubel Verlag

Die Aufnahmen A – J auf Farbtafel I zeigen die energetischen Strukturen sechs verschiedener Bach–Blüten–Konzentrate – sowie Strukturen des bei der Herstellung der Bach–Blüten verwendeten Alkohols und des Quellwassers.

Außerdem zwei Aufnahmen von Falsifikaten der Original Bach–Blüten, welche nach Angaben des Knapp'schen Forschungsinstitutes vorwiegend Wasser und Alkohol enthalten.

Interessanter sind jedoch noch die Aufnahmen 1 – 7 (Farbtafel II), welche die Wirkung der Bach–Blüten–Konzentrate als Reaktion einer veränderten Strahlungsqualität im menschlichen Blutserum zeigen und erstmalig in diesem Buch veröffentlicht werden.

Bei dem sogenannten Color–Plate–Serum–Medikamenten–Test wird das Blutserum des Patienten in mehrere Probengefäße gleicher Größe gefüllt. Die Proben werden jeweils mit einem Tropfen des als geeignet vermuteten Bach–Blüten–Konzentrates versetzt. Eine Probe wird ohne Zusatz gelassen. Fünfzehn Minuten nach Zugabe der Mittel werden alle Proben mit dem color–plate–Verfahren aufgenommen.

Das Beurteilungskriterium in vereinfachter Darstellung ist hier die Ordnung und die Aktivität, die durch den Katalysator Bach–Blüten–Konzentrat im Blutserum erzeugt wird. Diese kann entweder in Richtung Harmonisierung oder Disharmonie gehen.

Eine Harmonisierung zeigt sich in einer größeren Ordnung und Transparenz des gesamten Bildes; z.B. Stabilisierung der Kreisform, geraderer Anordnung der Strahlen sowie größerer Strahlungsaktivität.

Eine zunächst auftretende Disharmonie oder größere Unordnung des Bildes kann als Voraussetzung für eine spätere Harmonisierung betrachtet werden, bei der zunächst störende Energie verpuffen muß, um so auf höherer Stufe eine neue Ordnung zu ermöglichen. Besteht keine Resonanz zwischen beiden bioenergetischen Feldern, kommt keine Aktivierung des Blutserums zustande.

Ein weiteres hier nicht optisch dargestelltes Beurteilungskriterium ist die größere Stabilität der Strahlungsphänomene im Blutserum. Während sogenanntes "krankes" Serum schon nach drei Tagen keine Strahlungsphänomene mehr zeigt, sind bei z.B. mit Bach–Blüten behandelten Seren noch nach fünf Tagen Strahlungsphänomene sichtbar. Der Colorplate-Serum-Medikamenten-Test ergab in Bezug auf Bachblütenkonzentrate (siehe Farbtafel II):

- Im akuten seelischen Negativ-Zustand angezeigte Blüten lassen eine sofortige Harmonisierung des Blutserumsbildes erkennen (Bild Nr. 4).

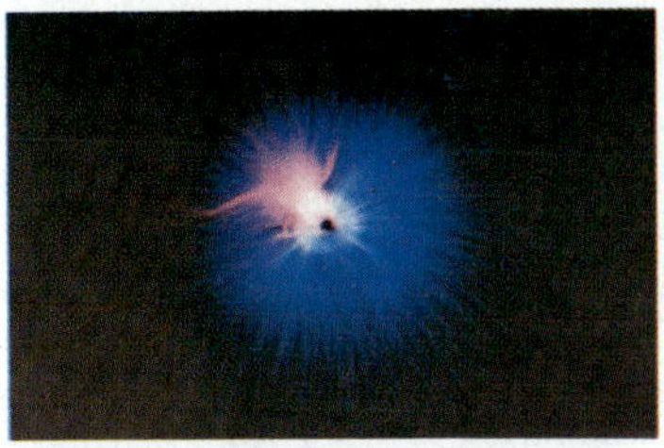
A: Bach – Alkohol ohne Zusatz

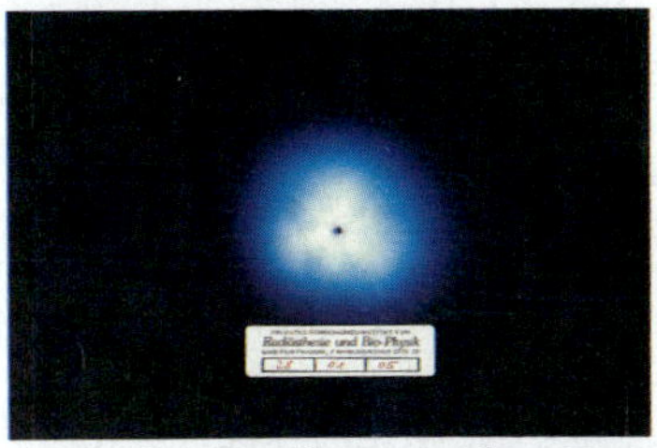
B: Bach – Quellwasser ohne Zusatz

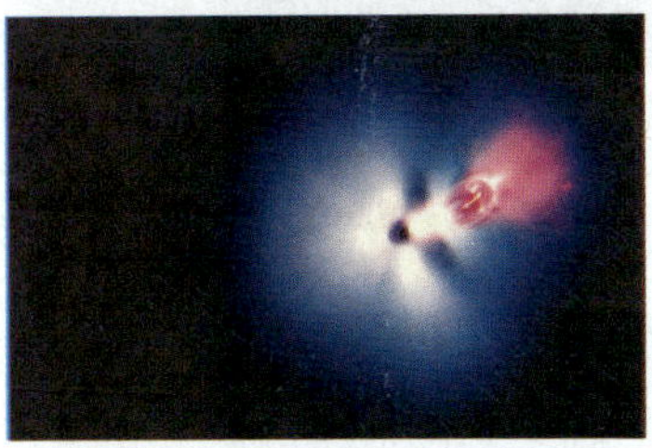
C: Holly

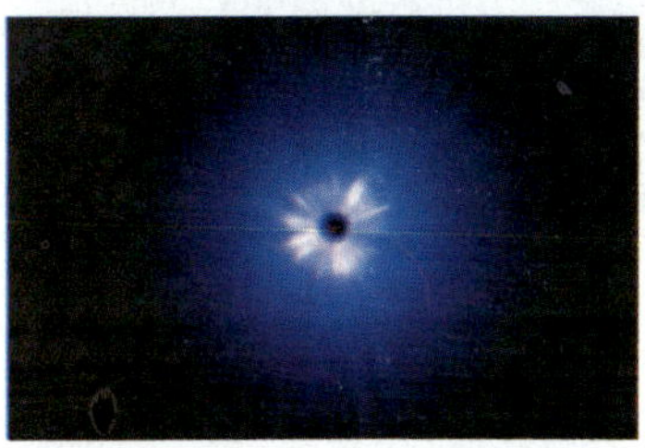
D: Centaury

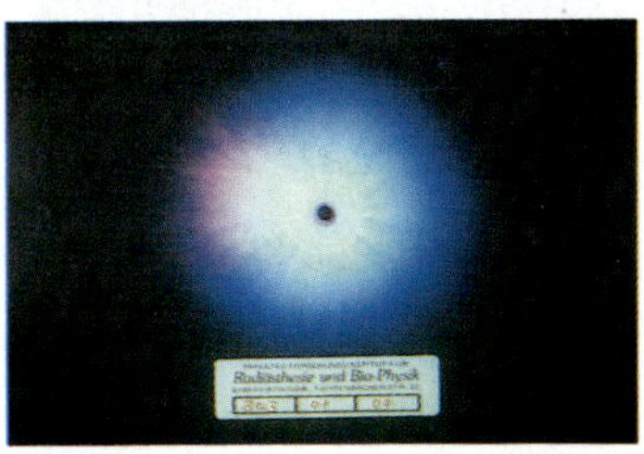
E: Scleranthus

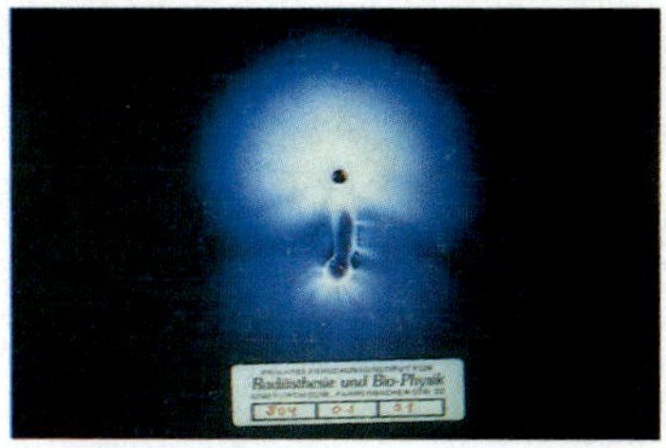
F: Cherry Plum

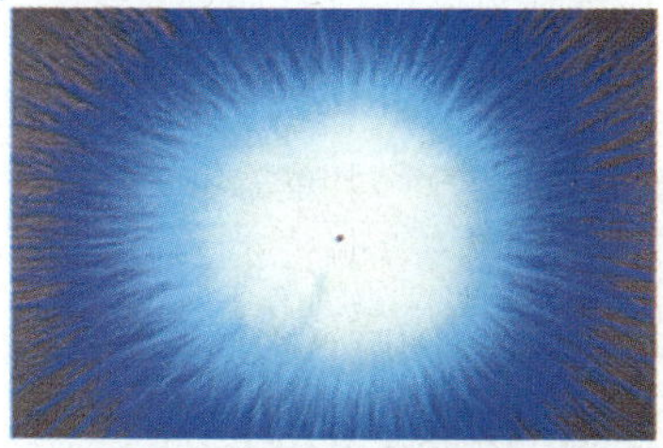
G: Falsifikat Cherry Plum

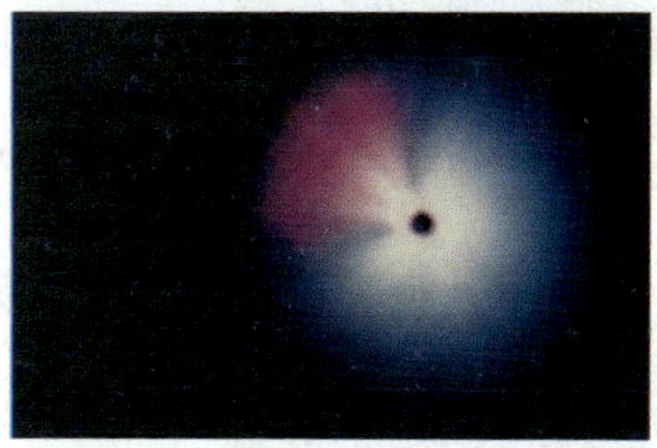
H: Pine

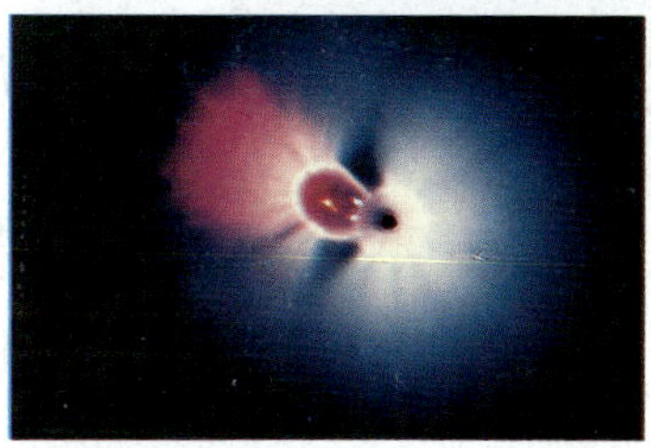
I: Chestnut Bud

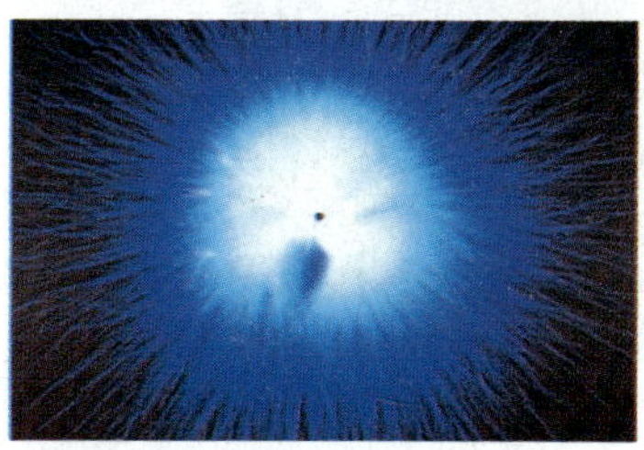
J: Falsifikat Chestnut Bud.

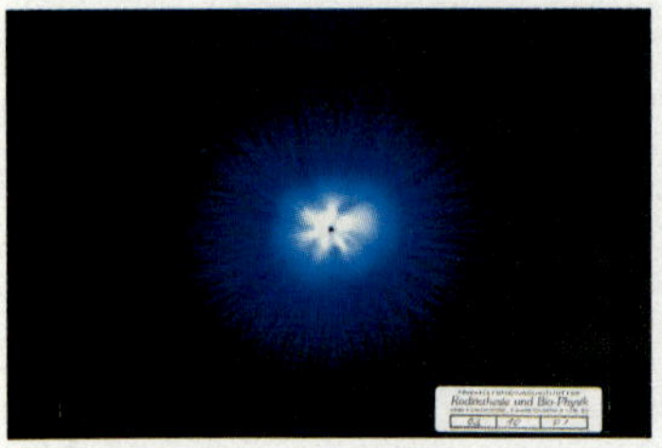

Bild 1 – Serum der Patientin ohne Zusatz

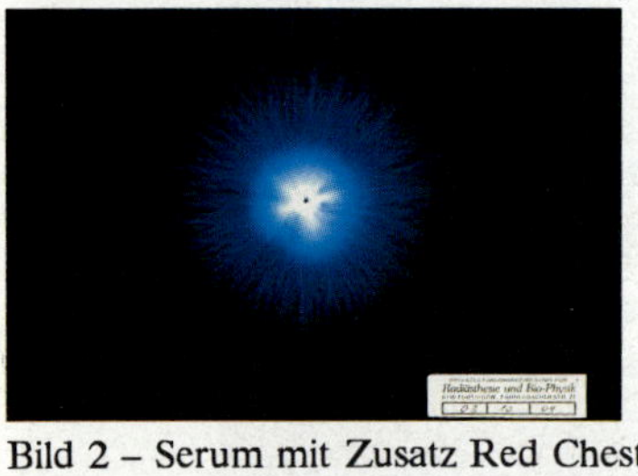

Bild 2 – Serum mit Zusatz Red Chestnut: läßt so gut wie keine Veränderung erkennen.

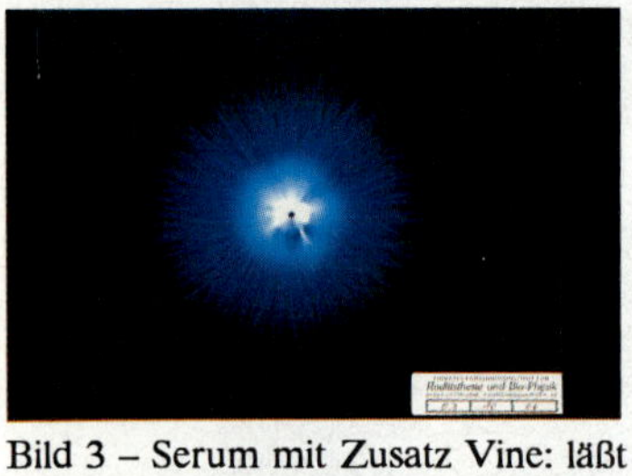

Bild 3 – Serum mit Zusatz Vine: läßt ebenfalls so gut wie keine Veränderung erkennen.

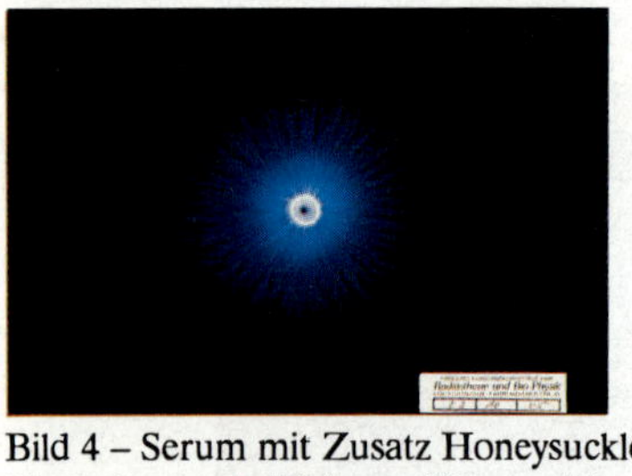

Bild 4 – Serum mit Zusatz Honeysuckle: deutliche Veränderung in Richtung Harmonisierung; größerer Ordnung, mehr Transparenz, stärkerer Strahlenbildung.

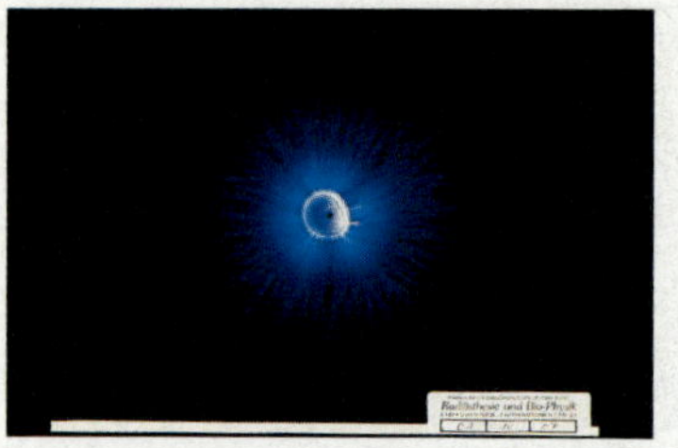

Bild 5 – Serum mit Zusatz Willow: wahrscheinlich Typmittel, deutet eine Veränderung in Richtung eines beginnenden Prozesses an, bewirkt jedoch keine Harmonisierung.

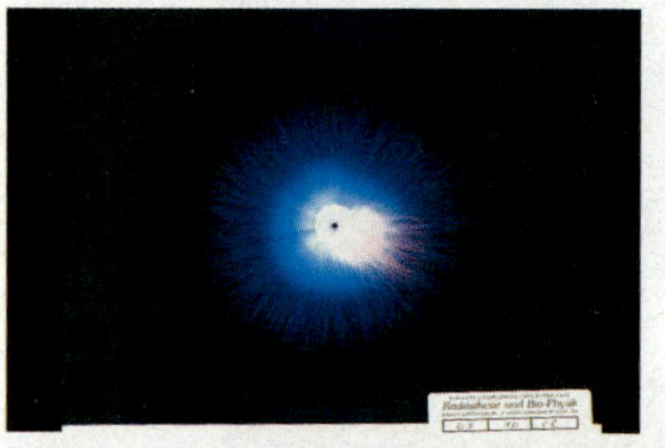

Bild 6 – Serum mit Zusatz Gorse: ebenfalls wahrscheinlich Typmittel, zeigt auch eine deutliche Veränderung, aber keine harmonisierende Wirkung.

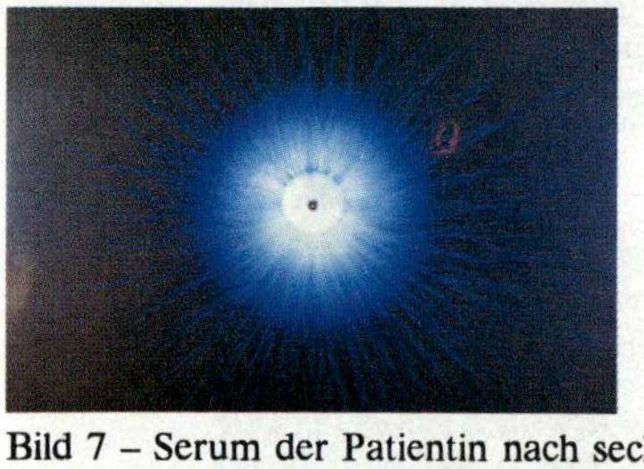

Bild 7 – Serum der Patientin nach sechs Wochen Bach–Blüten- und naturheilkundlicher Therapie. Das Bild zeigt neben der Harmonisierung auch eine deutliche Vitalisierung des Gesamtzustandes der Patientin.

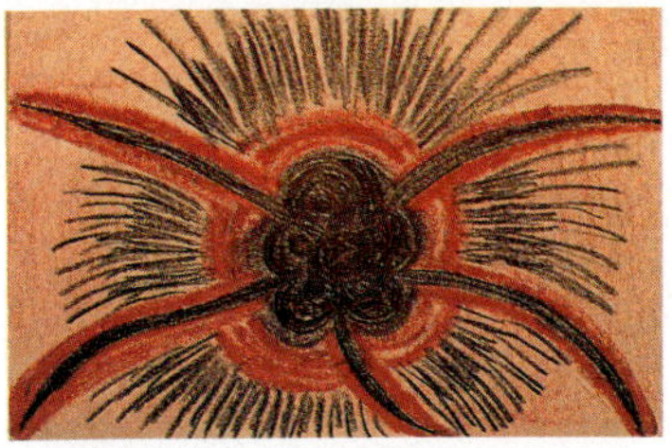
Bild 1

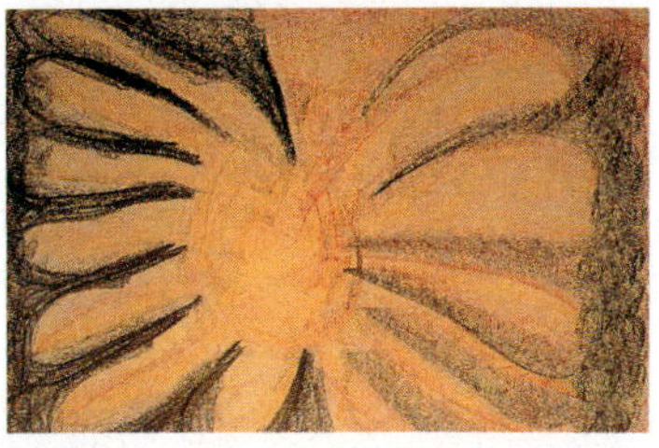
Bild 2

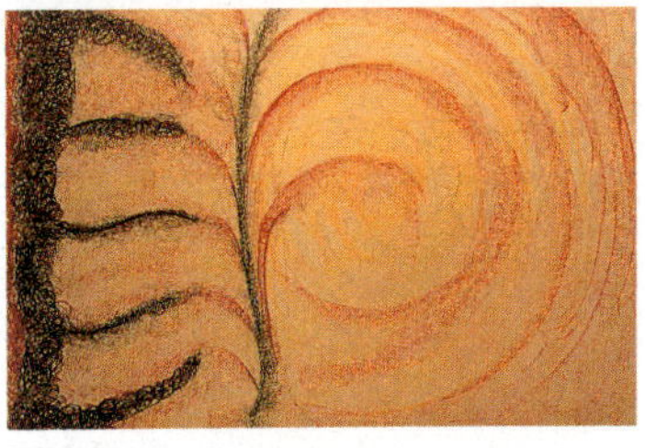
Bild 3

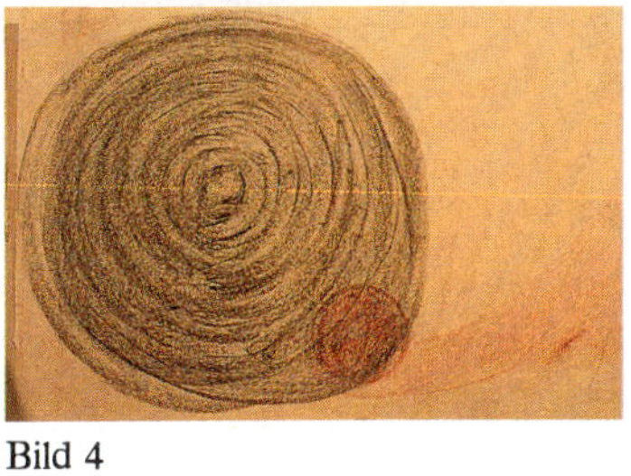
Bild 4

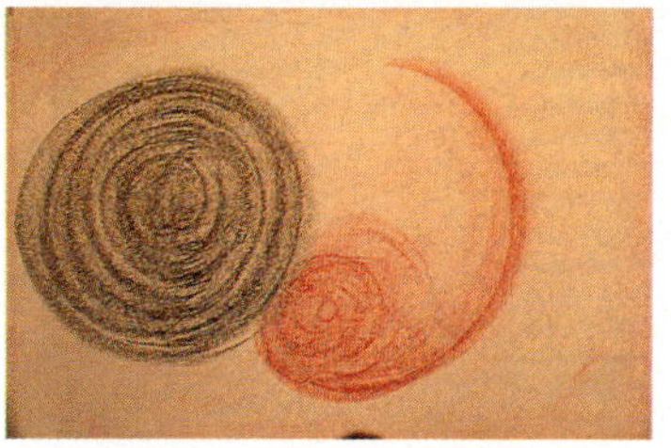
Bild 5

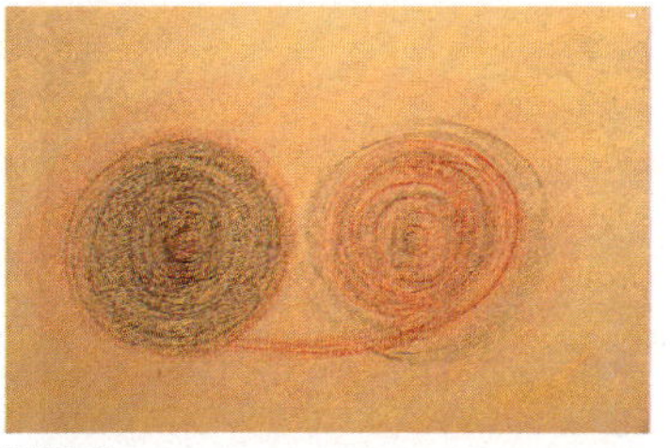
Bild 6

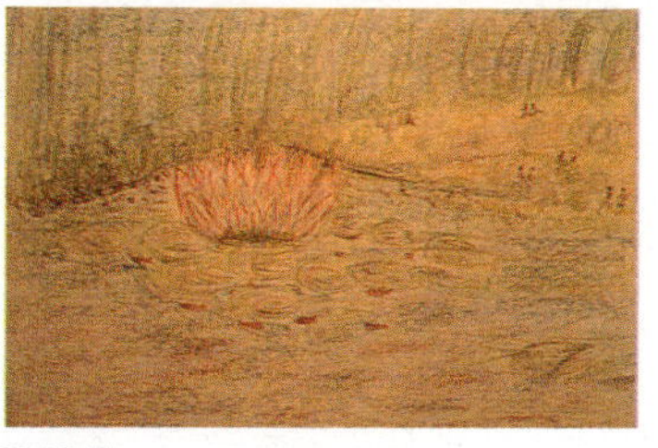
Bild 7

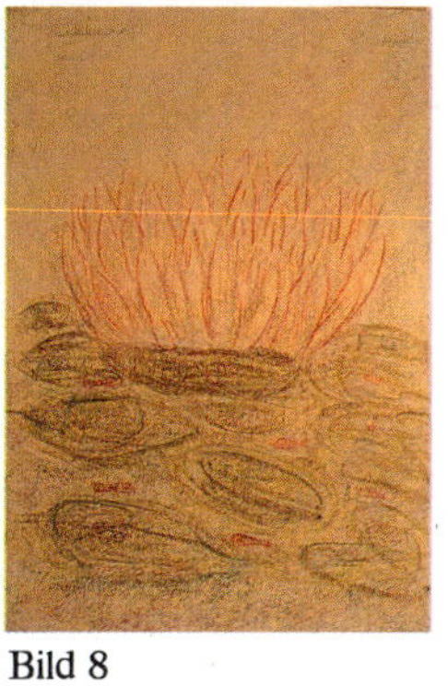
Bild 8

- Für die Persönlichkeit des Patienten charakteristische, aber nicht akut angezeigte Blüten ergeben eine deutliche Veränderung des Blutserumsbildes, die jedoch nicht eine sofortige Harmonisierung anzeigt, sondern eher auf den Beginn eines längerfristigen seelischen Entwicklungsprozesses hindeutet (Bild 5 und 6).
- Blüten–Konzentrate, die weder derzeitig angezeigt waren, noch der Persönlichkeitsstruktur des Patienten entsprachen, bewirkten so gut wie keine Veränderung des Blutserumsbildes (Bild 2 und 3).

Den Aufnahmen liegt folgender Fall zugrunde
Eine 45–jährige Patientin kam wegen Morbus Crohn in eine Naturheilpraxis und unterzog sich einer naturheilkundlich ausgerichteten Therapie. Da die psychische Komponente dieses Falles nicht zu übersehen war, wurde zusätzlich Bach–Blütentherapie erwogen.
Die Patientin war einige Jahre zuvor von einem Straßenräuber überfallen und lebensgefährlich bedroht worden. In letzter Minute wurde sie von einem Polizisten gerettet, der später ihr Ehemann wurde.
Obwohl man hier von einem "happy end" sprechen könnte, deutete das Gespräch daraufhin, daß die Patientin diesen Vorfall – nach all den Jahren – trotzdem immer noch nicht verkraftet hatte.

Aus diesem Grunde wurden folgende Blüten in Erwägung gezogen:

Red Chestnut	wegen einer hypothetisch angenommenen evtl. seelisch noch bestehenden Verbindung zum Täter
Vine	da die Patientin sehr bestimmt und autoritär in der Praxis auftrat.
Honeysuckle	weil sie das Ereignis noch in allen Einzelheiten schildern konnte.
Willow	das Gefühl, ausgeliefert oder "Opfer" zu sein, paßte sowohl zur damaligen Situation wie auch zum Persönlichkeitstyp der Frau.
Gorse	weil viele Patienten mit schweren chronischen Erkrankungen typischerweise diese Blüte brauchen.

Ergebnis

Aufgrund der Serum–Testergebnisse wurde nur Honeysuckle verordnet, da es als einziges eine sofortige Harmonisierung der Struktur des Blutserums bewirkte. Die Patientin – ohne das Testergebnis zu kennen – sprach erstaunlich schnell und gut auf dieses Mittel an. Sie verbrauchte schon in den ersten drei Tagen ein ganzes 30 ml–Fläschchen und nahm dann mit sehr gutem Erfolg die Blüte für weitere drei Wochen ein.

Kommentar

Diese kleine Dokumentation deutet interessante Untersuchungsmöglichkeiten für die Zukunft an und beantwortet zugleich schon jetzt zwei Fragen:

- Was geschieht, wenn ein unzutreffend verordnetes Bach–Blüten–Konzentrat eingesetzt wird ? — Wie die Bilder 1 und 2 zeigen, werden anscheinend diese Impulse "nicht zur Kenntnis genommen", denn es wird keine Veränderung der Strahlungsqualität sichtbar.
- Die Annahme eines Placebo–Effektes in Zusammenhang mit der Bach–Blütentherapie wird u.a. auch durch diese Aufnahmen widerlegt.

4. Übersicht über das Bach–Blüten–System

Ergänzend zu den ausführlichen Mittelbildern der 38 Bach–Blüten im Werk Scheffer: Bachblüten-Therapie-Theorie+Praxis werden im Folgenden Kurz–Portraits der Bach–Blüten vorgestellt, die aufgrund gesammelter Erfahrungen der letzten Jahre das Wichtigste aus der Sichtweise des Verordners in übersichtlicher Form zusammenfassen.

Nach gründlichem Studium der ausführlicheren Mittelbilder sollten diese Blätter ein schnelles Wiedererkennen und Einstimmen auf das betreffende Bach–Blüten–Konzept ermöglichen.

Zum Aufbau

"Schlüsselsymptome"

Die in den vergangenen Jahrzehnten in England und den deutschsprachigen Ländern beobachtete am meisten charakteristische Ausprägung des Blüten–Konzeptes. Die Formulierungen weichen im Intensitätsgrad von der mehr für die angelsächsische Mentalität seiner Zeit formulierten Originalfassung Bachs teilweise ab. Es ist unmöglich, menschliche Gefühle so in Worte zu kleiden, daß Zeitgeist, Generations– und lokale Mentalitätsunterschiede umfassende Berücksichtigung finden können.

Jedoch leisten die hier formulierten Schlüsselsymptome eine zuverlässige Hilfestellung. Sie sind ein bewährter Einstieg für den Behandler, zumindest so lange, bis die verschiedenen Gefühlszustände durch eigene Erfahrung in ihm selbst so lebendig geworden sind, daß er den Zustand per Resonanz im Patienten intuitiv erfaßt. Um dieses zu erleichtern, wurden weitere charakteristische Symptome in Form typischer Patientenformulierungen wiedergegeben.

"Das könnte dem Behandler zusätzlich auffallen"

Hier werden häufig beobachtete Erfahrungen angedeutet, welche aber auf keinen Fall überbewertet oder gar ausschlaggebend für die Diagnostik werden dürfen. Es ist zu beachten, daß diese Phänomene ***auftreten können,*** jedoch längst ***nicht immer*** auftreten ***müssen.***

"Das kann der Patient gewinnen"

Diese Formulierung beinhaltet die eigentliche und wesentlichste Zielsetzung der Blütentherapie. Sie sollten der inhaltliche Abschluß eines jeden Patientengespräches sein. Ohne eine derartige Motivation, das Aufzeigen der positiven Entwicklungsmöglichkeit, wäre eine Blütentherapie nicht lege artis durchgeführt.

4.1 Agrimony (Agrimonia Eupatoria/Odermennig)

Symptome im blockierten Zustand

Man versucht quälende Gedanken und innere Unruhe hinter einer Fassade von Fröhlichkeit und Sorglosigkeit zu verbergen.

Typische Patientenäußerungen

- “Streit innerhalb der Familie macht mich fast krank”.
- “Um des lieben Friedens willen mache ich viele Kompromisse”.
- “Wenn Unangenehmes auf mich zukommt, versuche ich mich abzulenken, solange es geht (z.B. Kneipenbesuche, Einkaufsbummel, Geselligkeiten, Wochenendreisen, Fernsehen, das Gläschen Wein, action in jeder Form)”.
- “Schon in der Schule war ich der "Klassen–Clown".

Das könnte dem Behandler zusätzlich auffallen

- bei Frauen: betont höfliche Umgangsformen
- bei Männern: burschikoses Verhalten, Galgenhumor
- Neigung zu Alkohol, Zigaretten, überhöhtem Tablettenkonsum, heimliche Naschsucht u.ä.

Das kann der Patient gewinnen

- Mehr Aufrichtigkeit gegenüber sich und anderen
- Mehr Konfrontationsfähigkeit bei Konflikten.

4.2 Aspen (Populus Tremula/Espe oder Zitterpappel)

Symptome im blockierten Zustand

Unerklärliche, vage Ängstlichkeiten; Vorahnungen; geheime Furcht vor irgendeinem drohenden Unheil.

Typische Patientenäußerungen

- "Mich überfällt plötzlich grundlose Angst – tagsüber auf der Straße oder sogar nachts im Bett".
- "In fremden Wohnungen kann ich die Atmosphäre oft nicht ertragen und bin froh, wenn ich wieder draußen bin".
- "Wenn ich später ins Geschäft komme, fühle ich es sofort, wenn es dort Ärger gegeben hat".
- "In meiner Kindheit mußte meine Mutter die Schlafzimmertür immer einen Spalt offenlassen, weil ich im Dunkeln Angst vor dem Einschlafen hatte."

Das könnte dem Behandler zusätzlich auffallen

- Hohe Sensitivität
- Neigung zu Okkultismus und Aberglauben
- Patient äußert Kollektiv–Ängste, z.B. Angst vor Raubüberfällen, Vergewaltigungen, Atomkatastrophen, Angst vor Spinnen oder Schlangen

Das kann der Patient gewinnen

- Seine sensitiven Veranlagungen realistischer einschätzen und besser damit umgehen.

4.3 **Beech** *(Fagus Sylvatica/Rotbuche)*

Symptome im blockierten Zustand

Überkritische und intolerante Haltung;
man zeigt wenig Mitgefühl und Einfühlungsvermögen

Typische Patientenäußerungen

- "Ob ich will oder nicht, die Schwachstellen anderer fallen mir sofort ins Auge!"
- "Mein Mann sagt mir immer, ich wäre zu kritisch."
- "Ich habe einfach kein Verständnis für Menschen, die immer drauf los reden müssen, ohne vorher nachzudenken".
- "Man muß die Tatsachen so sehen, wie sie sind, auch wenn es manchmal schmerzlich ist."

Das könnte dem Behandler zusätzlich auffallen

- Gutes Urteilsvermögen; lehrerhafte Ausdrucksweise; strenge Gesichtszüge, gespannte Oberlippenpartie
- Patient klagt über Empfindlichkeit des Magen–Darm–Traktes

Das kann der Patient gewinnen

- Mehr Mitgefühl und Toleranz.

4.4 Centaury
(Centaurium Umbellatum/Tausendgüldenkraut)

Symptome im blockierten Zustand

Schwäche des eigenen Willens, man kann nicht nein sagen, Überreaktion auf die Wünsche anderer.

Typische Patientenäußerungen

- "Freunde sagen mir immer wieder, ich wäre zu gutmütig"
- "Ich lasse mich leicht zu etwas überreden, was ich im Grunde gar nicht möchte".
- "Ich pflege nun seit Jahren meine kranke Mutter, die sehr egoistisch ist – Zeit für mich selbst habe ich kaum".
- "Schon, wenn mein Freund hereinkommt, fühle ich genau, was er erwartet – meine eigenen Vorstellungen sind in dem Moment wie weggeblasen".

Das könnte dem Behandler zusätzlich auffallen

- Patient wirkt eher schwächlich, zart, blaß oder überanstrengt
- Patient zeigt wenig Interesse an eigener Lebensgestaltung

Das kann der Patient gewinnen

- Abgrenzung. Eigene Bedürfnisse besser erkennen und zum Ausdruck bringen.

4.5 Cerato
(Ceratostigma Willmottiana/Bleiwurz oder Hornkraut)

Symptome im blockierten Zustand

Man hat zuwenig Vertrauen in die eigene Meinung, fragt andere ständig um Rat.

Typische Patientenäußerungen

- "Herr Doktor, was würden Sie denn an meiner Stelle machen?"
- "Ich ändere oft meine Meinung – schließlich ist ja an allen Standpunkten etwas wahres dran."
- "Schon als Kind habe ich im Diktat das Richtige wieder durchgestrichen und dafür das Falsche hingeschrieben."
- "Ich denke oft, so einfach kann es doch nicht sein – und frage noch einmal einen Experten, um mich innerlich abzusichern."

Das könnte dem Behandler zusätzlich auffallen

- Großer Rededrang.
- Betont modische Kleidung.
- Stets auf dem aktuellsten Informationsstand.
- Starke Autoritätengläubigkeit.

Das kann der Patient gewinnen

- Eigene Intuition erkennen und darauf vertrauen
- Sich seine eigene Meinung bilden und dazu stehen.

4.6 Cherry Plum (Prunus Cerasifera/Kirsch–Pflaume)

Symptome im blockierten Zustand

Es fällt schwer, innerlich loszulassen;
man hat Angst vor seelischen "Kurzschlußhandlungen" und unbeherrschten Temperamentsausbrüchen

Typische Patientenäußerungen

- "In solchen Situationen fürchte ich, die Kontrolle über mich zu verlieren, durchzudrehen, verrückt zu werden..."
- "Ich traue mich kaum noch, etwas Spitzes in die Hand zu nehmen, weil ich dann fast zwanghaft von dem Gedanken besessen bin, damit auf mein Baby einstechen zu müssen..."
- "Es fällt mir schwer, in der Meditation die Augen geschlossen zu halten, wenn jemand anderer im Raum ist".
- "Wenn mir mal der Kragen platzt, sind alle platt. So etwas hat keiner von mir erwartet...".

Das könnte dem Behandler zusätzlich auffallen

- Starke innere Spannung, oft starrer Blick.
- Wirkt aufgepumpt und gestaut oder auch künstlich ruhig

Patient klagt über

- Neigung zur Obstipation.
- Psychiatrische Anamnese.
- Kinder: Oft Bettnässer.

Das kann der Patient gewinnen

- Inneres Loslassen
- Mehr Gelassenheit in spannungsreichen Situationen.

4.7 Chestnut Bud
(Aesculus Hippocastanum/Knospe der Rosskastanie)

Symptome im blockierten Zustand

Man gerät immer wieder in die gleichen Schwierigkeiten, weil man seine Erfahrungen nicht wirklich verarbeitet und nicht genug daraus lernt.

Typische Patientenäußerungen

- “Ich fahre jedesmal wieder in den gleichen Urlaubsort, obwohl ich mir jedes Jahr schwöre: "das war das letzte Mal!"
- “Ich mache immer wieder die gleichen Fehler, baue die gleichen Unfälle, habe die gleichen Auseinandersetzungen....”
- “Es fällt mir schwer, etwas Neues dazuzulernen.”
  “Über vergangene Erfahrungen grüble ich nicht lange nach, sondern probiere es lieber aufs Neue.”
- “Meine Gesprächspartner werfen mir oft vor, ich wäre unaufmerksam. Aber das liegt daran, daß ich gedanklich schon zwei Schritte voraus bin.”

Das könnte dem Behandler zusätzlich auffallen

- Patient wirkt relativ sorglos und naiv.
- Anamnestisch: Oft schubweise auftretende Erkrankungen aller möglichen Organsysteme, z.B. Ulcus-Krankheit, Akneschübe, Anfallsleiden, jedoch kann der Patient kaum Beobachtungen oder Erfahrungen dazu mitteilen.
- Bei Kindern: Lernprobleme, retardierte Entwicklung.

Das kann der Patient gewinnen

- Konstruktives Umsetzen von Erfahrungen.

4.8 **Chicory** (Cichorium Intybus/Wegwarte)

Symptome im blockierten Zustand

Besitzergreifende Persönlichkeitshaltung (bewußt oder unbewußt), die sich viel einmischt oder glaubt, manipulieren zu müssen.

Typische Patientenäußerungen

- "Ich habe sieben Kinder großgezogen und nun läßt man mich am Muttertag allein hier im Urlaub sitzen!"
- "Wenn ich ein bestimmtes Ziel vor Augen habe, erreiche ich es meist mit Strategie und Taktik; oft auch auf indirektem Wege oder mit kleinen Tricks."
- "Ich bin leicht gekränkt, wenn man meinen Rat nicht sofort befolgt; schließlich will ich ja nur das Beste für alle!"
- "Wenn ich ehrlich bin, handle ich selten spontan, sondern überlege zuerst, welcher Vorteil dabei für mich herausspringt."
- Kinder: "Ich mache meine Hausaufgaben nur, wenn ich dafür morgen nicht zum Turnen muß."

Das könnte dem Behandler zusätzlich auffallen

- Oft starke Persönlichkeiten.
- Frauen: Oft Typ der "perfekten Mutter und Hausfrau", die alle Fäden fest in der Hand hat.
- Anamnestisch: Mutterproblematik oder der Patient wurde schon als Kind in eine Rolle hineingedrängt, der er entwicklungmäßig noch nicht gewachsen war.
- Diverse Krankheitssymptome, die Aufmerksamkeit oder Zuwendung hervorrufen sollen: Kleine Unfälle, asthmatische Beschwerden, hysterische Symptome...
- Patient ist aktuell in einer Lebenssituation, in der er manipulieren und taktieren muß, z.B. beruflich.

Das kann der Patient gewinnen

- Spontanere Gefühlszuwendung
- Besser mit den eigenen Bedürfnissen umgehen.

4.9 **Clematis** *(Clematis Vitalba/Weisse Waldrebe)*

Symptome im blockierten Zustand

Man ist mit den Gedanken ganz woanders, zeigt wenig Aufmerksamkeit für das, was um einen herum vorgeht – Tagträumer.

Typische Patientenäußerungen

- "Ich habe ein schlechtes Gedächtnis, verlege oft Dinge. Aus Unachtsamkeit stoße ich mir oft blaue Flecken".
- "Schon als Kind war ich häufig nicht ganz da, auch jetzt träume ich noch gern mit offenen Augen".
- "Ich kann mich schlecht konzentrieren. Es macht mir viel Mühe, einen Vortrag bis zuende anzuhören".
- "Was da gerade passiert (Weltgeschehen, Politik, Sport), interessiert mich nicht. Ich lebe in meiner eigenen Welt."
- "Ich kann mir eine Situation ganz plastisch vorstellen – hinterher glaube ich selbst, sie wäre so passiert."

Das könnte dem Behandler zusätzlich auffallen

- Der Patient wirkt verschlafen, unaufmerksam, zerstreut, fahrig.
- Kinder: Blick geht in die Ferne, "Märchenaugen".
- Schwacher Selbsterhaltungstrieb, Patient zeigt im Krankheitsfall wenig Antrieb, schnell wieder gesund zu werden.
- Evtl. künstlerische Begabungen, romantische, auch unrealistische oder illusionäre Vorstellungen.
- Patient klagt über: Ohnmachtsneigung, Seh- und Hörstörungen, Neigung zur Mangeldurchblutung der Extremitäten.

Das kann der Patient gewinnen

- Mehr in der Gegenwart sein.
- Kreative Anlagen praktisch umsetzen.

4.10 Crab Apple (Malus Pumila/Holzapfel)

Symptome im blockierten Zustand

Man fühlt sich innerlich oder äußerlich beschmutzt, unrein oder infiziert. Überstarkes Reinheits- und Ordnungsideal – Detailkrämer. Die Reinigungsblüte.

Typische Patientenäußerungen

- "Ich habe häufig das Gefühl, mich innerlich oder äußerlich von etwas reinigen zu müssen"*
- "Alles um mich herum muß seine Ordnung haben. Dabei passiert es oft, daß ich mich in Kleinigkeiten verzettele und den roten Faden verliere."
- "Die Ausstrahlung von Punks ist mir körperlich unsympathisch...".

Das könnte dem Behandler zusätzlich auffallen

- Adrettes gepflegtes Äußeres, "wie aus dem Ei gepellt".
- Starkes Ekelgefühl des Patienten vor sich selbst, z.B. bei Hautausschlägen, Schweißfüßen, Pickeln, Warzen u.ä.
- Starkes Reinigungsbedürfnis (bis zum Waschzwang – dann häufig mit Vine kombiniert).
- Übertriebene Furcht vor Bakterien, Insekten, Schmutz u.ä.
- Starke Ausscheidungstätigkeit des Körpers, z.B. chronischer Schnupfen u.ä.

Das kann der Patient gewinnen

- Sinn für übergeordnete Zusammenhänge.
- Ein besseres Verständnis für die eigene Körperlichkeit.

---

* Tritt auch unbewußt auf nach langer Einnahme von Antibiotika oder ähnlichem.

4.11 **Elm** (Ulmus Procera/Ulme)

Symptome im blockierten Zustand

Man hat das vorübergehende Gefühl, seiner Aufgabe oder Verantworung nicht gewachsen zu sein. Das "psychologische Riechsalz".

Typische Patientenäußerungen

- "Ich habe mich kräftemäßig zu sehr übernommen, weil ich meine Kollegen nicht hängenlassen wollte."
- "Ich fühle mich meinem Beruf als Arzt zur Zeit nicht gewachsen und möchte am liebsten die ganze Praxis "an den Nagel hängen".
- "Obwohl ich weiß, daß ich solche Situationen bisher immer gemeistert habe, traue ich es mir jetzt einfach nicht mehr zu."

Das könnte dem Behandler zusätzlich auffallen

- Starkes Verantwortungsgefühl; Patient identifiziert sich sehr stark mit seinem Beruf oder seiner Aufgabe
- Die derzeitigen Lebensumstände sind objektiv überfordernd (z.B. Krise in der Familie oder im Beruf)

Das kann der Patient gewinnen

- Stärkere Unterscheidung zwischen persönlichen Bedürfnissen und der Identifikation mit einer Aufgabe.

4.12 **Gentian** (Gentiana Amarella/Herbstenzian)

Symptome im blockierten Zustand

Man ist skeptisch, zweifelnd, pessimistisch, leicht entmutigt.

Typische Patientenäußerungen

- "Zunächst bin ich grundsätzlich skeptisch; man kann gar nicht vorsichtig genug sein!"
- "Schon mein Vater hat immer das Schlechtere erwartet – und behielt meistens recht damit!"
- "Diese Enttäuschung hat mich so entmutigt, daß ich am liebsten alles rückgängig machen würde".
- "Ich möchte so gern an Gott glauben, aber es ist mir nicht möglich".

Das könnte dem Behandler zusätzlich auffallen

- Patient stellt im Gespräch immer skeptische Zwischenfragen, zeigt wenig compliance.
- Der Patient hat einen Schicksalsschlag erlitten, von dem er sich noch nicht erholen konnte, z.B. Tod des Ehepartners, Verlust einer langjährigen Arbeitsstelle u.ä. (reaktive depressive Verstimmung).
- Eine eingeleitete Therapie, insbesondere Psychotherapie, bringt keine wesentlich Hilfe.
- Der Patient erweckt unterschwellig den Eindruck, als ob ihm dieses nichts ausmacht oder sogar recht wäre.

Das kann der Patient gewinnen

- Positivere Erwartungshaltung und Lebenseinstellung.

4.13 **Gorse*** *(Ulex Europaeus/Stechginster)*

Symptome im blockierten Zustand

Man ist ohne Hoffnung, hat resigniert. “Es hat doch keine Zweck mehr”-Gefühle.

Typische Patientenäußerungen

- “Ich komme nur in Ihre Praxis, weil meine Tochter mich so dazu gedrängt hat!”
- “Was meine Zukunft anbelangt, habe ich ziemlich resigniert. Ich habe alles versucht, aber ohne Erfolg...”
- “Ich schaffe es nicht, noch einmal einen neuen Anlauf zu wagen. Da müßte schon ein Wunder geschehen!”
- “Ich habe schon daran gedacht, nach Lourdes zu fahren...”.

Das könnte dem Behandler zusätzlich auffallen

- Bleich–gelbliche Gesichtsfarbe, dunkle Augenringe.
- Chronische Krankheiten in der Anamnese, z.B. Patient hatte als Kind Polio.
- Chronisches Geschehen in der Familienanamnese, z.B. Vater kam beinamputiert aus dem Krieg zurück.

Das kann der Patient gewinnen

- Neue hoffnungsvolle Perspektive in schwierigen bis unabänderlichen Lebenssituationen.

---

* **Diese Blüte ist häufig schwer zu diagnostizieren, da der chronische Zustand dem Pat. oft völlig unbewußt ist.**

4.14 **Heather** (Calluna Vulgaris/Schottisches Heidekraut)

Symptome im blockierten Zustand

Man ist selbstbezogen, völlig mit sich beschäftigt, braucht Publikum; "das bedürftige Kleinkind".

Typische Patientenäußerungen

- "Ich bin zur Zeit so mit mir selbst beschäftigt, daß ich für die Probleme anderer kaum eine Antenne habe" (akuter Zustand)
- "Wenn ich über meine Probleme ausführlich reden kann, fühle ich mich gleich besser".
- "Manche werfen mir vor, mein Denken kreise nur um mich und meine kleinen Sorgen".
- "Ich versuche überall mitzureden; egal, ob ich etwas vom Thema verstehe oder nicht – ich will einfach mit dabei sein".

Das könnte dem Behandler zusätzlich auffallen

- Ausgeprägtes Mitteilungsbedürfnis, das einem beim ersten Gespräch buchstäblich den Atem nimmt.
- Rückt dem Gesprächspartner beim Sprechen näher, hält ihn evtl. sogar am Ärmel fest. Oder:
- Patient spricht betont langsam und deutlich.
- Als extrovertierter Typ: der gesprächige Hypochonder.
- Im introvertierten Zustand: Patient strahlt übergroße Besorgtheit um seine persönlichen Angelegenheiten aus, auch wenn er dabei nicht viel sagt.
- In der Anamnese häufig: der Patient wurde als Kleinkind zu viel sich selbst überlassen, z.B. die Eltern hatten ein Geschäft, "Schlüsselkinder" u.ä. oder der Patient wurde als Kleinkind emotional vernachlässigt, wuchs im Kinderheim auf u.s.w.
- Akut: Patient ist schwer krank, d.h. objektiv in der psychischen Situation des "bedürftigen Kleinkindes".

Das kann der Patient gewinnen

- Seine Aufmerksamkeit von seiner eigenen Problematik abwenden.
- Einfühlungsvermögen, mehr Blick für die Situation des Mitmenschen.

4.15 **Holly** (Ilex Aquifolium/Stechpalme)

Symptome im blockierten Zustand

Man ist gefühlsmäßig irritiert.
Eifersucht, Mißtrauen, Jähzorn, Haß– und Neidgefühle.

Typische Patientenäußerungen

- "Wenn ich in meinen positiven Gefühlen enttäuscht werde, schlagen sie schnell ins Gegenteil um."
- "Gefühle der Eifersucht, Rache und Schadenfreude sind mir bestens vertraut".
- "Wenn man mich hintergeht oder beleidigt, kann ich sehr wütend und sogar jähzornig werden. Ich fühle förmlich, wie die Aggressionen in mir aufschäumen."
- "Meine Freunde sagen, ich wäre zu mißtrauisch...".

Das könnte dem Behandler zusätzlich auffallen

- Gefühlsstarke Persönlichkeit.
- Patient ist gefühlsmäßig stark negativ engagiert; äußert z.B. Haß auf die Schwiegermutter.
- Bei Kindern: häufig Wut– und Trotzanfälle; evtl. Eifersuchtsgefühle, wenn ein zweites Kind geboren wird.
- Neigung zu Entzündungskrankheiten oder schmerzhaften Hautaffektionen.
- Akute Situation: z.B. Partnerschaftsproblematik.

Das kann der Patient gewinnen

- Seine Gefühle in neuer Perspektive zu betrachten.
- Großherzigkeit.
- Tieferes Verständnis für die menschliche Gefühlswelt.

4.16 Honeysuckle
(Lonicera Caprifolium/Geissblatt, Jelängerjelieber)

Symptome im blockierten Zustand

Man hat Sehnsucht nach Vergangenem.
Bedauern über Vergangenes. Wehmutsgefühle.
Oder: Man weigert sich unbewußt, bestimmte Ereignisse seiner Vergangenheit zu "verarbeiten".

Typische Patientenäußerungen

- "Ich neige dazu, mit meinem Gedanken viel in vergangenen Zeiten zu verweilen, z.B. als mein Mann noch lebte – als wir noch in Schlesien wohnten... – Schade, daß diese Zeiten nicht wiederkommen!"
- "Den Autounfall vor zwei Jahren habe ich noch nicht verarbeitet. Oft sehe ich die Situation noch in allen Einzelheiten vor mir."
- "An meine frühe Jugend habe ich so gut wie gar keine Erinnerungen."
- "Ich bedaure, daß ich nicht doch Rechtsanwalt geworden bin, wie mir mein Onkel geraten hatte..."

Das könnte dem Behandler zusätzlich auffallen

- Eher konservativer Menschentyp, auch äußerlich.
- Sinn für klassische oder nostalgische Hobbys: Antiquitätensammler, Mitglieder im Oltimer–Club u.s.w.
- Patient kann sich schwer von etwas trennen: Wohnorte, Freunde, einmal erlebte Gefühle, sentimentale Souvenirs u.s.w.
- Ältere Patienten leben ganz in ihren Erinnerungen, haben kaum noch Interesse an der Gegenwart.
- Akute Situation: Patient muß einen Haushalt auflösen, schafft es nicht, etwas wegzuwerfen.
- Bei Kindern: Heimweh im Kinderheim.

Das kann der Patient gewinnen

- Konstruktive Auseinandersetzung mit seiner eigenen Vergangenheit.

4.17 **Hornbeam** (Carpinus Betulus/ Weissbuche oder Hainbuche)

Symptome im blockierten Zustand

Mentale Erschöpfung. Man glaubt, man wäre zu schwach, um die täglichen Pflichten zu bewältigen, schafft es dann aber doch. "Montagmorgen"–Gefühl.

Typische Patientenäußerungen

- "Mir fehlt einfach die seelische Spannkraft, um meine Tagespflichten mit Schwung anzugehen."
- " Ich stehe morgens müder auf als ich mich abends hingelegt habe und kann mich eigentlich zu nichts aufraffen. Ohne Kaffee und Vitamintabletten komme ich gar nicht erst in Gang."
- "Meine tägliche Arbeit ist mehr und mehr zur Routine geworden. Aber – anstatt, daß sie mir nun leichter von der Hand geht, wird es immer mühsamer."
- "Wenn mich jemand aus meiner Routine herausreißt, bin ich plötzlich hellwach."

Das könnte dem Behandler zusätzlich auffallen

- Der Patient lebt einseitig konsumierend (zu viel lesen, fernsehen) bei gleichzeitiger körperlicher Unterforderung.
- Matte bis gelangweilte Ausstrahlung oft auch schon bei Jugendlichen.
- Brennen um die Augen. Neigung zur Bindegewebsschwäche.

Das kann der Patient gewinnen

- Seelische Spannkraft. Geistige Frische.
- Erkenntnis wichtiger Lebensrhythmen (Spannung/Entspannung).

4.18 **Impatiens** (Impatiens Glandulifera/ Drüsentragendes Springkraut)

Symptome im blockierten Zustand

Man ist ungeduldig, leicht gereizt, zeigt überschießende Reaktionen.

Typische Patientenäußerungen

- "Es macht mich ganz wahnsinnig, wenn ich im Restaurant darauf warten muß, bis der Ober endlich die Speisekarte bringt."
- "Bei mir muß alles schnell und reibungslos laufen, sonst werde ich sehr ungehalten."
- "Es macht mich ganz kribbelig, wenn andere nicht so schnell begreifen. Deshalb arbeite ich lieber allein."
- "Manchmal nehme ich meinen Mitarbeitern vor Ungeduld das Wort aus dem Mund oder Sachen aus der Hand."

Das könnte dem Behandler zusätzlich auffallen

- Aktive energische Persönlichkeit, die unter Strom zu stehen scheint.
- Evtl. nervöse Gesten wie Kopfkratzen, Fingerknacken, Wippen auf dem Stuhl.
- Neigung zu plötzlichen Spannungsschmerzen: Hals, Nacken, Rücken, Hände, Kieferpartie.
- Evtl. schnell auftretende, nervöse Hautausschläge.
- Evtl. nervöse Störungen des Magen–Darm–Traktes.
- Heißhungeranfälle.
- Bei Kindern: Hyperkinetische Symptome.

Das kann der Patient gewinnen

- Geduld und Verständnis für andere Menschentypen.

4.19 **Larch** *(Larix Decidua/Lärche)*

Symptome im blockierten Zustand

Man hat Minderwertigkeitskomplexe.
Erwartung von Fehlschlägen durch Mangel an Selbstvertrauen.

Typische Patientenäußerungen

- "Ich habe zuwenig Selbstvertrauen und fühle mich anderen von vornherein unterlegen."
- "Weil ich schon im voraus weiß, daß ich es nicht schaffe, versuche ich vieles gar nicht erst."
- "Was ich an anderen bewundere, traue ich mir selbst nicht zu."
- "Ich fühle es heute noch als Manko, daß mich mein Vater nicht studieren ließ."
- Männer: "Frauen gegenüber habe ich Komplexe."

Das könnte dem Behandler zusätzlich auffallen

- Seelisch feinstrukturierte Persönlichkeiten.
- Patient kann Krankheit vorschieben, um eine Sache nicht in Angriff nehmen zu müssen.
- Patient hat sehr strenge Erziehung genossen.
- Zeitweises Stottern, Potenzstörungen.
- Evtl. Alkohol–Anamnese.
- Kinder fühlen sich in der Klasse als Versager.

Das kann der Patient gewinnen

- Selbstvertrauen. Gesundes Selbstwertgefühl.

4.20 **Mimulus** *(Mimulus Guttatus/Gefleckte Gauklerblume)*

Symptome im blockierten Zustand

Man ist schüchtern, scheu, furchtsam, zurückhaltend; hat viele kleine Ängstlichkeiten.

Typische Patientenäußerungen

- "Ich habe immer Angst vor ganz bestimmten Dingen, z.B. großen Hunden, Fahrstuhlfahren oder Spritzen beim Arzt."
- "Von Haus aus bin ich sehr empfindlich, z.B. gegen Lärm, Kälte und ungehobelte Mitmenschen."
- "Ich werde leicht rot und ganz verlegen, wenn ich es mit fremden Menschen zu tun habe."
- "Ohne mein eigenes Zimmer, in das ich mich zurückziehen kann, wäre ich gar nicht überlebensfähig."
- "Wenn etwas nicht gleich klappt oder ich auf Widerstand stoße, komme ich vor Angst ins Schwitzen."
- "Es gibt eigentlich immer irgend etwas, vor dem ich gerade Angst habe."

Das könnte dem Behandler zusätzlich auffallen

- Sehr sensible Menschen, oft auch äußerlich fein und zart gebaut.
- Patient wird leicht krank, wenn Dinge, vor denen er Angst hat, auf ihn zukommen.
- Körperliche Ängstlichkeitsmanifestationen: Psychoneurovegetative Störungen aller Art.

Das kann der Patient gewinnen

- Persönliche Tapferkeit.
- Besseres Umgehen mit der eigenen Sensibilität.
- Hinauswachsen über bestimmte Ängste.

4.21 **Mustard** *(Sinapis Arvensis/Wilder Senf)*

Symptome im blockierten Zustand

Perioden tiefer Traurigkeit kommen und gehen ohne erkennbare Ursache.

Typische Patientenäußerungen

- "Ich fühle mich vollkommen blockiert und vom normalen Leben abgetrennt, ohne daß ich weiß warum."
- "Ich kann dieser niederdrückenden Stimmung nicht mit Vernunftargumenten beikommen – ich kann sie auch anderen Menschen gegenüber nicht überspielen."
- "Ich habe dann das Gefühl "meine Seele trauert".
- "So unerwartet, wie mich die Traurigkeit überfällt, verschwindet sie auch wieder. Ob das mit der Natur zusammenhängt?"

Das könnte dem Behandler zusätzlich auffallen

- Patient strahlt "Schwere" aus, wie man es häufig bei Nordländern und Slaven findet.
- Familienanamnese: Endogene depressive Zustände bei einem Elternteil oder in der Großelterngeneration.
- Mögliche körperliche Symptome: Antriebsschwäche, Kopfschmerz, verlangsamte Reaktionen, Schlafstörungen, Appetitlosikeit u.ä.

Das kann der Patient gewinnen

- Heitere Gelassenheit, Seelengröße.

4.22 **Oak** (Quercus Robur/Eiche)

Symptome im blockierten Zustand

Man fühlt sich als niedergeschlagener und erschöpfter Kämpfer, der trotzdem tapfer weitermacht und nie aufgibt.

Typische Patientenäußerungen

- “Andere finden, daß ich mir viel zu viel zumute.”
- “Keine Frage, die kommenden neun schwierigen Monate werde ich auch noch durchhalten.”
- “Ich sage mir fast täglich: "Schlapp machen gilt nicht".
- “In meiner preußischen Familie galt es als selbstverständlich, durchzuhalten und eine Sache zu Ende zu bringen. Das gilt auch für mich.”

Das könnte dem Behandler zusätzlich auffallen

- Pflichttreue, zuverlässige Persönlichkeit.
- Patient ist zwar sichtlich überarbeitet, beklagt sich aber nicht, sondern übernimmt eher noch die Arbeit von anderen. “Abgerackerte”, überarbeitete Ausstrahlung.
- Patient tut im Krankheitsfalle alles, um möglichst schnell wieder gesund zu werden.
- Anamnestisch: Nervöser Zusammenbruch oder Kollaps.
- Kinder: Es fällt ihnen schwer, den schulischen Alltag durchzuhalten.

Das kann der Patient gewinnen

- Erkennen und akzeptieren der eigenen Leistungsgrenze.

4.23 **Olive** *(Olea Europaea/Olive)*

Symptome im blockierten Zustand

Man fühlt sich körperlich und seelisch ausgelaugt und erschöpft: "Alles ist zuviel!"

Typische Patientenäußerungen

- "Ich bin total am Ende meiner Kraft und fühle mich wie ein ausgewrungener Waschlappen".
- "Auch zu Dingen, die mir eigentlich Spaß machen, kann ich mich nicht mehr aufraffen."
- "Ich bin so müde, daß ich keinen Brief mehr öffnen kann. Das Telefon habe ich in den Schrank gestellt."
- "Keine Macht der Welt bringt mich mehr aus dem Haus. Ich will nur noch schlafen."
- "Ich habe immer wieder im Leben totale Erschöpfungsphasen durchgemacht."

Das könnte dem Behandler zusätzlich auffallen

- Patient hat sich energetisch über lange Zeit zu sehr verausgabt, z.B. durch schwere Krankenpflege, Nebentätigkeit, Zweitstudium oder ein starkes persönliches inneres Entwicklungsgeschehen.
- Familienanamnese: Schwache nervliche und körperliche Konstitution. Oft ein Elternteil Alkoholiker.

Das kann der Patient gewinnen

- Stärkung. Erholung.
- Sorgfältigeres Umgehen mit der Lebensernergie.

4.24 Pine (Pinus Sylvestris/Schottische Kiefer)

Symptome im blockierten Zustand

Man macht sich Vorwürfe, hat Schuldgefühle. Bedrücktes Lebensgefühl.

Typische Patientenäußerungen

- "Es gibt da etwas, was ich mir nicht verzeihen kann." (akuter Zustand)
- "Ich neige dazu, mich für die Fehler anderer mitverantwortlich zu fühlen."
- "Man kann in mir schnell ein schlechtes Gewissen hervorrufen."
- "Wenn sich andere schlecht benehmen, glaube ich, daß mein Verhalten der Anlaß dazu war."
- "Es fällt mir sehr schwer, Geschenke anzunehmen."
- "Wenn eine Therapie nicht anschlägt, suche ich die Schuld bei mir."
- "Ich habe das Gefühl, mehr leisten zu müssen als andere, um mir meine Existenzberechtigung auf Erden zu verdienen."
- "Wenn ich krank oder erschöpft bin, habe ich das Gefühl, mich bei meiner Umgebung dafür entschuldigen zu müssen."

Das könnte dem Behandler zusätzlich auffallen

- Im Gespräch werden viele entschuldigende Formulierungen gebraucht.
- Patienten sind oft in Berufen, in denen Opfer verlangt werden (Krankenpfleger, Sozialarbeiter, Ärzte, Heilpraktiker) oder sind schicksalhaft an einen schwerkranken Partner gebunden.
- Patienten neigen zu religiösen Fehlvorstellungen.
- Anamnestisch: Patient war unerwünschtes Kind, Interruptio wurde erwogen oder man hatte nicht das erwartete Geschlecht. Meistens ist ihm dieses aber nicht bewußt oder erst in viel späteren Lebensjahren bekannt geworden.

Das kann der Patient gewinnen

- Realistisches Gefühl für Verantwortlichkeiten.
- Sich so annehmen können, wie man ist.

4.25 **Red Chestnut** (Aesculus Carnea/Rote Kastanie)

Symptome im blockierten Zustand

Man macht sich mehr Sorgen um das Wohlergehen anderer Menschen als um das eigene.
Zu starke innere Verbundenheit mit einer nahestehenden Person auf physischer oder geistiger Ebene.

Typische Patientenäußerungen

- "Wenn mein Mann abends später nach Hause kommt, denke ich gleich, es ist ihm etwas schlimmes zugestoßen."
- "Ich mache mir mehr Sorgen um meine Tochter als um mich selbst."
- "Ich glaube, ich habe mich von meiner Mutter bis heute noch nicht abgenabelt."
- Ehefrau: "Ich lebe das Leben meines Mannes seelisch so mit als wäre es mein eigenes."
- Geschäftsmann: "Ich denke bei allen Entscheidungen automatisch "wie würde sich mein Vater jetzt verhalten".

Das könnte dem Behandler zusätzlich auffallen

- Anamnestisch: Überstarke Vater- oder Mutterbindung.
- Starke intensive Ausstrahlung des Patienten.
- Oft Interesse für geistige Heilweisen oder Hypnose.
- Patient scheint unter einer ihm selbst nicht bewußten Beeinflussung zu stehen.
- Bei Kindern: Völlig unerklärliche Verhaltensänderung von einem Moment zum anderen.

Das kann der Patient gewinnen

- Wahrung und Abgrenzung der eigenen Persönlichkeit.

4.26 **Rock Rose** (Helianthemum Nummularium/ Gelbes Sonnenröschen)

Symptome im blockierten Zustand

Man ist in innerer Panik. Terrorgefühle.
Akute Angstzustände nach lebensbedrohenden Ereignissen, z.B. Erstikkungsanfällen, hohem Fieber, Autounfall, Lawinenunglück u.ä. – Panik-Syndrom.

Typische Patientenäußerungen

- "Ich gerate häufig in panische Zustände und bekomme dann feuchte Hände, Atembeschwerden, Herzklopfen oder Durchfall."
- "Mein Mann droht jetzt, heimlich das Haus in die Luft zu sprengen. Das löst ungeheure Angst in mir aus, die in jeder Zelle pocht."
- "Ich erwache nachts schreiend aus einem Alptraum und das Herz klopft mir bis zum Hals."
- "Wir sind dem Wirbelsturm gerade noch entkommen – aber die Angst steckt mir noch in den Knochen."

Das könnte dem Behandler zusätzlich auffallen

- Anamnestisch: Schon in der Kindheit schwaches Nervenkostüm. Patient mußte schon frühzeitig Sedativa nehmen.
- Häufig bei: Psoriatikern, Drogensüchtigen.
- Schmerzen oder Blockadegefühle im Solarplexus. Nervöse Magenbeschwerden.

Das kann der Patient gewinnen

- Besseres Umgehen mit der eigenen nervlichen Konstitution.
- Beruhigung.

4.27 **Rock Water** *(Wasser aus heilkräftigen Quellen)*

Symptome im blockierten Zustand

Man ist zu hart zu sich selbst, hat strenge oder starre Ansichten, unterdrückt vitale Bedürfnisse.

Typische Patientenäußerungen

- "Ich bin sehr streng mit mir und ertappe mich laufend dabei, mir irgendetwas zu verbieten."
- "Meine Freunde belächeln mich manchmal wegen meiner strengen Lebensprinzipien und meiner Perfektionsbestrebungen."
- "Meine chaotischen Eßgelüste versuche ich durch eiserne Disziplin in den Griff zu bekommen."
- "Eher schlafe ich weniger, als daß ich meine Meditation ausfallen lasse!"

Das könnte dem Behandler zusätzlich auffallen

- Harte oder scharf geschnittene Gesichtszüge.
- Neigung zu Nackenverspannungen und Gelenksteifigkeiten.
- Bei Frauen: spastische Menstruationsbeschwerden

Das kann der Patient gewinnen

- Innerliches Lockerlassen.
- Sich die eigenen vitalen Bedürfnissen zugestehen.
- Innere Freiheit.

4.28 **Scleranthus** (Scleranthus Annuus/Einjähriger Knäuel)

Symptome im blockierten Zustand

Man ist unschlüssig, sprunghaft, innerlich unausgeglichen. Meinungen und Stimmungen wechseln von einem Moment zum anderen.

Typische Patientenäußerungen

- "Ich bin gedanklich zwischen zwei Möglichkeiten hin und hergerissen, möchte die Entscheidung aber allein finden."
- "Ich reagiere stark auf Außenreize und verliere dabei häufig mein inneres Gleichgewicht."
- "Ich komme sehr leicht aus der Balance; meine Stimmungen wechseln schnell zwischen "himmelhochjauchzend–zutodebetrübt".

Das könnte dem Behandler zusätzlich auffallen

- Häufig: Großer überschlanker Menschentyp (Astheniker).
- Körperliche Symptome als Zeichen der fehlenden energetischen Balance: Schwankungen im Körpergewicht, im Blutdruck, Wechsel zwischen Durchfall und Verstopfung.
- Gleichgewichtsstörungen: Schwindel, Reisekrankheiten, Hörstörungen.
- Tätigkeit am Computer wird schlecht vertragen.
- Patient ist sprunghaft und unkonzentriert im Gespräch, zerfahrene oder ruckartige Gestik.
- Schwangerschaftserbrechen.
- Schneller Wechsel aller Symptome.

Das kann der Patient gewinnen

- Innere Ausgeglichenheit und Entscheidungskraft. Standfestigkeit.

4.29 Star Of Bethlehem (Ornithogalum Umbellatum/Doldiger Milchstern)

Symptome im blockierten Zustand

Man hat eine seelische oder körperliche Erschütterung noch nicht verkraftet. Der "Seelentröster".

Typische Patientenäußerungen

- "Ich habe etwas erlebt, was mich sehr schockiert hat und das ich noch nicht verkraftet habe."
- "Unschöne Erlebnisse und Gefühle klingen noch lange in mir nach, ich werde sie innerlich schwer wieder los."
- "Ich träume heute noch von meiner Brustamputation, obwohl sie schon fünf Jahre zurückliegt."
- "Die Unverfrorenheit mancher Menschen verschlägt mir die Sprache."

Das könnte dem Behandler zusätzlich auffallen

- Patient ist kaum zugänglich für Trost; zeigt stillen Kummer, aber keine Angst.
- Therapieresistenz bei chronischen Krankheiten (z.B. Arthritis, nervöses Asthma, Herzrhythmusstörungen u.ä.)
- Körperlich: Leichte Heiserkeit oder Versagen der Stimme. Gefühllosigkeit, taumelnder Gang. Blasse, mondlichtartige Hautfarbe.
- Schilddrüsenerkrankungen.
- Stauungen des Lymphsystems.
- Starke Monatsblutungen oder das Ausbleiben der Regel.
- Der Zustand kann auch als Folge einer zu starken Narkose begonnen haben.

Das kann der Patient gewinnen

- Bessere Erlebnisverarbeitung. Innere Kraft.

4.30 Sweet Chestnut (Castanea Sativa/Eßkastanie oder Edelkastanie)

Symptome im blockierten Zustand

Innere Ausweglosigkeit. Man glaubt, die Grenze dessen, was ein Mensch ertragen kann, sei nun erreicht.

Typische Patientenäußerungen

- "Meine Lage ist ausweglos. Ich weiß nicht mehr, wie es weitergehen soll!"
- "Ich stehe innerlich vor einer Mauer – Gott hat mich wohl vergessen."
- "Ich bin völlig verzweifelt; wie soll ich das noch durchhalten?"

Das könnte dem Behandler zusätzlich auffallen

- Oft extremes dramatisches Lebensschicksal des Patienten.
- Akut: Schwerste Krisensituationen, z.B. Durchringen zu einer Scheidung oder zur Aufgabe der Selbstständigkeit u.ä.
- Chronisch: Psychologischer Außenseitertyp, geht seelisch immer bis an die Grenze. Oft ist ihm dieses selbst nicht bewußt.

Das kann der Patient gewinnen

- Selbstfindung. Erkenntnis des "Willen über uns".
- Innere Bereitschaft zur seelischen Wandlung.

4.31 **Vervain** *(Verbena Officinalis/Eisenkraut)*

Symptome im blockierten Zustand

Im Übereifer, sich für eine gute Sache einzusetzen, treibt man Raubbau an seinen Kräften; reizbar bis fanatisch.

Typische Patientenäußerungen

- "Manchmal bin ich so unter Spannung, daß ich beim Schreiben den Bleistift abbreche."
- "Ich weiß, daß ich im Umweltschutzbund leicht des Guten zuviel tue und andere mit meiner Dynamik förmlich überrolle."
- "Wenn ich nicht alles hundertfünzigprozentig mache, fühle ich mich nicht wohl."
- "Solche Ungerechtigkeit kann man doch nicht einfach im Raum stehen lassen!"
- "Wenn ich von etwas begeistert bin, will ich auch andere davon überzeugen, ob sie nun wollen oder nicht."

Das könnte dem Behandler zusätzlich auffallen

- Positive, warme, offene, engagiert wirkende Ausstrahlung.
- Oft ehrenamtliche Tätigkeiten/Organisationen.
- Als Kinder überaktiv, besonders abends.
- Starke Verspannungen, die der Patient auch durch Meditation, autogenes Training oder ähnliches kaum in den Griff bekommt.
- Der Zustand kann auch auftreten, wenn der Patient unbewußt seinen Willen überstrapazieren muß.

Das kann der Patient gewinnen

- Gezielteren Umgang mit eigenen positiven Energien.

4.32 **Vine** *(Vitis Vinifera/Weinrebe)*

Symptome im blockierten Zustand

Man will unbedingt seinen Willen durchsetzen. Ehrgeizig, dominierend. Der "kleine Tyrann".

Typische Patientenäußerungen

- "Ich habe Probleme, wenn es ums Befehlen und Gehorchen geht, darum kracht es immer wieder zwischen meinem Chef und mir."
- Künstlerin: "Ich bin sehr ehrgeizig, auch wenn man es mir äußerlich nicht gleich anmerkt."
- "Ich weiß gar nicht, was die Leute wollen, es ist doch nur zu ihrem Besten!"
- "In schwierigen Situationen überläßt man mir gern die Führung, weil ich als einziger einen klaren Kopf behalte."
- "Wenn es hart auf hart geht, habe ich mich noch immer durchgesetzt."

Das könnte dem Behandler zusätzlich auffallen

- Sehr starke Persönlichkeiten
- Männer: Selbstsicheres bis autoritär/aggressives Auftreten
- Frauen: Sehr zielstrebig, latent kalte bis harte Ausstrahlung.
- Der Charakterzug findet sich häufig bei Patienten mit folgenden Krankheitsbildern: Hypertonie, Arteriosklerose, Vasoneurosen, Migräne, MS, Zwangsneurosen (z.B. Waschzwang) sowie bei vielen Krankheiten, die starke Schmerzen verursachen.
- Bei Kindern: Neigung zur Grausamkeit.

Das kann der Patient gewinnen

- Innere Großmut; Herzdenken anstelle von Kopfdenken. Unterscheidung zwischen gesundem und ungesundem Ehrgeiz.

4.33 **Walnut** *(Juglans Regia/Walnuss)*

Symptome im blockierten Zustand

Man läßt sich verunsichern; Beeinflußbarkeit und Wankelmut während entscheidender Neubeginnphasen im Leben. “Die Blüte, die den Durchbruch schafft”.

Typische Patientenäußerungen

- “Ich fühle innerlich, daß etwas ganz neues auf mich zukommt, weiß aber noch nicht, was.”
- “Obwohl ich jetzt geschieden bin, stehe ich gefühlsmäßig immer noch ”unter dem Bann" meines Partners."
- “Innerlich ist die Entscheidung gefallen, aber irgend etwas hält mich noch davon zurück, sie in die Tat umzusetzen.”
- “Ich denke fortschrittlicher als meine Familie, lasse mich aber immer wieder verunsichern, anstatt mir selbst treu zu bleiben.”

Das könnte dem Behandler zusätzlich auffallen

- Patient befindet sich in einer biologischen Veränderungsphase: z.B. Zahnung, Pubertät, Schwangerschaft, Menopause.
- Patient steht kurz vor einer Änderung seiner bisherigen Lebensumstände, z.B. Wechsel der Arbeitsstelle, Trennung in einer Partnerschaft, Umzug in einen neuen Wohnort, Umschulung in einen Zweitberuf, Pensionierung u.s.w.
- Patient ist dabei, sein gesamtes Weltbild neu zu überdenken.

Das kann der Patient gewinnen

- Charakterstärke.
- Bessere Adaption in biologischen und psychologischen Veränderungssituationen.

4.34 Water Violet (Hottonia Palustris/Sumpfwasserfeder)

Symptome im blockierten Zustand

Man zieht sich innerlich zurück; isoliertes Überlegenheitsgefühl.

Typische Patientenäußerungen

- "Fast immer versuche ich, allein zurechtzukommen, anstatt andere um Hilfe zu bitten."
- Frau: "Andere werfen mir vor, ich wäre arrogant, dabei bin ich nur zurückhaltend."
- Arzt: "Es fällt mir oft schwer, unbefangen auf meine Patienten zuzugehen."
- "Oft habe ich das Gefühl, anderen überlegen zu sein. Vielleicht finde ich deshalb schwer echten Kontakt?"
- "Innerlich habe ich mich von der Geschäftspolitik meiner Firma völlig distanziert. Ich hoffe, daß man mir das nicht anmerkt."

Das könnte dem Behandler zusätzlich auffallen

- Patient wirkt souverän und um Haltung bemüht.
- Aura des Besonderen oder Elitären umgibt ihn. Typ "englische Lady" oder "Diplomat alter Schule".
- Der Patient befindet sich in einer Lebensituation, in der er Distanz sucht, z.B. von einer Geschäftsbeziehung oder von einem Freundeskreis.
- Anamnestisch oder akut: Steifigkeit der Gelenke, Knieprobleme, Handekzem.

Das kann der Patient gewinnen

- "Miteinander–Gefühl". Leichtere Kommunikation mit seinen Mitmenschen.

4.35 White Chestnut
(Aesculus Hippocastanum/Weiße oder Rosskastanie)

Symptome im blockierten Zustand

Bestimmte Gedanken kreisen unaufhörlich im Kopf, man wird sie nicht wieder los. Innere Selbstgespräche und Dialoge.

Typische Patientenäußerungen

- "Mich verfolgen immer wieder die gleichen Gedanken und Bilder, aber ich kann sie nicht abstellen."
- "Ich bewege mich gedanklich wie ein Hamster im Tretrad, komme dabei aber keinen Schritt weiter."
- "Nach einem Streit denke ich wieder und wieder, was ich hätte sagen sollen oder was ich hätte sagen müssen."
- "Mein Denkapparat ist so überaktiv, daß ich abends nicht einschlafen kann und nachts um drei schon wieder hellwach bin."

Das könnte dem Behandler zusätzlich auffallen

- "Trockene, flirrende" Ausstrahlung
- Patient klagt über Völlegefühl im Kopf, Zähneknirschen, Konzentrationsstörungen, Schlafstörungen.
- Anamnestisch: Meningitis.

Das kann der Patient gewinnen

- Geistige Ruhe.
- Gedankenklarheit.

4.36 **Wild Oat** (Bromus Ramosus/Waldtrespe)

Symptome im blockierten Zustand

Man ist unklar in seinen Zielvorstellungen, innerlich unzufrieden, weil man seine Lebensaufgabe nicht findet.

Typische Patientenäußerungen

- "Ich sehe so viele Möglichkeiten vor mir, daß ich mich für nichts entscheiden kann und mich innerlich zersplittere."
- Junggeselle: "Ich möchte mich innerlich nicht festlegen; ich bin wohl nie so richtig aus der Pubertät herausgekommen."
- Schüler: "Ich möchte gern etwas besonderes leisten, weiß aber nicht genau, was."
- "Beruflich habe ich schon vieles mit Erfolg ausprobiert, aber nichts hat mich auf die Dauer wirklich befriedigt."
- "Kaum habe ich ein Problem im Griff, tritt wieder die große Langeweile ein."

Das könnte dem Behandler zusätzlich auffallen

- Vielseitig begabte Persönlichkeiten, Typ "Journalisten".
- Oft betont unkonventionell oder "besonders" gekleidet.
- Patienten klagen über sexuelle Störungen.
- Anamnestisch: Krankheiten, die nie richtig zum Ausbruch kommen.
- Patient lebt in nicht seinem Niveau entsprechenden beruflichen oder privaten Verhältnissen.
- Akute Situation: Schüler muß sich für eine Berufsausbildung entscheiden.

Das kann der Patient gewinnen

- Zielstrebigkeit, Klarheit in den Zielvorstellungen, innere Konsequenz.

4.37 **Wild Rose*** *(Rosa Canina/Heckenrose)*

Symptome im blockierten Zustand

Man fühlt sich apathisch, teilnahmslos. Innere Kapitulation.

Typische Patientenäußerungen

- "Neulich fragte mich jemand, ob ich eigentlich noch lebe oder nur vegetiere?"
- "Ich fühle mich immer matt und habe an nichts mehr Freude."
- "Mir hat noch nie im Leben etwas richtig Spaß gemacht."
- "Ich habe mich schon vor Jahren damit abgefunden, daß Tanzen für mich nicht in Frage kommt."
- "Null Bock auf Nichts" – Sie kennen doch diesen Spruch?"

Das könnte dem Behandler zusätzlich auffallen

- Äußerlich: der Patient ist total passiv, spricht nur zögernd mit matter, monotoner Stimme.
- Patient wirkt sehr bleich, als ob jede Energie abgeflossen wäre.
- Patient strahlt eine ganz unterschwellige Hoffnungslosigkeit oder Traurigkeit aus.
- Anamnestisch: Patient hat eine außergewöhnlich schwere Geburt durchlebt.
- Patient klagt über therapieresitente Hypotonie.
- Akute Situation: Gefühl nach einem Drogentrip.
- Chronische Situation: Patient lebt seit Jahren in einer Nervenheilanstalt.

Das kann der Patient gewinnen

- Lebensfreude; neue positive Lebensmotivation.

---

* Häufig chronischer Zustand; schwer zu diagnostizieren.

4.38 **Willow*** *(Salix Vitellina/Gelbe Weide)*

Symptome im blockierten Zustand

Man ist verbittert, grollt; fühlt sich als Opfer des Schicksals.

Typische Patientenäußerungen

- "Mir hat das Leben vieles vorenthalten, das finde ich ungerecht."
- "Schuld an meiner Misere sind die Ärzte, die alle nur an mir verdienen wollen."
- "Das Schicksal hat mir übel mitgespielt; das macht mich bitter."
- "Warum soll es den anderen besser gehen? Wir haben ja auch nichts vom Leben geschenkt bekommen!"

Das könnte dem Behandler zusätzlich auffallen

- Fordernde Grundhaltung des Patienten, oft gemischt mit masochistischen Zügen.
- Patient klagt ausgiebig, ist aber nicht wirklich zu einer Umstellung seines Denkens bereit.
- Patient klagt über rheumatische Beschwerden und andere sehr schmerzhafte Zustände.
- Anamnestisch: Viele Operationen. Viele Unfälle.
- Patient scheint das Unglück förmlich anzuziehen.

Das kann der Patient gewinnen

- Konstruktives Denken. Eigenverantwortlichkeit.

* Häufig bei chronisch kranken Patienten.

5. **Rescue**
(Notfall– oder Erste Hilfe–Tropfen)

Rescue ist das einzige Kombinationspräparat und zugleich auch das bekannteste Bach–Blüten–Konzentrat überhaupt. Aus gutem Grund: Unzähligen Menschen in allen Ländern der Welt hat es in Stress– und Notsituationen sofortige spürbare Hilfe gebracht, oftmals indirekt Menschenleben gerettet.Es ist auch das einzige Kombinationspräparat, das im Gegensatz zu allen anderen empfohlenen Mischungen, wie auch z.B. der Examensmischung – bei jedem Menschen wirkt, sofern es indiziert ist.

In dieser Rezeptur definierte Bach wohl intuitiv einen weiteren archetypischen Seelenzustand der Menschheit: Der Zustand, der auftritt, wenn sich durch ein plötzlich eintretendes unangenehmes Ereignis das gesamte psychoenergetische System desintegriert. Offensichtlich umfaßt dieser Zustand (bewußt oder unbewußt) die folgenden fünf Gefühlskomponenten:

Lähmung und Schock	Star of Bethlehem
Panikgefühle, Todesangst	Rock Rose
Extreme innere Anspannung, Fluchtreaktion	Impatiens
Angst, gedanklich und körperlich die Selbstkontrolle zu verlieren	Cherry Plum
Die Tendenz, "abzutreten", drohende Bewußtlosigkeit	Clematis

Rescue bewirkt offenkundig eine sofortige Reintegration des psychoenergetischen Systems und sorgt dafür, daß die gefürchtete Kettenreaktion der Schockfolgen auf zellulärer und organfunktioneller Ebene gar nicht erst entsteht oder wieder außer Kraft gesetzt wird.
Die Wirkung von Rescue ist in extremen Fällen schon innerhalb einer halben Minute zu beobachten. Wohlgemerkt ist Rescue in akuten Notsituationen nicht als Ersatz der medizinischen Notfallbehandlung gedacht, sondern als Überbrückungshilfe. Es dient in erster Linie der Stabilisierung des emotionalen Gleichgewichtes. Ist diese erreicht, wird man darüberhinaus keine Wirkung feststellen können.

5.1 Rescue – Creme

Rescue gibt es neben der klassischen flüssigen Form zur lokalen äußeren Anwendung auch als lanolinfreie Salbe.
Hier ist als weiterer Bestandteil Nr. 10, *Crab Apple*, enthalten. Viele Behandlerberichte belegen, daß bei körperlichen Verletzungen wie Schürfwunden, Verbrennungen, Schnitten, Verstauchungen, Prellungen und plötzlichen Hautausschlägen – besonders, wenn die Applikation sofort nach der Verletzung erfolgte – durch Rescue Creme eine unerwartet gute, oft erstaunlich schnelle Heilung in Gang gesetzt wurde.
Ebenso bewährte sich Rescue auch als Massagehilfe (vor dem Gleitmittel auftragen) sowie als Vorbeugung gegen Hautirritationen durch Sport.

5.2 Rescue – *Indikationsspektrum*

Körperliche Traumen (hier zusätzlich lokal auftragen) wie z.B.:

- Autounfall
- Sturz im Treppenhaus
- Sportunfall
- Prellungen
- Verstauchungen
- Insektenstiche
- Verletzungen beim Heimwerkern
- Hand klemmt in der Tür
- Verbrennungen
- im Erstickungsanfall
- im allergischem Anfall
- nach Herzanfall u.ä.

Psychische Ausnahmesituationen

Die Indikation richtet sich hier danach, wann die Situation entsteht. Das ist je nach Patiententyp sehr unterschiedlich. Manche Menschen verlieren schon zwei Tage vor dem Zahnarztbesuch das innere Gleichgewicht, andere erst zwei Minuten vor der Spritze.

- Vor und nach einer Operation
- Nach Familienstreit
- Vor einer persönlichen Auseinandersetzung
- Vor einer Gerichtsverhandlung

- Vor einem Bewerbungsgespräch
- Vor einem schmerzlichen Abschied.
- Angst vor dem Zahnarztbesuch
- Angst vor dem Fliegen
- Babyschreien im Flugzeug
- Nach Erhalten eines enttäuschenden Briefes
- Nach Ansehen eines brutalen Fernsehfilmes
- Vor einer Neueröffnung, Premiere u.ä.

5.3 Rescue als Hilfestellung in der täglichen Praxis

Aber auch unabhängig von den oben geschilderten Situationen hat es sich in der ärztlichen Praxis immer wieder bewährt, Rescue stets griffbereit zu haben. In der empfohlenen Form angewandt, vermag es einen aufgeregten oder ängstlichen Patienten zu beruhigen, oder – vor allem Kindern – die Angst vor einer Spritze oder Blutabnahme zu nehmen. Auch vor kleineren chirurgischen oder endoskopischen Eingriffen läßt sich die damit für den Patienten verbundene Streßsituation abmildern. Generell hat sich gezeigt, daß Rescue für eine schnelle Stabilisierung, emotionale Beruhigung und psychophysische Entspannung des Patienten sorgt, wodurch die nötigen Untersuchungs– und Behandlungsschritte erleichtert werden.

Rescue ist damit auch für den ärztlichen Hausbesuch angezeigt, der ja fast immer für den Patienten eine besondere Situation ist und fast stets unter spürbaren Streßvorzeichen steht.

Rescue hat sich als Entspannungshilfe in täglichen Praxissituationen bewährt z.B. vor

- Blutentnahmen
- Injektionen
- Kleinen chirurgischen Eingriffen
- Endoskopischen Untersuchungen
- Gynäkologischen Untersuchungen
- Vor und nach chiropraktischen Manipulationen
- Vor Fußsohlen–Reflex–Massage

5.4 Rescue auf der Intensiv–Station

Oft wird – leider noch nicht offiziell – von dem ans Wunderbare grenzenden Einsatz von Rescue bei der Intensivpflege berichtet.
Vor und nach Operationen häufig in kurzen Intervallen eingegeben, hat Rescue die Heilungsverläufe dramatisch beschleunigt und optimiert. Dieses Gebiet wäre es wert, weiter systematisch beobachtet zu werden. Die Einsatzmöglichkeiten von Rescue sind bei weitem noch nicht ausgeschöpft.

5.5 Anwendung und Dosierung von Rescue

In akuten Situationen

Man gibt 4 Tropfen aus der stockbottle in ein kleines Wasserglas mit Wasser oder einem anderen Getränk (Saft, Tee, Bier) und läßt etwa innerhalb von zehn Minuten diese Mischung in kleinen Schlückchen trinken. Wenn der gewünschte Effekt noch nicht erzielt ist, ein zweites Glas zubereiten.

In Situationen, in denen kein Wasser verfügbar ist, kann man Rescue auch direkt aus der stockbottle auf Lippen, Zahnfleisch, Schläfen, Handgelenke oder Ellenbeugen, in die Herzregion oder auf die Schilddrüse träufeln.

Zubereitung einer Einnahmeflasche für häufigeren Gebrauch

Im Unterschied zu den anderen 38 Konzentraten werden von Rescue zwei Tropfen auf 10 ml Flüssigkeit gegeben.

Wird Rescue als Bestandteil einer anderen Mischung verwendet, so gilt es als eine Blüte (2 Tropfen auf 10 ml Flüssigkeit).

Äußere Anwendung

Für Umschläge, Wickel, Kompressen u.ä. gibt man 4 Tropfen aus der Stockbottle in eine Schüssel mit ca. einem halben Liter Wasser.

Rescue nicht zum Dauergebrauch

Leider wird Rescue häufig als Allerweltshilfe oder auch aufgrund einer Verlegenheitsdiagnose zu unspezifisch eingesetzt. Wichtig ist, den Patienten daraufhinzuweisen, daß Rescue grundsätzlich nicht zum regelmäßigen

Gebrauch konzipiert wurde – dieses widerspräche dem Wesen des Präparates und seinen Wirkungsmechanismen. Neben Rescue kann deshalb eine Langzeitmischung laufend weitergenommen werden.

Wie oft kann Rescue tatsächlich genommen werden?

Die Einnahmefrequenz hängt ab von der Veranlagung des Patienten und von der aktuellen Situation.

- Es gibt Patienten, die Rescue nur zwei– bis dreimal im Jahr wirklich benötigen.
- Andererseits kennt man den sensiblen Patiententyp, der je nach Anlaß, das "harmlose" Rescue mehrmals in der Woche nimmt und dadurch auf die regelmäßige Einnahme von Sedativa verzichten kann.
- In längeranhaltenden schweren Krisen, bei Pflege eines letal erkrankten Familienangehörigen – ist es auch vertretbar und bewährt, Rescue während mehrerer Tage regelmäßig einnehmen zu lassen.

Rescue für die Hausapotheke

Es liegt auf der Hand und ergibt sich auch aus dem Wirkungsspektrum dieses Kombinationspräparates, daß es nicht nur in der ärztlichen oder naturheilkundlichen Praxis Anwendung findet, sondern für nahezu Jedermann – auch für den Behandler – ein fast unverzichtbares Hausmittel im besten Sinne des Wortes darstellt. Man handelt sicher auch im Sinne der Intention von Edward Bach, wenn man es jedem Patienten für die Hausapotheke empfiehlt bzw. verschreibt.

5.6 Die "persönliche Notfall–Mischung"

Neben der klassischen, also oralen, Rescue–Therapie ist es in individuellen Bedarfsfällen möglich, den Rescue–Tropfen (Verdünnung) ein bis zwei zusätzliche Einzelkonzentrate hinzuzufügen, die auf die spezifische emotionale Disposition des Patienten abgestimmt sind.

Dieses Vorgehen ist z.B. dann angebracht, wenn eine individuelle "Notsituation" immer wieder unter gleichen oder ähnlichen Gegebenheiten auftritt. Wenn man als Behandler erkennt, daß neben den äußeren – gleichen oder variablen – Auslösern, ein ganz spezifischer Charakterzug, bzw. eine individuelle negative Gefühlsprägung am Entstehen der als Notfall erlebten Situation beteiligt ist.

Beispiel

Eine Patientin geriet in helle Panik, wenn ihre Schwägerin, Gewerbelehrerin, zu Besuch kam. Sie war fast unfähig, den Tisch zu decken und sich unbefangen an der Unterhaltung zwischen ihrem Mann und der Schwägerin zu beteiligen.

Die Vorgeschichte: Bei der Hochzeit des Ehepaares war die Schwägerin, weitgehend unbewußt, eifersüchtig, daß sie ihren über alles geliebten Bruder nun an eine "Rivalin" abgeben mußte. Wohl aus diesem Grund signalisierte sie der jungen Ehefrau bei jedem Zusammentreffen, daß ihre hausfraulichen Fähigkeiten unzureichend seien und ihr Ehemann eine bessere Behandlung verdient hätte. Das führte bei der jungen Ehefrau zu Haß- und Minderwertigkeitsgefühlen gegenüber der Schwägerin und färbte jedes Familientreffen negativ. Ihre persönliche Notfall-Mischung enthielt

- Rescue,
- dazu Larch – für mehr Selbstvertrauen
- Holly – für mehr Verständnis gegenüber der psychischen Situation der Schwägerin.

Zu gegebenem Anlaß nahm die Patientin mehrmals jeweils 8 Tropfen – und konnte damit die Situation weitgehend überbrücken.

Da dieses jedoch keine Therapie darstellte, sondern nur eine Erste-Hilfe-Maßnahme war, unterzog sich die Patientin später einer längeren individuellen Bach-Blüten-Therapie und konnte diese Problematik im größeren Zusammenhang erkennen und dann ganz abbauen.

5.7 10 Fallbeispiele

Autounfall

Eine sensible Patientin, 38 Jahre, Lehrerin, begab sich nach einer Vorlesung abends spät auf den Heimweg auf die Autobahn von Kiel nach Hamburg. Ein Schneegestöber hatte eingesetzt; sie fuhr langsamer und sehr konzentriert.
Plötzlich wurde sie von einem anderen Wagen überholt. Dieser geriet kurz vor ihr ins Schleudern, prallte 2x gegen die Leitplanke, drehte sich um die eigene Achse und kam dort zum Stehen. Die Patientin war einen Moment lang vor Schreck wie erstarrt. Es war der erste Autounfall in ihrem Leben. Sie hielt an, holte ein Fläschchen Rescue aus ihrem Handschuhfach und nahm einige Tropfen daraus.
Nur wenige Minuten später war sie völlig ruhig, klar und handelte sicher und selbstverständlich. Sie markierte den Unfallort, kümmerte sich um den leicht verletzten Fahrer und ließ von einem anderen vorbeifahrenden Wagen Polizei und Abschleppdienst informieren. Nach dem Eintreffen der Polizei war sie problemlos in der Lage, ihren Heimweg fortzusetzen.

Sie selbst beschrieb dieses Erlebnis als “ein Wunder”. Von ihrem Typ her hätte sie sonst nicht so besonnen reagiert.

Sportunfall

Ein 13–jähriger Schüler erleidet einen Sportunfall mit Schulterprellung und Commotio. Im Krankenhaus während des Röntgens und danach immer wieder Erbrechen – noch nach 3 Stunden. Er bekommt von der Mutter Rescue–Tropfen aus der stockbottle auf die Zunge geträufelt. Das Erbrechen hörte nach kurzer Zeit auf. Der Junge konnte sich entspannen und auf die Station in sein Bett gebracht werden.

Herzanfall auf dem Friedhof

Ein stark übergewichtiger, 86–jähriger Patient bekam unmittelbar vor einer Beerdigung einen Herzanfall mit massiver Atemnot und Zyanose. Eine einmalige Gabe von 10–15 Tropfen Rescue unmittelbar in den geöffneten Mund unter die Zunge führte zur Normalisierung der Herz/Kreislauftätigkeit, die Atmung verbesserte sich, es war eine deutliche Rückbildung der Zyanose zu beobachten.

Speiseröhrenkrampf

Während eines Fluges von Lissabon nach Frankfurt geschah einer meiner Patientinnen folgendes Mißgeschick:
Sie hatte ihr Kind, einen Säugling, bei sich und hielt diesen auf dem Schoß. Die Maschine war sehr voll und es herrschte beträchtliche Enge. In der Aufregung schlang sie das im Flugzeug servierte Mittagessen etwas zu schnell herunter. Ein Bissen blieb ihr im Hals stecken. Es schmerzte stark und schnürte ihr den Atem ab; sie geriet in Panik und Todesangst. Offensichtlich handelte es ich um einen Speiseröhrenkrampf. Glücklicherweise hatte sie ein Fläschchen Rescue bei sich, nahm einige Tropfen direkt aus der stockbottle. Der Krampf hörte fast schlagartig auf.

Sturz im Treppenhaus

Beide Hände und Füsse verletzt. Das Schienbein schmerzt so stark, als sei es gebrochen. Der linke Fuß schmerzt ebenfalls, beide Hände haben leichtere Prellungen.
Sobald ich aufstehen kann, hole ich aus der Wohnung Rescue und träufle es auf die schmerzenden Stellen. Augenblickliche Linderung. Zu meinem Erstaunen bekomme ich weder Schwellungen noch Bluterguß. Nur auf Druck hin weiß ich überhaupt noch, wo die Verletzungen waren.

Hornissenstich

23–jähriger Patient wird von einer Hornisse in das linke Schulterblatt gestochen, der Stachel wird entfernt. Er bekommt Rescue Tropfen auf die Stichstelle und gleichzeitig oral verabreicht. Es entsteht lediglich ein kleiner roter Fleck an der Einstichstelle, ansonsten bleibt der Patient beschwerdefrei.

Bienenstich

Eine Patientin wurde auf dem Weg in meine Praxis von einer Biene in den Hals gestochen. Sie hatte noch einen Weg von etwa 10 Minuten zurückzulegen, trug jedoch die Rescue Tropfen bei sich und gab mehrmals auf dem Weg einige Tropfen auf die Einstichstelle, in welcher sich noch der Stachel befand. In meiner Praxis angekommen, konnte der Stachel entfernt werden und ich stellte fest, daß die gefährliche Stelle kaum angeschwollen und völlig schmerzfrei war.

Betriebsunfall

Eine Patientin, die ich auf Rescue hingewiesen hatte, schrieb mir folgendes: (Briefauszug/Zitat)

Mir fiel eine 20 kg–schwere Schreibmaschine mit der hinteren Kante so unglücklich auf den Fuß, daß ich glaubte, die Zehen seien alle zerquetscht und gebrochen. Der Schmerz war kaum auszuhalten, der Atem wie abgestellt. Ich begann zu schreien und zu weinen. Doch dann kam mir der Gedanke, daß hier Rescue angezeigt sein könnte. Ich nahm die ersten Tropfen ein und mußte ganz fest auf die Zähne beißen, als ich Schuhe und Strümpfe auszog: Der Fuß war sehr stark geschwollen, und der Bluterguß auch schon sichtbar. Eine Farbensymphonie!

Ich tröpfelte 3–4 Tropfen auf die Zehenansatzstelle. Momentan wurde der Schmerz stark intensiviert; ich spürte ein Brennen, obwohl keine offene Wunde am Fuß war.

Dann, nach wenigen Minuten, hörte der Schmerz fast vollständig auf, d.h. wenn ich den Fuß hochlagerte und nicht belastete, war ich völlig schmerzfrei. Immer, wenn nach einiger Zeit die Schmerzen wieder auftraten, tröpfelte ich erneut Rescue auf die schmerzende Stelle – Ergebnis wieder: Gefühl von Brennen, dann wohliges Nachlassen des Schmerzes.

Kein Umschlag, keine Salbe, kein Schmerzmittel waren nötig. Nach ca. 4 Tagen war ich fast völlig wiederhergestellt; nach einer Woche war auch die Schwellung völlig verschwunden.

Nachbarschaftshilfe

Ich besuche eine 95–jährige Nachbarin. Sie ist vor ein paar Tagen gefallen und hat noch stark blaue Flecken an Händen und Armen. Zudem liegt sie mit besorgniserregenden Hustenanfällen im Bett, von denen sie sich jeweils kaum wieder erholen kann. Der Hausarzt befürchtete den Beginn einer Lungenentzündung. Frau B. scheint sehr geschwächt.

Ich hole Rescue. Sofort 2 Tropfen aus der stockbottle auf die Zunge und nach 15 Minuten nochmals. Auf den einen Handrücken tropfe ich ebenfalls Rescue und verreibe es leicht.
Weniger als 30 Minuten nach Einnahme werden die Hustenanfälle schnell merklich schwächer.
Man höre und staune: Abends ist Frau B. aufgestanden, um sich einen Krimi im Fernsehen anzuschauen. Der Husten ist verschwunden.
Anderentags sehe ich mir die Hand an. Die blauen Flecken sind nur noch schwach vorhanden, im Gegensatz zum Arm, der noch immer dunkelblaue Stellen aufwies. – Ich hatte Rescue nämlich nur auf dem Handrücken verrieben!!

Wundheilung

In meiner Eigenschaft als Krankenschwester bekam ich Gelegenheit, einen afghanischen Widerstandskämpfer kurzfristig zu betreuen.
Er war nach einer schweren Kriegsverletzung in der Schweiz chirurgisch versorgt worden und hatte noch eine leicht infizierte, schmerzhafte und juckende Wundstelle. Ich nahm, wie üblich, außer dem Verbandsmaterial meine Rescue Creme mit und behandelte damit die Wundumgebung.
Verständigen konnte ich mich mit dem Patienten leider nicht; das Allernötigste wurde übersetzt. Bereits beim 2. Verbandswechsel ließ er mir sagen, er hätte gut geschlafen – seit Wochen zum ersten Mal und verspüre weniger Schmerzen. Die Wunde sah erstaunlich gut aus.
Am letzten Abend vor seiner Heimkehr, griff der Patient nach der Rescue Creme, hielt sie fest an sein Herz gedrückt und fragte mit leuchtenden Augen, ob er diese Salbe behalten dürfe.
Das glückliche Gesicht des alten Mannes werde ich nie vergessen!

Weitere Fallbeispiele zu Rescue finden sich in: *Scheffer, Erfahrungen mit der Bach–Blütentherapie,* Hugendubel, 1984 und *Vlamis, Die heilende Kraft der Bach-Blüten,* Aquamarin–Verlag, 1987 .

6. Die Bach-Blütentherapie in der täglichen Praxis

6.1 Prinzipielle Erwägungen

6.1.1 Bei welchen Patienten ist Bach–Blütentherapie indiziert?

Im Prinzip reagieren Menschen jeden Alters auf eine richtig ausgewählte Bach–Blüten–Kombination positiv. Die einzigen Voraussetzungen sind eine neutrale Einstellung bzw. grundsätzliches Vertrauen in den Behandler.

Besonders angezeigt ist die Blütentherapie für den sensiblen, seelisch differenzierten Patiententyp, der bisher mit zu "harten Geschützen" therapiert wurde. Für ihn ist die Blütentherapie nach eigenen Aussagen oft eine "echte Erlösung".
Sehr gut reagieren jüngere Menschen. Besonders prompt erfolgen Reaktionen bei Kindern. Als äußerst segensreich bewies sich die Bach–Blütentherapie auch bei der Behandlung Schwerstkranker und Sterbender (siehe Seite 106). Weibliche Patienten greifen die Therapie erfahrungsgemäß eher auf als männliche Patienten.

Das ausschlaggebende Moment scheint die Resonanzfähigkeit des Patienten auf der seelischen Ebene zu sein. Diese ist nicht alters– oder geschlechtsspezifisch, sondern entwicklungsbedingt.

6.1.2 Zeitaufwand – im Rahmen einer Kassenpraxis

Hat man mit der Wirkung der Bach–Blüten bei sich selbst einige Erfahrungen gesammelt, ist es nach einer Einarbeitungszeit von wenigen Monaten möglich, diese seelischen Negativ– Zustände auch beim Patienten (im Abrechnungsrahmen der "kleinen Psychotherapie", also innerhalb von etwa 20 Minuten) herauszufinden; wenngleich im Sinne des Patienten ein längeres Gespräch sicher wünschenswert ist.

Die folgenden Empfehlungen zur Vorgehensweise entstanden in einer ausgelasteten Kassenpraxis in Berlin und haben sich dort bewährt.

6.1.3 Wie gewinne ich den Patienten für die Therapie?

Obwohl die Kosten für die Bach–Blütentherapie bisher nur von privaten Krankenkassen übernommen werden, ist es erfahrungsgemäß unproblematisch, den Patienten für diese Therapie zu gewinnen. De facto geht der Anstoß sogar oft vom Patienten selbst aus.

In der Regel genügt es, ihn auf die möglicherweise psychischen Hintergründe seiner Krankheit anzusprechen und ihn auf diese völlig andere Art der Therapie aufmerksam zu machen. Viele Behandler haben zu diesem Zweck ein eigenes kleines Merkblatt zur Mitgabe an den Patienten entwickelt (Muster siehe Anhang S. 270).

Erfahrungsgemäß reagiert der Patient entweder sofort positiv und interessiert oder betont uninteressiert. Ist letzteres der Fall, sollte man nicht weiter versuchen, ihn zu überzeugen: Oft ist nur der Zeitpunkt nicht günstig und er kommt zu einem späteren Zeitpunkt von sich aus auf das Therapieangebot zurück.

Entschließt sich der Patient zur Bach–Blütentherapie, sollten ihm durch ein Vorgespräch folgende Punkte klargeworden sein

- ***Die Zielsetzung der Therapie*** ist "Hilfe zur Selbsthilfe im seelischen Bereich".
  Der Patient kommt zu einem tieferen Verständnis der seelischen Hintergründe seiner Erkrankung. Dabei erkennt er, daß die emotionalen Faktoren, welche zu einer Krankheit beitragen können, auch immer positive Entwicklungsmöglichkeiten in sich tragen. Das bedeutet, daß er nicht nur ein "lästiges Symptom" los wird, sondern die Chance hat, etwas zu gewinnen, indem er das positive Blütenpotential zur Entfaltung seines Bewußtseins und seiner Persönlichkeit nutzt. Beispiel

  Symptom: Allgemeine Schwäche
  Eingenommene Blüte: Centaury
  Patient lernt: Willensstärke und Selbstbehauptung.

- Der Patient soll erkennen, daß durch diese Therapie ***keine Abhängigkeit vom Therapeuten*** entstehen soll und kann.
  Vielmehr wird er im Verlauf der Therapie sich selbst und seine typischen Seelenkonzepte so gut kennenlernen, daß er sich in späteren akuten Krisensituationen selbst mit den Blütenkonzentraten weiterhelfen kann, ohne wieder den Arzt konsultieren zu müssen.

- ***Keine falschen Erwartungen wecken.***
  Gerade in chronischen Fällen ist darauf hinzuweisen, daß diese Therapie Mitarbeit, ja "Arbeit" bedeutet, da seelische Zustände, die sich über Jahre hinweg aufgebaut und eingeschliffen haben, auch eine gewisse

Zeit brauchen, um sich wieder abzubauen. Eine retardierte Persönlichkeitsentwicklung kann nicht "per Knopfdruck" nachgeholt werden.

6.2 Diagnostik und Empfehlungen für das Patientengespräch

6.2.1 Allgemeine Grundsätze

In der Bach–Blütentherapie wird die Diagnose im ***Gespräch*** gestellt durch ***Einfühlung*** in die seelische Situation des Patienten und ***intuitives Erkennen*** seiner derzeitigen negativen Seelenzustände.

Das Prinzip der Einfachheit gilt auch in der Diagnostik. Ein solches Gespräch erfordert im Prinzip keine psychologische Ausbildung, da es dabei primär um Beobachtung und nicht um Interpretation geht.

Oberstes Diagnose–Prinzip
Körperliche Zustände sind unerheblich. Wichtig ist nur:
Wie reagiert der Patient jetzt seelisch auf seine Beschwerden?
Welche negativen Gemütszustände läßt er derzeitig erkennen?

Dieses einfache Prinzip – lediglich zu beobachten: "was jetzt ist" – mag für manche Behandler sehr ungewohnt sein, da man vielfach gewohnt ist, aufgrund eigener Interpretation mit der Zielsetzung "was will ich erreichen" zu therapieren.

Beispiel:
richtigbeobachtet:
Der Patient ist zu gutmütig: ich wähle Centaury.
falschinterpretiert:
Der Patient sollte mehr Durchsetzungskraft entwickeln:
ich wähle Vine.
Oder
richtigbeobachtet:
Die Patientin weiß wirklich nicht, was sie will:
Ich wähle Wild Oat.
falschinterpretiert:
Die Patientin sollte endlich einen Entschluß fassen:
Ich wähle Walnut.

Die Beachtung dieser Erfahrung ist der Schlüssel zum Erfolg in der Bach–Blütentherapie.

Da die wenigsten Behandler in ihrer Ausbildung in Gesprächsführung geschult wurden, handeln sie mehr oder weniger naturbegabt aufgrund eigener Erfahrung, welche logischerweise stark durch die eigene Persönlichkeitsstruktur bestimmt ist. Im Sinne des Prinzips der Einfachheit und des Gesprächs "von Mensch zu Mensch" ist dieses in der Blütentherapie grundsätzlich zu akzeptieren.

Andererseits weiß jeder Behandler, wie leicht sich unbemerkt gewisse negative Verhaltensmuster, wie z.B. Ungeduld in die persönliche Gesprächsführung einschleichen können, die sich auf den Gesprächserfolg nachteilig auswirken. Aus dieser Sicht sind die folgenden, allgemein bekannten Grundsätze zur gelegentlichen Eigenkontrolle zusammengestellt worden.

Allgemeine Grundsätze für das Patientengespräch

- Der Patient ist Mitmensch. Er steht im Mittelpunkt des Gespräches und sollte so angenommen werden, wie er ist und dort, wo er zur Zeit steht.
- Eigene Wertmaßstäbe sollten in den Hintergrund treten. Trotz Empathie – der Behandler muß Beobachter bleiben. Da es in der Blütentherapie um Gefühle geht, ist es oft nicht leicht, sich innerlich so zu disziplinieren, daß man nicht selbst affektiv auf die Schilderung eines Patienten reagiert.
- Diskussionen, Suggestivfragen, Interpretationen, Bewertungen und Ratschläge müssen vollkommen zurückgehalten werden, weil dadurch das Gespräch auf einer rationalen Ebene verbleibt und die wahre Gefühlssituation nicht wahrgenommen werden kann. Es sei denn, der Patient bittet im Abschluß eines Gesprächs ausdrücklich darum. In diesem Fall kann man letztendlich nur die persönlichen – begrenzten – Erfahrungswerte weitergeben, was wiederum auf die Notwendigkeit der Selbsterfahrung in der Blütentherapie hinweist.

6.2.2 Zum Gebrauch der differential–diagnostischen Tabelle

Die auf den Seiten 91-96 gedruckte Tabelle soll als Hilfestellung bzw. Check–Liste im Patientengespräch dienen.
Die Aufteilung folgt formal den 7 von Bach festgelegten Mittel–Gruppen. Sie erhebt keinen Anspruch auf Vollständigkeit im Sinne eines Repertoriums, sondern soll nur sicherstellen, daß im Gespräch kein Zustand übersehen wird.

- Diagnostische Grundfrage:
  Wie reagiert der Patient seelisch auf seine jetzige Situation?
  Welche Stimmungen spüre ich als Behandler — nicht: wie interpretiere ich die Äußerungen des Patienten
- ***Die einzelnen Zustände treten in verschiedenen Schattierungen auf;*** je nach Entwicklungsstufe und Bewußtseinsgrad des Patienten.

  Z.B. zeigt sich Beech in der ganz unbewußten Form als starke Intoleranz des Patienten; bei stärkerem Bewußtseinsgrad äußert der Patient vielleicht den Wunsch, weniger kritisch zu sein.

  Die Formulierungen in den Tabellen dieses Buches gehen immer vom extremen negativen Seelenzustand aus, so wie er sich beim relativ unbewußten Menschen zeigt.

- Die Zustände treten selten isoliert auf, sondern in einer für diesen Patienten zu diesem Zeitpunkt ***individuellen Konstellation***. Daraus folgt: ***Die Zustände können sich gegenseitig färben*** —

  Tritt z.B. ein Larch–Zustand kombiniert mit Vine auf, so kann der Larch–Zustand zunächst weniger auffallen als der aggressive oder rechthaberische Vine–Zug, mit dem der Larch–Zustand unbewußt überspielt wird.

- DD = Angaben zur Differential–Diagnose
  Hier handelt es sich um subjektive Erfahrungswerte der Autoren mit Zuständen, die häufig verwechselt werden; insbesondere, wenn die Blütenkonzepte anfangs noch mehr mit dem Verstand interpretiert als durch gefühlshaftes Mitschwingen aufgenommen werden.

Grundsätzlich hat jedoch jeder Behandler seine individuellen Schwierigkeiten mit der Differenzierung, da auch in seiner Persönlichkeit – wie bei jedem Menschen – die Bach–Blüten–Konzepte spezifisch verknüpft sind.

Blüten–Zustände, die in der eigenen Vorstellung keine echte Plastizität gewinnen, sind erfahrungsgemäß Persönlichkeitsbereiche, die selbst noch entwickelt werden müssen. Werden bestimmte Blüten immer wieder verwechselt, so definieren diese beiden Zustände ein charakteristisches eigenes Problem.

Beispiel

Häufig beobachtet: Verwechslung von Cerato und Centaury. Das Problem entsteht meistens in der Kindheit.

Centaury–Persönlichkeit sind von Haus aus oft sensibel. Cerato–Persönlichkeiten haben von Haus aus eine starke Intuition.

Kinder, die beide Züge in sich vereinen, haben oft ungewöhnlich treffende Wahrnehmungen, die sie zunächst spontan äußern. Werden diese Wahrnehmungen von vielleicht stärkeren oder autoritären Elternpersönlichkeiten nicht bestätigt oder gewürdigt, wird dieses Kind in der Folge seine eigene Meinung mehr zurückhalten (Centaury). Das führt zu einem Nicht–anerkennen der eigenen Intuition (Cerato). Im weiteren Verlauf übernimmt das Kind mehr und mehr die Impulse der willensstärkeren Eltern (Centaury), was das Mißtrauen dem eigenen Einfall, der eigenen Intuition gegenüber immer stärker werden läßt (Cerato). Endstadium: Eine Persönlichkeit, die als gutmütig und möglicherweise sogar ein wenig einfältig gilt.

Differential-diagnostische Übersicht*

Wie reagiert der Patient seelisch auf seine Situation?

I. Angstvoll		
Allgemeine Panik	***26. Rock Rose***	
Vor bestimmten definierbaren Situationen, z.B. Hunde, Fahrstühle etc.:	***20. Mimulus***	
Steht enorm unter Druck; kann nicht loslassen; fürchtet durchzudrehen:	***6. Cherry Plum***	
kann nicht sagen, wovor; vage Ängste; nimmt Stimmungen auf:	***2. Aspen***	
erlebt Ängste um andere Personen, da zu sehr verwoben mit ihnen oder noch nicht abgenabelt:	***25. Red Chestnut***	DD 33. Walnut

* Diese Tabelle wird auch als Übersichtstafel für den Schreibtisch geliefert.

Wie reagiert der Patient seelisch auf seine Situation?

II. Verunsichert		
Weil er seiner eigenen Meinung nicht vertraut; braucht die Bestätigung anderer:	*5. Cerato*	DD 19. Larch
Weil er innerlich immer wieder hin– und herschwankt; oft zwischen zwei Möglichkeiten;	*28. Scleranthus*	
Weil er durch erlittene Enttäuschungen skeptisch und pessimistisch geworden ist;	*12. Gentian*	DD 21. Mustard DD 19. Larch
Weil er keine klare Zielvorstellung für sein Leben hat, dadurch unzufrieden:	*36. Wild Oat*	DD 33. Walnut
Weil er innerlich schon resigniert hat.	*13. Gorse*	DD 37. Wild Rose DD 33. Sweet Chestnut
Weil er glaubt, daß ihm die innere Spannkraft fehlt; er glaubt, ohne Stimulantien den Alltag nicht zu meistern.	*17. Hornbeam*	DD 11. Elm

Wie reagiert der Patient seelisch auf seine Situation?

III. Interesselos — wenig Gegenwartsbewußtsein		
Da gedanklich anderweitig beschäftigt; träumerisch:	*9. Clematis*	
Da zu sehr an der Vergangenheit orientiert; entweder wird diese überbewertet und idealisiert oder bestimmte Ereignisse sind noch gar nicht bearbeitet worden:	*16. Honeysuckle*	DD 29. Star of Bethlehem
Da er nichts vom Leben fordert und sich dem Schicksal ergeben hat; oft nur unterschwellig in bestimmten Lebensbereichen:	*37. Wild Rose (Diagnose oft schwierig)*	DD 13. Gorse
Da geistig und körperlich vollkommen verausgabt und überfordert:	*23. Olive*	DD 17. Hornbeam DD 22. Oak DD 11. Elm
Da ständig andere Gedanken im Kopf kreisen, die man nicht abstellen kann:	*35. White Chestnut*	
Da zu naiv, wenig aufmerksam gegenüber tieferen Lebenszusammenhängen; stockende Erfahrungsverarbeitung; Lernprobleme:	*7. Chestnut Bud*	
Da in schwermütiger Traurigkeit befangen, die ohne erkennbare Gründe kommt und geht:	*21. Mustard*	DD 12. Gentian

Wie reagiert der Patient seelisch auf seine Situation?

IV. Innerer Rückzug, Einsamkeitsproblematik, Isolation		
Weil er glaubt, mit Schwierigkeiten am besten allein fertigzuwerden; den anderen Menschen nicht zu brauchen;	*34. Water Violet*	DD 27. Rock Water
Da er ein anderes inneres Tempo hat; es geht ihm alles nicht schnell genug:	*18. Impatiens*	DD 31. Vervain DD 32. Vine
Einsamkeit wird nicht gut vertragen, deshalb starkes Mitteilungsbedürnis; wirkt oft egozentrisch	*14. Heather*	DD 31. Vervain

V. Überempfindlich, Abgrenzungsproblematik		
Gegenüber allem, was die Harmonie stören könnte, z.B. sorgenvolle Gedanken, Streit; Oft Flucht in die Ablenkung (Alkohol, Zigaretten u.ä.):	*1. Agrimony*	
Gegen Persönlichkeiten mit stärkerer Willenskraft; Patient wirkt gutmütig, kann nicht "nein" sagen; Oft sensitive Persönlichkeiten:	*4. Centaury*	
Labil in psych. und phys. Umwandlungsphasen, z.B. Zahnen, Klimakterium, Umzug, Berufswechsel; Das Neue kann noch nicht umgesetzt werden:	*33. Walnut*	DD 20. Mimulus DD 19. Larch
Weil er gefühlsmäßig leicht irritierbar ist; Mißtrauen, Eifersucht, Haßgefühle;	*15. Holly*	

Wie reagiert der Patient seelisch auf seine Situation?

VI. Mutlos bis verzweifelt, Defizit- und Grenzgefühle		
Weil es an Selbstvertrauen mangelt; Minderwertigkeitsgefühl:	*19. Larch*	DD 5. Cerato
Weil er ein falsches Schuldbewußtsein hat, sich zuviele Vorwürfe macht und anhängen läßt:	*24. Pine*	
Weil er wider besseren Wissens zur Zeit glaubt, seiner Aufgabe nicht gewachsen zu sein:	*11. Elm*	DD 17. Hornbeam
Weil er keinen Ausweg mehr sieht und glaubt, daß die Grenze der Belastbarkeit erreicht sei:	*30. Sweet Chestnut*	
Weil er durch unangenehme Vorfälle noch wie betäubt ist oder einen Schock noch nicht verarbeiten konnte; der "Seelentröster":	*29. Star of Bethlehem*	DD 16. Honeysuckle
Weil er verbittert ist, grollt und sich vom Schicksal ungerecht behandelt fühlt:	*38. Willow*	
Weil er ausdauernd mit allen Schwierigkeiten kämpft, und immer wieder neue Schwierigkeiten auftauchen:	*22. Oak*	DD 11. Elm
Weil er glaubt, etwas Unreines an oder in sich zu haben; Weil das innere Ordnungsprinzip gestört ist und er dieses schnellstens wieder herstellen möchte; die "Reinigungsblüte":	*10. Crab Apple*	DD 24. Pine DD 27. Rock Water

Wie reagiert der Patient seelisch auf seine Situation?

VII. Übertrieben — man will zu viel		
Manipulative Haltung; glaubt, Einfluß nehmen zu müssen und ist enttäuscht, wenn es nicht anerkannt wird:	*8. Chicory*	
Im Übereifer, sich für eine Idee einzusetzen, treibt er Raubbau mit seinen Kräften; Kann nicht aufhören; Missionsdrang:	*31. Vervain*	DD 22. Oak DD 18. Impatiens DD 27. Rock Water
Will seinen Willen um jeden Preis durchsetzen, nimmt auf andere wenig Rücksicht:	*32. Vine*	DD 18. Impatiens
Erkennt schnell die Schwachstellen einer Situation, kann das aber nicht hinnehmen, sondern reagiert sofort mit Kritik:	*3. Beech*	DD 10. Crab Apple DD 27. Rock Water
Stellt hohe theoretische Anforderungen an sich und ist hart gegen sich selbst; Unterdrückt vitale Bedürfnisse:	*27. Rock Water*	

6.2.3 Fragebogen als Vorbereitung für das diagnostische Erstgespräch

Obwohl sich durch einen Fragebogen niemals die 100%ig treffende Mischung ermitteln läßt, gibt er doch sichere Hinweise auf solche Probleme, die dem Patienten zumindest im Ansatz bewußt sind. Die Fragebögen sind daher als Einstiegshilfe in die Bach–Blütentherapie zu betrachten.

- Vorteil für den Patienten: Er nimmt aktiven Anteil im Sinne des "Heile Dich selbst"–Prinzips von Edward Bach.
- Vorteil für den Behandler: Möglichkeit einer gezielteren Gesprächsführung.

Zur Zeit sind zwei Fragebogen–Versionen des Bach Centres German Office verfügbar:
Kleine Version Kompaktfragebogen (56 Fragen), den der Patient selbst auswerten kann.
Umfangreichere Version (152 Fragen) mit einem separaten Auswertungsbogen, der in der Praxis verbleibt.

Im folgenden wird von der umfangreicheren Version ausgegangen, da sich der Patient hier nicht selbst interpretieren muß und dadurch evtl. schon vor dem Gespräch "blockiert". Die Fragen betreffen die Themenkreise "Ich und meine jetzige Situation", "Ich und meine Schwierigkeiten", "Ich und meine Umwelt", "Ich und meine Vergangenheit". Sie ähneln den in Kapitel 4 aufgeführten Patientenäußerungen.

Der Patient kann den Bogen zu Hause in Ruhe durchlesen und die jeweiligen, seinem derzeitigen seelischen Zustand entsprechenden, Beschreibungen ankreuzen. Neben den Fragen bzw. Zustandsbeschreibungen stehen bestimmte Kennbuchstaben, die der Behandler, oder auch seine Assistentin vor dem Erstgespräch mit dem in der Praxis verbleibenden Auswertungsbogen auswerten kann.
Im Erstgespräch werden diese Konzepte dann aufgegriffen und differentialdiagnostisch abgegrenzt.

Einige Behandler lassen diese Fragebogen auch direkt vor dem Gespräch in der Praxis ausfüllen. Nicht jeder Patient ist dazu in der Lage. Mancher ist seelisch so aus dem Gleichgewicht, daß es ihm nicht möglich ist, sich auf den Fragebogen bzw. die eigenen Probleme zu konzentrieren.
In dieser Situation hat sich folgende Verordnung bewährt: 2 Tage lang Rescue nach der Wasserglasmethode.

Danach hat sich die seelische Situation in der Regel so entspannt, daß der Fragebogen problemlos ausgefüllt werden kann.

6.2.4. Das diagnostische Erstgespräch

Empfehlungen für den Gesprächsablauf

Schritt A: ***Problem frei schildern lassen*** und Eindrücke notieren.

Die Erfahrung, daß der Patient in den ersten 5–6 Sätzen die Probleme anspricht, die ihn zur Zeit am stärksten belasten und am meisten psychische Energie blockieren, hat sich auch in der Bach–Blütentherapie immer wieder bestätigt. Der erfahrene Behandler erkennt bereits hier 70–80% der aktuell benötigten Blüten.

Schritt B: Einige Symptome gezielt hinterfragen, differentialdiagnostisch abgrenzen (siehe Tabelle auf Seite 91), z.B. indem nach den ***auslösenden Ereignissen für die gegenwärtige Situation*** gefragt wird.

Ein Ekzemschub kann von verschiedenen seelischen Umständen ausgelöst werden, z.B.

- Der Patient wurde Opfer einer Intrige in der Firma → Willow.
- Angst vor einem neuen Chef → Mimulus
- Der Patient ist eifersüchtig auf seinen Cousin → Holly.

Hier zeigen sich häufig auch bereits die Blüten, die in einer der nächsten Einnahmephasen von Bedeutung sein werden.

Es geht jedoch im Prinzip darum, ***zunächst die vordergründigen*** negativen Seelenzustände der Situation zu erfassen – evtl. tiefer sitzende Ursachen nur insoweit, als sie vom Patienten selbst formuliert werden. Bei diesem Vorgehen kommt es erfahrungsgemäß zu den auf Seite 119 beschriebenen Positiv–Reaktionen. Ein zu frühes Aufgreifen von tieferliegenden Ursachen führt häufig zu den beschriebenen Negativ–Reaktionen. Das tritt besonders dann auf, wenn die erste Diagnose nicht im Gespräch gestellt worden ist.

Beispiel: Patientin ist durch jahrelange Pflege ihrer alten Mutter müde, ausgelaugt (Olive) und resigniert (Gorse). Sie fühlt sich als Opfer der Situation; hat das Gefühl, im Leben etwas versäumt zu haben (Willow). Der Behandler erkennt, daß sich die Patientin offenbar nie richtig von ihrer Mutter "abgenabelt" hat (Red Chestnut). Er gibt in der ersten Mischung: Olive, Gorse, Willow. Red Chestnut jedoch erst, sobald die Patientin im Gespräch dieses Problem ebenfalls erkennen und akzeptieren kann.

Oder: Patientin hat einen Herzinfarkt erlitten: Sie ist noch in heller Panik (Rock Rose), innerlich tief verunsichert (Cerato), fühlt sich vom Schicksal geschlagen (Willow) und bezieht sich ständig auf die Situation vor dem Infarkt (Honeysuck-

le).
Der Grundtyp der Patientin ist möglicherweise rechthaberisch und hart zu anderen (Vine), hart zu sich selbst (Rock Water), ungeduldig (Impatiens), überidentifiziert mit bestimmten Aufgaben (Elm).
Die letztgenannten vier Blüten werden erst dann nacheinander der Mischung zugesetzt, wenn die Patientin diese Züge direkt erkennen läßt. Dies ist jedoch meistens nicht sofort nach dem Infarkt der Fall.

Erst wenn man differentialdiagnostisch ***zwischen mehreren Mitteln*** schwankt, die "Warum–Frage" stellen.

Beispiel: Die Patientin ist verängstigt; es kommen etwa 4–5 Mittel in Frage.
Warum ist sie verängstigt?

- Sie hat am nächsten Tag einen Zahnarzttermin: Mimulus.
- Ihr Sohn ist bei Glatteis mit dem Auto unterwegs: Red Chestnut.
- Sie hat wieder Horror–Nachrichten in der Zeitung gelesen: Aspen.
- Sie ist soeben knapp einem Verkehrunfall entkommen: Rock Rose.

Schritt C: ***Nachfragen,*** ob alle wesentlichen Probleme besprochen wurden; oft kommt noch im allerletzten Moment ein Hinweis auf eine fehlende Blüte.

Schritt D: Abschließend – je nach Patiententyp – die ***Blütenauswahl besprechen***. Im Prinzip sollte der Patient im Sinne des "Heile Dich selbst"–Prinzips mit der Auswahl einverstanden sein.

Patienten, die bisher relativ wenig Bewußtsein entwickelt haben, fällt es zuweilen schwer, die negativen Aspekte eines Blütenkonzeptes – ihre eigenen Schattenanteile – zu akzeptieren.
Besonders in diesen Fällen muß dem Patienten der positive – transformierte – Aspekt des Konzeptes plastisch vor Auge geführt werden.

In der Blütentherapie geht es in erster Linie um das, was der Patient als Persönlichkeit gewinnen kann. Der Grundton eines jeden Gesprächs sollte der positiv–konstruktive Aspekt sein, der den Patienten zur weiteren Entfaltung seiner Individualität ermutigt und ihm Hoffnung und Zuversicht vermittelt.

Schritt E: ***Hausaufgabe für den Patienten:*** Kurz–Tagebuch führen.

Der Patient sollte – besonders in den ersten drei Einnahme–Perioden – ein Kurz–Tagebuch führen, d.h. täglich abends oder morgens in 1–2 Sätzen notieren, was ihm an seinem Verhalten im Vergleich zu früher aufgefallen ist. Wenn in dieser Zeit – wie häufig beobachtet – vermehrt Träume auftreten, so sollten diese ebenfalls kurz notiert werden.
Diese Empfehlung beruht auf der Erfahrung, daß viele Reaktionen im Nachhinein vom Patienten bis zum nächsten Gespräch vergessen werden. Das Kurz–Tagebuch erleichtert das jeweils folgende Diagnosegespräch. Vor allem jedoch lernt der Patient sich selbst objektiver zu beobachten und trainiert die eigene Wahrnehmungsfähigkeit.
Wesentliche Bewußtseinsveränderungen werden in den ersten 16 Tagen nach Einnahme einer neuen Mischung wahrgenommen. Von der 3. Mischung an ist der Bewußtseinsprozess im wesentlichen in Gang gekommen und nimmt seinen Lauf. Es treten dann seltener und weniger neue Impulse ins Bewußtsein. Das Tagebuch braucht dann nicht mehr weitergeführt zu werden.

Empfehlung an den Patienten: Hintergrund–Literatur lesen.

Wie weiter oben bereits erwähnt, sollte der Patient sich spätestens von der zweiten Einnahmephase an selbst mit der Philosophie Edward Bachs und den 38 archetypischen negativen Seelenzustände auseinandersetzen. Diese Empfehlung gilt in der Regel jedoch nicht für sehr neurotische Patienten, die darauf mit vermehrter Angst reagieren können.

Im Buchhandel ist inzwischen eine Fülle, für den Nicht–Fachmann schwer zu beurteilender Werke erhältlich. Das im Anhang auf Platz 5 angegebene Taschenbuch wurde speziell für die Erstinformation von Patienten konzipiert und hat sich in der Praxis bewährt.

Die Beschäftigung des Patienten mit den verschiedenen Blütenkonzepten kann auch für die weitere Diagnostik hilfreich sein, wenn man sich über die Indikation einer bestimmten Blüte nicht sicher ist. Bittet man den Patienten, sich mit diesem Konzept zu beschäftigen, läßt sich in einem zweiten Gespräch leicht klären, ob die Verordnung zur Zeit angebracht ist.

Die Darstellung der Blüten–Konzepte in der Literatur veranlaßt einige Patienten, die Blüten unterschiedlich zu bewerten, z.B. Vine oder Chicory als negativ, Elm oder Holly als positiv.
Diese falsche Einstellung sollte im Gespräch korrigiert werden, da der Patient sonst zu einer verzerrten Wahrnehmung der eigentlich neutralen Prinzipien der Bach–Blütentherapie kommt und die Wirkung der Blütenenergien möglicherweise durch unbewußte Abwehr blockiert.

6.2.5. Fortführung der Therapie

Das zweite und weitere Gespräche

Nach Bedarf des Patienten, spätestens jedoch nach Verbrauch der ersten Einnahmeflasche – 30 ml reichen ca. 3 Wochen – sollte das zweite Gespräch* vereinbart werden. Hat die erste Mischung "gegriffen", ist bereits beim zweiten Besuch eine größere Aufgeschlossenheit und deutlich weichere, harmonischere Ausstrahlung des Patienten erkennbar.

Da jetzt die erste Verbindung zum Höheren Selbst zustande gekommen, bzw. eine bessere Wahrnehmung der eigenen seelischen Bedürfnisse eingetreten ist, kommt der Patient häufig von selbst auf bisher vielleicht abgelehnte Charakterschwächen zu sprechen. Er gewinnt Abstand zu bisher überstrapazierten Lebensbereichen; bisher zu wenig beachtete Bereiche werden stärker wahrgenommen (siehe Kapitel Reaktionen).

Aufgrund der nun wahrnehmbaren veränderten seelischen Situation des Patienten wird jetzt und in jedem weiteren Gespräch eine neue Diagnose gestellt bzw. eine neue Kombination verordnet.

Vorgehen

Besprechen der Wirkung der bisherigen Mischung unter kurzer Einbeziehung der Tagebuch–Aufzeichnungen.

- Welche Zustände sind nicht mehr vorhanden?
- Welche Blüten sind weiterhin angezeigt?
- Werden Blüten, die im ersten Gespräch für einen späteren Zeitpunkt notiert worden sind, in der jetzigen Mischung benötigt?
- Welche negativen Seelenzustände sind neu aufgetreten?

Entsprechend dieser Beobachtungen ist die bisherige Mischung zu modifizieren. Oft wird man feststellen, daß in der ersten Diagnose beobachtete negative Zustände, deren Behandlung man jedoch zurückgestellt hatte, beim 2. Gespräch bereits verschwunden sind. Generell zu beachten ist, daß

* Die oben empfohlene Zeitspanne zwischen den Beratungsgesprächen gilt besonders bei der Mitbehandlung chronischer Fälle. In akuten Zuständen ergeben sich wesentlich kürzere Beratungsabstände, häufig von nur wenigen Tagen (siehe S. 153).

die Zusammensetzung einer Mischung nicht zu bald verändert werden sollte.

Grundsätzlich gilt: Ist der Patient mit der bisherigen Mischung zufrieden, sollte man diese Mischung mit kleineren Modifikationen weiter verabreichen.

Zeigt sich beim Patienten eine gewisse "Nachlässigkeit" in der Einnahme, so ist dieses in der Regel ein Anzeichen dafür, daß die bisherige Mischung – in dieser Kombination – nicht mehr benötigt wird.

Eine häufige Beobachtung: Nach Einnahme der ersten Mischung und Abbau entscheidender Blockaden zeigt sich jetzt eine ganz andere, oft scheinbar entgegengesetzte, seelische Seite des Patienten. Werden beispielsweise scheinbar harte Züge (Rock Water, Vine) harmonisiert, so könnte nun eine seelische Bedürftigkeit und Schwäche (z.B. Star of Bethlehem, Heather) hervortreten.

Neben der Langzeit–Behandlung ist parallel die Behandlung akuter Zustände möglich

Gerade bei einer längerfristigen Blütentherapie können, oft durch äußere Umstände verursacht, neue akute Zustände auftreten. Es wäre nun ein Kunstfehler, die bestehende Langzeit–Mischung den neuen Zuständen entsprechend zu verändern. Sinnvoller ist es, die akuten Zustände kurzfristig parallel zu behandeln. Die in dieser Situation angezeigten Blüten werden vom Patienten zusätzlich nach der Wasserglasmethode eingenommen.

6.2.6 Sonderfragen

"Richtige" und "falsche" Mischungen

Prinzipiell gibt es in der Bach–Blütentherapie keine "richtigen" oder "falschen" Mischungen, sondern nur mehr oder weniger treffsichere Verordnungen.
In der Bach–Blütentherapie geht es grundsätzlich nicht um die Suche nach einem oder mehreren Similia, sondern um die einfühlsame zutreffende Einschätzung der derzeitigen seelischen "Konstellationen" des Patienten. Seelische Konflikte lassen eine Annäherung aus verschiedenen Blickwinkeln zu. Die Erfahrung zeigt, daß verschiedene Behandler bei ein und demselben Patienten und in derselben Situation zwar mit ähnlichen, jedoch nicht unbedingt den gleichen Verordnungen durchaus erfolgreich sein können. Die Persönlichkeit des Behandlers, d.h. seine geistig–seeli-

sche Entwicklung und seine spezifische Motivation bestimmen stark die Wirkung einer Blüten–Kombination beim Patienten.

Sogenannte Einstiegsmischungen

Die Empfehlung, in eine erste Mischung prinzipiell bestimmte Blüten wie z.B. Rescue, Star of Bethlehem, Holly, Wild Oat aufzunehmen, ist grundsätzlich falsch und zeugt von Fehlverständnis der Prinzipien der Bach–Blütentherapie. Wie weiter oben ausgeführt, ist die seelische Ausgangslage jedes Patienten individuell zu beurteilen. Längst nicht jeder hat z.B. in seinen Leben Schocks durchlitten, die ihn heute noch seelisch blockieren und braucht deshalb Star of Bethlehem. Es gibt keine sogenannten "Einstiegsblüten".

Ergänzend folgende Erfahrung: Gewinnt man als Behandler den Eindruck, der Patient sei seelisch vollkommen aus dem Gleichgewicht geraten, befinde sich sozusagen in einer seelischen Ausnahmesituation, so hat es sich bewährt, 3–5 Tage lang ***nur Rescue*** zu verordnen oder ***Rescue als Einzelbestandteil*** in die erste Mischung aufzunehmen. In einem solchen Fall ist das seelische Energiefeld des Patienten so blockiert, daß eine tiefere Auseinandersetzung mit den Ursachen zu diesem Zeitpunkt noch nicht möglich ist. Durch die Einnahme von Rescue wird zunächst eine unspezifische Harmonisierung erreicht. Diese Gegebenheit trifft jedoch höchstens in 10% aller behandelten Fälle zu.

Maximale Blütenanzahl in einer Mischung

Ging man in der älteren Literatur von 3–6 Blüten aus, so hat sich heute gezeigt, daß ***besonders in der ersten Mischung oft bis zu 12 Blüten*** gebraucht werden. Das Seelenleben mancher Patienten ist heute sehr häufig so stark aus dem Gleichgewicht geraten, daß es gerade im Erstgespräch immer schwieriger wird, die entscheidenden seelischen Fehlhaltungen gegen die weniger wesentlichen aber oberflächlich leichter erkennbaren abzugrenzen.
In der Praxis hat sich bewährt, die ersten 1–2 Mischungen, wenn nötig, umfangreicher zu gestalten, um nicht u.U. ein wesentliches Konzept zu übersehen, ohne daß die ganze Mischung nicht überzeugend greifen würde, was gerade am Anfang wichtig ist.

Spätestens ab der 3. Mischung hat sich in der Regel das seelische Geschehen des Patienten soweit konsolidiert, daß es einfach ist, die wenigen wirklich wesentlichen Konzepte zu erkennen und entsprechend ***weniger Blüten*** zu verordnen.
Theoretisch wird oft angenommen, daß alle 38 Blüten in einer Mischung

gegeben ein "Allheilmittel" wären. Davon ist jedoch prinzipiell abzuraten. Schon Bach selbst hat diese Möglichkeit empirisch geprüft und wieder verworfen. Auch in jüngster Vergangenheit hat sich bei derlei Versuchen gezeigt, daß zwar eine kurzfristige Intensivierung des Energieflusses auftrat, in dem der Patient für kurze Zeit lebhafter und aufgedrehter wirkte, jedoch keine Harmonisierung erreicht wurde und kein seelischer Entwicklungsprozess in Gang kam.

Zur Frage der Typmittel

Die Bezeichnung "Typmittel" führt beim Patienten vielfach zu ***Mißverständnissen***. Mancher sieht darin eine Bewertung oder Klassifizierung, wodurch die Akzeptanz des betreffenden Mittels erschwert wird.

15–jährige Praxis mit den Bach–Blüten–Konzepten haben uns folgendes gezeigt: Jeder Mensch hat zwischen sechs und fünfzehn für ihn typische negative Reaktionsmuster, die ihm in gewissen Abständen immer wieder zu schaffen machen. Unter diesen Reaktionsmustern können alle 38 Blüten–Konzepte vertreten sein.

Die für den Patienten typischen Bach–Blüten werden dem Behandler im Laufe einer Therapie deutlich. Sie werden jedoch immer nur dann eingesetzt, wenn der entsprechende negative Seelenzustand akut auftritt.

Ordnungsversuche der 38 Bach–Blüten–Konzepte

Auch an dieser Stelle sollte zunächst auf das Grundprinzip der Bach–Blütentherapie – "Simplicity" – verwiesen werden.
Subjektive Gruppierungen aller Art mögen zu Beginn der Beschäftigung mit den 38 Seelenkonzepten eine gewisse Hilfe sein, ***schränken*** aber nach kurzer Zeit die Möglichkeit eigenener unbefangener ***Erfahrungen ein.***

Selbst die sieben Mittel–Gruppierungen von Bach, welche den Aussagen des englischen Bach Centres zufolge wahrscheinlich historisch bedingt sind, erscheinen vielen nicht in jedem Fall nachvollziehbar. Bach baute diese Gruppierung vermutlich auf den sieben Darm–Nosoden auf, die er später nach und nach durch Pflanzen ersetzte.

In den früheren Entwicklungsstadien seiner Blütentherapie experimentierte Bach auch mit der Zuordnung seiner Pflanzen zu bestimmten Tugenden; zu verschiedenen Farben und den zwölf Tierkreiszeichen, hat sich jedoch – wie die letzten von ihm autorisierten Schriften erkennen lassen – am Ende seines Lebens völlig davon distanziert.

Erfahrungen mit anderen Zuordnungen, z.B.

- Welche Blütenkonzepte sind gegensätzlich?
- Welche müssen unbedingt aufeinander folgen (Schienen)?
- Einteilung nach dem Yin/Yang–Prinzip.
- Zuordnung zu bestimmten Chakren.
- Korrespondenz mit bestimmten Farben (hier liegen zur Zeit acht (!) verschiedene "Systeme" vor).
- Zuordnungen zu bestimmten Körperzonen

sind subjektiv und haben sich nach sorgfältiger Prüfung und Vergleichen mit dem umfangreichen Erfahrungsgut des Bach Centres nicht bestätigt.

Standard–Mischungen

Ähnlich wie die sogenannten Komplexmittel in der klassischen Homöopathie verstoßen Standardmischungen von Bach–Blüten zur Behandlung bestimmter psychischer oder gar körperlicher Symptomkomplexe gegen alle Prinzipien der Bach–Blütentherapie. Die einzige Ausnahme bildet Rescue.
Zweifelsohne gibt es keine zwei gleiche Menschen; sowie auch keine zwei in allen Einzelheiten identische Situationen, geschweige denn psychische Entstehungshintergründe körperlicher Krankheiten.

Zehnjährige Beobachtungen mit der sogenannten "Examenskombination" nach Julian Barnard* zeigen beispielsweise: In vielen Fällen war die kurzfristige Verabreichung der Mischung wirksam, in vielen anderen hingegen zeigte sich kein zufriedenstellendes Ergebnis. In letzteren Fällen entsprachen die angegebenen Blüten ganz offenbar nicht der seelischen Situation des Patienten (siehe hierzu Fallbeispiele auf S. 147 und 148).

Diagnose aufgrund der positiven Seelenpotentiale

Bach definierte sehr genau die negativen Seelenzustände oder Reaktionsmuster, d.h. die Persönlichkeitsbereiche, an denen wir arbeiten müssen, um wieder Anschluß an unsere entsprechenden positiven Seelenpotentiale zu gewinnen.

Der Weg dorthin führt stets über die Reharmonisierung der aktuellen negativen Seelenzustände. Eine theoretische "vorbeugende" oder "stützende" Verordnung nach den von Bach viel weniger genau definierten

---

* Siehe Scheffer: Bach-Blütentherapie S. 275

positiven Seelenpotentialen widerspricht dem Wirkungsmechanismus, wie auch dem therapeutischen Ansatz der Bach–Blütentherapie.

Bach–Blütentherapie bei der Behandlung von Schwerstkranken und Sterbenden

Angesprochen sind hier inoperables z.B. fortschreitendes Krebsleiden, Multiple Sclerose, präterminale Niereninsuffizienz, schweres Gelenkrheuma u.ä. Wenn alles "medizinisch Machbare" ausgeschöpft ist, bleiben für den Patienten und seine Angehörigen der schwere Leidensdruck und die Verzweiflung.

Oftmals treten gerade bei obengenannten schweren Krankheitsbildern außer der Angst andere disharmonische Charakterzüge wie Haß, Eifersucht, Groll, Selbstmitleid, Herrschsucht noch weitaus stärker und spürbar negativer als in gesunden Tagen in Erscheinung. Die Angehörigen sind dann geradezu erschrocken, wie sehr sich das ganze Wesen des Patienten verändert hat.
Dieses wird manchmal als fast genau so hart empfunden wie der Schicksalsschlag. Die Pflege des Patienten wird dadurch wesentlich erschwert, sowohl zu Hause als auch im Krankenhaus.

Häufig fragen Angehörige solcher Patienten, ob eine Bach–Blütentherapie noch sinnvoll sei. Die Antwort kann nur lauten: Ja. Der Kranke selbst, aber auch die pflegenden Familienangehörigen werden von den Bach–Blüten Hilfe und Erleichterung erfahren. Ob und welche seelischen Entwicklungsprozesse in fortgeschrittenen Krankheitsstadium tatsächlich ablaufen, entzieht sich einer objektiven Beurteilung. Jedoch rufen die richtig verordneten Bach–Blüten erfahrungsgemäß häufig noch eine bewußte oder unbewußte Einstellungsänderung gegenüber der Krankheit und dem eigenen Schicksal hervor. In vielen Fällen war ein Abklingen der Schmerzen zu beobachten; immer aber mehr Ruhe, innere Gelassenheit und eine insgesamt positivere Ausstrahlung.

Um die Frage zu klären, ***ob dem Kranken*** die Bach–Blütentherapie ***"noch etwas bringt"***, lasse man ihm, über den Tag verteilt mehrere Portionen Rescue (Wasserglasmethode oder Stirnkompressen) verabreichen. Im – meistens – positiven Falle geben auch bewegungs– oder sprachunfähige Patienten sowie Kranke auf der Intensivstation dann selbst deutlich zu erkennen, daß sie dieses Mittel weiter nehmen möchten.
Die Diagnose wird auch hier entsprechend den disharmonischen Charakterzügen gestellt, welche den Angehörigen ja bekannt sind. Situationsbedingt könnten abgesehen vom – in diesen Fällen eigentlich immer angezeigten – Rescue, auch Honeysuckle, Red Chestnut, Pine oder Walnut in

Erwägung gezogen werden.
Diversen Berichten zufolge, wurde von Angehörigen Sterbender mit Wissen des behandelnden Arztes noch in den letzten Lebenstagen Bach–Blütentherapie eingesetzt. Übereinstimmend wird berichtet, daß diese Kranken ihre letzten Tage harmonischer und menschenwürdiger verbringen durften und meistens friedlich eingeschlafen sind.

Möglichkeiten und Grenzen der Selbstbehandlung

In akuten Situationen – problemlos.
Bei chronischen Zuständen – nicht zu empfehlen.

Als Bach voraussah, daß seine "heilenden Blüten später in jedem Haushalt vorhanden sein würden", war damit vor allem auch die Selbstbehandlung akuter seelischer Krisenzustände gemeint.

Einen akuten Zustand der Eifersucht, Erwartungsangst oder Erschöpfung kann im Prinzip jeder interessierte Mensch bei sich oder bei einem Familienmitglied selbst erkennen und die dazu passenden Blüten ermitteln.
In unübersichtlichen Situationen läßt die sofortige Einnahme einer Dosis Rescue die vorherrschenden individuellen Symptome noch klarer hervortreten.

Bei akuten Zuständen werden die Tropfen zweckmäßigerweise nach der Wasserglasmethode eingenommen und die Einnahme wird so häufig wiederholt, bis eine Harmonisierung des Zustandes erkennbar ist.

Es liegt auf der Hand, daß chronische seelische Beschwerden kaum selbst erfolgreich zu behandeln sind.

Da eigene, unbewußte seelische Blockaden kaum objektiv wahrgenommen werden können, ist eine zutreffende Diagnosestellung nicht möglich. Auch kann ein seelisch chronisch kranker Mensch evtl. auftretende Reaktionen selbst oft nicht objektiv bewerten, noch immer richtig handhaben. Daher ist hier die Konsultation eines geschulten Behandlers der sehr viel bessere Weg.

Nach der lege artis durchgeführten Bach–Blütentherapie eines chronisch kranken Patienten ist allerdings das Therapieziel "Hilfe zur Selbsthilfe" erreicht worden. Der jetzt positiv motivierte Patient kann sich in neu auftretenden akuten Situationen selbst mit den Blüten weiterhelfen, da er nun mit seinen eigenen Gefühlsstrukturen und den entsprechenden Bach–Blüten–Konzepten besser vertraut ist.

6.2.7 Anmerkungen und Erfahrungen mit weiteren Verfahren der Diagnostik

Edward Bach und seine Nachfolger haben immer wieder deutlich zum Ausdruck gebracht, daß die beste Diagnose im Gespräch mit dem Patienten gestellt wird, durch Einfühlung und intuitives Erkennen seiner derzeitigen negativen Gefühlszustände.

Aufgrund der Biographie von Nora Weeks kann man davon ausgehen, daß Bach sich mit allen zu seiner Zeit bekannten Methoden beschäftigt und sie auch erprobt hat.

In den letzten Jahren sind eine Fülle diagnostischer Erfahrungen mit den verschiedensten Testverfahren ins Gespräch gekommen. Für dieses Buch haben wir das Gespräch mit Experten auf den jeweiligen Gebieten gesucht.

Resumee dieser Erfahrungen: Die Meßansätze und –Ergebnisse differierten enorm, was den Schluß nahelegte, daß der subjektive Faktor, selbst in hochtechnischen – scheinbar objektiven – Verfahren, eine weit größere Rolle spielt als allgemein angenommen wird.

So sicher solche Erfahrungen für diejenigen, die sich mit derartigen Gebieten beschäftigen, wichtige und lehrreiche Zwischenschritte sein können – so sicher aber ist auch: Für denjenigen, der die Bach–Blütentherapie gründlich und schnell erlernen möchte, ist die Anwendung solcher Methoden eher ein Umweg oder eine unnötige Verzögerung.
Die direkte Beschäftigung mit den 38 archetypischen Seelenzuständen durch Beobachtung im Leben selbst führt ohne Zweifel rascher und sicherer zum Ziel.

Namhafte ***Radiästheten*** bestätigen, daß die Treffsicherheit der Auswahl mit ihrem eigenen Kenntnisstand über die Bach–Blütentherapie und mit ihrer eigenen Persönlichkeitsentwicklung stieg.

Bei ***kineosologischen Verfahren,*** die – wie Experten der Kineosologie bedauern – vielfach zu unreflektiert und mit mangelnder Vorbereitung angewendet werden, kam es in der Mehrzahl zu Ergebnissen, die nur sehr kurzfristige oberflächliche Gemütszustände wiederspiegelten.

Sogenannte ***intuitive Verfahren,*** wie das Testen der Flaschen im Energiefeld des Patienten, scheinen vollkommen individuelle Begabungen zu sein, die sich jeder Verallgemeinerung und Kommentierung entziehen.

Ähnliches gilt für die Methode aufgrund ***eigener körperlicher Sensitivität,*** z.B. Sensationen im eigenen Energiefeld, Prickelgefühle im Finger u.a. – die passenden Blüten für den Patienten herauszusuchen.

Eine positive Ausnahme–Erfahrung stellt hier die sogenannte ***"Spontanwahl"*** bei Kindern dar (siehe Seite 197)

Als hilfreich erwies sich in vielen Fällen auch der ***RAC*** oder ***V.A.C.*** nach Dr. Paul Noger.
Im Rahmen der Verlaufskontrolle hat sich das ***Plasmaprintverfahren*** nach Knapp als objektiv und wertvoll erwiesen.

Eine Reihe von Ärzten und Heilpraktikern sammeln derzeit interessante Erfahrungen mit verfeinerten Bluttests, wie z.B. dem ***elektromagnetischen Bluttest*** nach Aschoff oder dem ***Bioresonanzverfahren.***

Wohl noch weiter verbreitet sind die verschiedenen ***Meßverfahren der Elektroakupunktur.*** Den derzeitigen Erfahrungs– und Erkenntnisstand hierzu spiegeln folgende Ausführungen wieder, die uns freundlicherweise von einem biologisch orientierten Zahnarzt zur Verfügung gestellt wurden:

Anwendung bioenergetischer Meßverfahren in der Bach-Blütentherapie

Bioenergetische Meßverfahren wie Vega, Voll, Bfd etc. werden neben der Diagnose auch zur Medikamenten–Testung herangezogen.
Die von mir angewendete Vega–Testmethode ermöglicht hierbei eine Überprüfung der gefundenen Medikamente auf Effektivität und Verträglichkeit.

Vergleichende Untersuchungen haben ergeben, daß immer häufiger ein psychosomatisches Geschehen bei der Ermittlung der Krankheitsursache im Vordergrund steht. Eine kausale Therapie im Sinn einer gesamtheitlichen Heilung kann in diesen Fällen nur erfolgen, wenn die Ursache der psychischen Störungen erkannt und mitbehandelt wird. In diesem Zusammenhang war es naheliegend, die Bach–Blüten in den Medikamenten–Test einzubeziehen.

Zur Testung kann man sowohl die original stockbottles, als auch die auf Einnahmestärke verdünnten Blütenansätze verwenden. Der Testvorgang kann in den einzelnen Literaturen für die speziellen Meßverfahren nachvollzogen werden.

Bach hat sehr präzise die Wirkung und den therapeutischen Ansatz der von ihm gefundenen Blüten beschrieben.
Zwangsläufig entfachte sich eine Diskussion darüber, in wieweit ein bioe-

nergetisches Meßverfahren die subtile Wirkung der Bach–Blüten erfaßt und auf welcher Ebene sich eine so gefundene Blüte auswirkt.

Nach Schimmel werden mit dem Vega–Test 4 Dimensionsebenen im Sinne der geisteswissenschaftlichen Energiefeldinterpretationen erfaßt; physisch, ätherisch, astral und mental. Schimmel vermutet als Wirkungsmechanismus eine Art "elektronische Kineosologie", bei welcher der Tester auf verschiedene Schwingungs–Impulse von Seiten des Patienten reagiert. Testsubstanzen in Form von Testampullen verändern die Schwingungsimpulse des Patienten.

Voraussetzung für ein gutes Testergebnis: Der Tester muß sich in einem optimalen gesundheitlichen und geistig–seelischen Zustand befinden. Das bedeutet z.B., daß sich der Tester selbst einer Bach–Blütentherapie unterzogen haben sollte, bevor er die Bach–Blüten zuverlässig austesten kann.

Nach den vorliegenden Erfahrungen muß damit gerechnet werden, daß verschiedene Untersucher auf verschiedenen Dimensionsebenen testen, die sogar während des Testes wechseln können.

Edward Bach sagt, daß die Blüten–Essenzen in allen Teilen des menschlichen Energiefeldes (physisch, emotional, mental) wirksam werden. Unter Berücksichtigung dieser großen Wirkungsbreite der Bach–Blüten sowie der unterschiedlich möglichen Testebenen bei bioenergetischen Testverfahren halte ich es daher grundsätzlich für notwendig, die Bestimmung einer Bach–Blüten–Kombination nach der von Bach angegebenen Methodik durchzuführen.

Im bioenergetischen Test tritt meistens eine Blüte besonders stark hervor. Sie zeigt in der Regel den intensivsten – oft unbewußt vorherrschenden – seelischen Negativ–Zustand des Patienten zum Zeitpunkt des Testes. Testet man diese Blüte blind, d.h. ohne sie selbst beim Test zu kennen, und teilt dem Patienten das dieser Blüte zugrundeliegende positive und negative Seelenpotential mit, so wird der überraschte Patient fast immer diese innere Blockade aufgeben und dem Behandler Zugang zu seinen inneren Konflikten und Problemen gewähren. Ich bezeichne daher diese im bioenergetischen Test gefundene Blüte als "Blockade–Brecher" und integriere sie in meine, ansonsten nach den Bach'schen Regeln ermittelte, Blüten–Kombination.

Aber auch, wenn man keine lege artis durchgeführte Bach–Blütentherapie einsetzen möchte, hat es sich bewährt, diesen sogenannten "Blockade–Brecher" als Einzelmittel in das therapeutische Konzept einzubeziehen. Immer erfolgt hierdurch eine Öffnung zwischen Seele und Persönlichkeit. Die dadurch freiwerdende Energie intensiviert die in den begleitend verordneten (z.B. homöopathischen) Mitteln, wirkenden Energien und ist vielleicht das ausschlaggebende Moment bei der angestrebten ganzheitlichen Heilung.

Gegner und Befürworter eines Medikamenten–Tests mögen diese Erfahrung, die im Kollegenkreise geteilt wird, als möglichen Denkansatz (oder Kompromiss) diskutieren; eingedenk der Tatsache, daß jenseits aller Theorie der Erfolg einer jeden Therapie letztlich von der Intuition und dem Engagement des Behandlers für seine Patienten abhängt.

Diagnosestellung mit Hilfe astrologischer Daten des Patienten

Dieses erscheint zur Zeit noch sehr zweifelhaft. — Schon Bach beschäftigte sich mit dem offensichtlich bestehenden Zusammenhang zwischen Mondkonstellationen und den ersten 12 von ihm definierten Persönlichkeitstypen, hat sich aber im Verlauf der weiteren Entwicklung wieder davon abgewandt. In einem Brief an eine naturheilkundliche Zeitschrift vom 29.10.1933 äußerte er hierzu:

"...deshalb möchte ich mit nichts Dogmatischem in Verbindung gebracht werden, so lange man nicht sicher ist. Man weiß, daß das Beiliegende richtig ist und deshalb reif zur Veröffentlichung, aber die exakte Plazierung von Sternzeichen, Planeten und körperlichen Symptomen ist im Augenblick nichts Gewisses".

Die bisher vorliegenden Zuordnungsversuche und "Diagnostik–Angebote" sind nach Meinung von Experten äußerst bescheidene Versuche, in dieses hochinteressante Gebiet vorzudringen.

6.3 Bach–Blütentherapie praktisch

6.3.1 Die beiden klassischen Darreichungsformen:

Im akuten Zustand — "die Wasserglasmethode"

Täglich morgens aus jeder der ausgewählten Konzentratflaschen oder stockbottles zwei Tropfen in ein gefülltes, normalgroßes Wasserglas geben und in kleinen Schlucken (jeder Schluck ist ein Energie–Impuls!) über den Tag verteilt leertrinken lassen.

Im hochakuten Zustand mehrere Gläser im Abstand von einigen Stunden leertrinken lassen, so lange, bis der behandlungsbedürftige Zustand abgeklungen ist.

Für chronische Zustände: Herstellung einer "Einnahmeflasche"

In ein Medizinfläschchen mit Tropfpipette oder Tropfvorrichtung aus den ausgewählten Konzentratflaschen (Anzahl ist unerheblich) je einen Tropfen pro 10 ml in ein Alkohol–Wasser–Gemisch (Verhältnis ca. 25 zu 75 %) geben.

Anmerkung: Diese Vorschrift muß nicht peinlich genau eingehalten werden. Möglich ist auch die Dosierung 2 Tropfen auf 30 ml *(one ounce)*; häufig sprach Bach sogar nur von *"a few drops"*.

6.3.2 Welches Wasser als Trägersubstanz?

Bach sprach von Quellwasser und meinte damit im weitesten Sinne "gesundes" neutrales Wasser aus Quellen oder Dorfbrunnen, heute vergleichbar mit Wasser aus dem eigenen Brunnen oder auch sehr gutem Leitungswasser. Das englische Bach Centre empfiehlt häufig *Volvic* oder andere kohlensäurefreie Mineralwässer.
Wässer aus berühmten Heilquellen, z.B. *Staatlich Fachinger* sind wegen ihrer starken Eigenschwingung nicht neutral genug, daher weniger geeignet. Ebenfalls nicht geeignet: entmineralisiertes oder destilliertes Wasser. Milchzucker als Trägersubstanz hat sich in der Praxis nicht bewährt, da die "Imprägnierung" hier nur eine begrenzte Zeit erhalten bleibt.

6.3.3 Welche Rolle spielt der Alkohol?

Alkohol dient nur als Konservierungsmittel. Möglichst keinen Alkohol über 45 % verwenden, da dieser vereinzelt zur Ausflockung der Mischung geführt hat. Am bewährtesten: Cognac oder Brandy, den auch die Konzentrate selbst enthalten.

Für Kinder oder Alkoholiker können Einnahmeflaschen bei gleicher Wirkung ohne Alkohol angesetzt werden, welche naturgemäß aber nur begrenzt haltbar sind. Alkoholgegner verwenden häufig Himbeeressig zur Konservierung.

Im Sommer Einnahmeflaschen evtl. im Kühlschrank aufbewahren, ebenso Einnahmeflaschen, die ohne Konservierungsmittel hergestellt wurden.

6.3.4 Die richtige Dosierung

Im akuten Zustand:	siehe Wasserglas–Methode
Behandlung chronischer Zustände:	Minimaldosis nach Bach 4 x täglich 4 Tropfen aus der Einnahmeflasche.
Erprobte Einnahmezeiten	Morgens beim Erwachen oder vor dem Aufstehen Mittags zwischen 12 und 13:00 Uhr. Nachmittags zwischen 14 und 18 Uhr Abends vor dem Einschlafen.

Zur vollen Entfaltung der Wirkung sollten die Tropfen vor dem Herunterschlucken einen Moment lang im Mund behalten und spätestens ca. 10 Minuten vor einer Mahlzeiten eingenommen werden.

Ergänzende Erfahrungen zur Dosierung

Höhere Dosierung
Zu Beginn einer Therapie hat der Patient häufig intuitiv das Bedürfnis, die Mischung wesentlich öfter einzunehmen (z.B. nahm eine Neurodermitikerin zu Beginn 14 x am Tag 4 Tropfen). Diesem intuitiven Bedürfnis nachzugeben, ist sehr sinnvoll. Es bringt oft den Durchbruch in der Therapie. In der Regel geht der Patient nach etwa 7–14 Tagen von selbst auf das Standardmaß zurück.

Niedrigere Dosierung
In etwa 1 % aller beobachteten Fälle hatten die Patienten intuitiv das Bedürfnis, die Tropfen seltener einzunehmen.
In diesen Fällen war den Patienten ihre Überreagibilität aus Erfahrung

bekannt und diese trat auch gegenüber z.B. homöopathischen Mitteln auf. Alle Varianten von 3 x 3 Tropfen täglich bis 1 x 1 Tropfen täglich sind hier möglich.

Überdosierung
Ist gemäß dem Wirkungsprinzip der Bach–Blütentherapie wie auch aufgrund fünfzigjähriger Erfahrung nicht möglich.
Das Auftreten von Arzneimittelreaktionen, wie z.B. in der Homöopathie wurde bei vorschriftsmäßig durchgeführter Therapie nicht beobachtet.

Einnahme direkt aus der stockbottle
Ist im Prinzip nicht zu empfehlen. Zwar ist auch bei Einnahme des puren Konzentrats eine eher vorübergehende Wirkung zu beobachten. Die Konsolidierung der Wirkung scheint jedoch erst durch die Trägersubstanz des Wassers gegeben zu sein.

6.3.5 Andere Anwendungsformen*

Umschläge

Zusätzlich zur oralen Therapie, z.B. bei Hautausschlägen, lokalen Entzündungen oder auch nach Bedürfnissen des Patienten.
Dosierung ca. 6 Tropfen der Einnahmemischung aus der Einnahmeflasche in eine Halb–Liter–Schüssel voll Wasser.

Bäder

Bewährt zur Belebung oder inneren Reinigung.
Dosierung ca. 5 Tropfen aus der Konzentratflasche auf ein Vollbad.

Mit den nun folgenden Anwendungsformen haben die Autoren, (aber auch viele andere Behandler) mehr als zehn Jahre experimentiert. Die bisherigen Erfahrungen lassen sich wie folgt zusammenfassen:

Manche der aufgeführten Anwendungsformen waren in spezifischen Situationen, bei bestimmten Patienten angebracht und vereinzelt sehr wirkungsvoll. Die Idee zu dieser oder jener Anwendungsform kam oft intuitiv im Gespräch und wurde vom Patienten auch spontan akzeptiert.
Die gleiche Anwendungsmethode zu einer anderen Zeit oder bei anderen

* Um persönliche Erfahrungen anderer Behandler zu diesen Punkten wird als Anregung für weitere Auflagen gebeten.

Patienten längerfristig getestet, zeigte keine an die klassischen Anwendungsformen heranreichende oder darüberhinausgehende Wirkung. Hingegen riefen solche Alternativ–Vorschläge oft Verwirrung oder Befremden hervor.

Jeder Behandler durchläuft in seiner Entwicklung Stufen, auf denen er gewissen Experimente anstellt und daraus persönliche Erfahrungen gewinnt.

Erfahrungsgemäß wird jedoch für das Verständnis der Bach–Blütentherapie selbst viel Verwirrung gestiftet, wenn solche persönlichen Erfahrungswerte zu neuen Therapiemodellen mit Allgemeingültigkeitsanspruch erhoben und propagiert werden.

Schon Hahnemann sagte bekanntlich: “Macht's nach, aber macht es genau nach.....”.

Aus Erfahrung und eingedenk des Grundprinzips der Bach–Blütentherapie: Simplicity – steht das englische Bach Centre Methodenerweiterungen und Veränderungen aller Art, (die über den individuellen Fall hinausgehen), grundsätzlich sehr zurückhaltend gegenüber.

Erfahrungen bei Applikationen auf bestimmten Körperpartien

z.B. die Mischung um Augen– oder Ohrpartie verreiben oder auf den Solarplexus auftragen: wirkte am Anfang gut, wenn der Patient es verlangte. Später zeigte sich ein eindeutiges Nachlassen der Wirkung.

Erfahrungen bei der Applikation der Tropfen auf Chakren

Zeigte Wirkung – besonders bei Yoga–Studenten – oder bei Patienten, die eine innere Beziehung zum Chakra–System aufgebaut hatten, wenn der Behandler intuitiv das richtige Chakra erspürte.

Verallgemeinerndes Zuordnen aller Blüten zu bestimmten Chakren (z.B. Holly = Herzchakra) erscheint schon aufgrund der Individualität des menschlichen Energiekörpers und seiner Wandlungsfähigkeit absurd.

Tragen der Mischung im eigenen Energiefeld des Körpers

Eine Wirkung zeigte sich nur in solchen Fällen, in denen der disharmonische Seelenzustand oder Konflikt des Patienten immer wieder durch einen eindeutig erkennbaren äußeren Lebensumstand restimuliert wurde.

Beispielsweise bekam eine Postbeamtin Angstzustände, sobald sie einen Arbeitsraum, in dem bestimmte Kollegen saßen, betreten mußte. In anderen Arbeitsräumen oder zuhause traten diese Zustände nie auf. Die zunächst positive Wirkung des in der Jackentasche getragenen Mischungsfläschchens klang nach wenigen Tagen ab. (Man könnte sich vorstellen, daß es durch den ständigen Kontakt der Einnahmeflasche mit der Trägerin zu einem dauerndem Energiefluß vom Präparat in das Energiefeld Patientin kommt, wodurch sich das Energiereservoir der betreffenden Bach–Blüten wohl innerhalb einiger Tage erschöpft.
Die orale Einnahmeform hingegen setzt bei jeder Einnahme einen neuen Impuls.)

Erfahrungen mit dem Stehenlassen der Mischung im Energiefeld des Körpers (nachts am Bett)

Erschien nur sinnvoll, wenn im Verlauf einer längeren Therapie chronische und zeitlich weit zurückliegende negative Gefühlsblockade bearbeitet werden sollten, dem Patienten aber, durch seinen Berufsalltag bedingt, kaum Zeit zur Kontemplation blieb. Oft traten anfangs starke Reaktionen in Träumen auf. Nach wenigen Tagen verlor sich die Wirkung (siehe oben).

Bei Kindern und sehr sensitiven Menschen ist diese Maßnahme nicht zu empfehlen.

Darreichung als globuli

Nur zur ad-hoc-Verabreichung z.B. für Alkoholiker geeignet. Die energetische Ladung verliert sich.

6.3.6 Zur Frage der Haltbarkeit

Konzentrate: nach Angaben des englischen Bach Centres: unbegrenzt; ähnlich wie die Haltbarkeit homöopathischer Hochpotenzen (im Bach Centre verfügte man bis vor kurzem sogar noch über *"Mother tinctures"* aus der Zeit von Edward Bach).

Creme: wie jede andere medizinische Salbe.

Mischungen sind so lange haltbar wie das zu der Mischung verwendete Wasser-Alkohol-Gemisch. Die energetische Imprägnierung bleibt von einer evtl. Trübung unbeeinflußt. Deshalb können getrübte Mischungen theoretisch weiter verwendet werden, z.B. im Gießwasser der Blumen

(Hunderte von Berichten bezeugen: Pflanzen reagieren positiv auf jede Bach–Blüten–Mischung!).

6.3.7 Aufbewahrung der Originalkonzentrate

Bei normaler Temperatur, lichtgeschützt, in jedem Schrank. Bach–Blüten–Konzentrate sind weniger empfindlich als homöopathische Mittel.

Reinigung der Einnahmeflaschen
Werden die Mischungen zum Eigengebrauch in der Praxis hergestellt, können die Folgemischungen für den gleichen Patienten in der gleichen Flasche zubereitet werden. Sterilisation der Flaschen ist nicht notwendig. Heißes Ausspülen genügt.

6.3.8 Verträglichkeit mit Medikamenten

Aufgrund der besonderen Wirkungsebene der Bach–Blüten–Konzentrate und der in über fünfzig Jahren gesammelten und bekannt gewordenen Erfahrungen wird die Wirkung der original Bach–Blüten–Konzentrate grundsätzlich weder durch die gleichzeitige Einnahme anderer Medikamente beeinflußt, noch beeinflussen diese die Wirkungsweise zusätzlich gegebener Medikamente negativ. Das gilt sowohl für homöopathische (auch in hochpotenzierter Form) als auch für allopathische Arzneimittel.

6.3.9 Was passiert bei unzutreffender Auswahl der Blüten?

Da die energetische Frequenz einer nicht benötigten Blüte nicht in Resonanz mit dem Energiefeld des Patienten tritt, zeigt sich im Falle einer unzutreffenden Auswahl keine Wirkung (siehe auch Seite 34)

6.3.10 Kann Gewöhnung eintreten?

Gewöhnung kann nicht eintreten, denn die Bach–Blüten–Konzentrate bringen lediglich eine seelische Situation zurück ins Gleichgewicht, die aus dem Gleichgewicht geraten war. Ist dieses geschehen, verliert der Einnehmende in der Regel das Interesse an der Einnahme. Ist die Harmonisierung erreicht, sollte man die Mischung nicht weiter nehmen. (Der Rest der

Einnahmeflasche kann ins Badewasser oder Blumengießwasser gegeben werden).

6.4 Allgemeines zum Therapieverlauf

6.4.1 Verlaufsmodalitäten und charakteristische Reaktionen

Da es keine zwei identischen Individuen gibt und sich jeder bekanntlich nur gemäß seiner eigenen seelischen Kräfte entwickeln kann, sollte es einleuchten, daß es in der Bach–Blütentherapie keine exakt voraussagbaren Reaktionsschemata geben kann.
Berücksichtigt man zusätzlich noch die schicksalhaften Lebensumstände des Patienten und die Zeitqualität, so läßt sich sogar für den individuellen Patienten erfahrungsgemäß kein längerfristiger Therapieplan erstellen. Das heißt, eine Mischung, die 1989 geholfen hat, wird in einer vergleichbaren Situation ein Jahr später möglicherweise nicht mehr "greifen", weil sich Zeitqualität und Lebensumstände geändert haben.

Die im folgenden zusammengetragenen Beobachtungen sollen als Orientierungshilfe und zur Anregung eigener Beobachtungen dienen.

Erfolgt die Ersteinnahme unmittelbar in der Praxis, so erlebt man häufig

- Positive Veränderung des Augenausdruckes (besonders bei Kindern)
- Tiefes erleichtertes Aufatmen. Es entsteht das Gefühl, "es würde plötzlich ein Lichtschalter angeschaltet" — "es wäre plötzlich heller im Raum" oder "der Raum hätte sich vergrößert".
- Wärmegefühle, Prickeln, angenehm elektrisierende Sensationen
- Oder:
  Kältegefühl in der Herzgegend, im Solarplexus, an den Extremitäten oder im ganzen Körper: häufig linksseitig.

6.4.2 Beobachtungen bei der Behandlung akuter Zustände

Eine richtig gewählte Blütenmischung "greift" in wenigen Stunden, spätestens Tagen. Sogenannte Erstreaktionen treten in der Regel nicht auf. Ist die Harmonisierung erreicht, vergißt der Patient die Einnahme.

6.4.3 Beobachtungen bei der Behandlung chronischer Zustände

Dauer der Therapie: Je nach Fall, Lebensalter und Struktur des Patienten zwischen 9 Monaten und 1,5 Jahren bei 4–wöchigem Behandlungsabstand zwischen der jeweiligen Bestimmung einer neuen Blütenmischung.

Da die auslösenden negativen Gefühlserlebnisse gerade bei chronischen Patienten fast immer in der Kindheit liegen und sich über Jahre hinweg verstärkt haben, ist es um so erstaunlicher, daß auch bei älteren Patienten in so relativ kurzer Zeit gute Ergebnisse erzielt werden können.

Typische Verlaufsformen bei der Behandlung chronischer Zustände

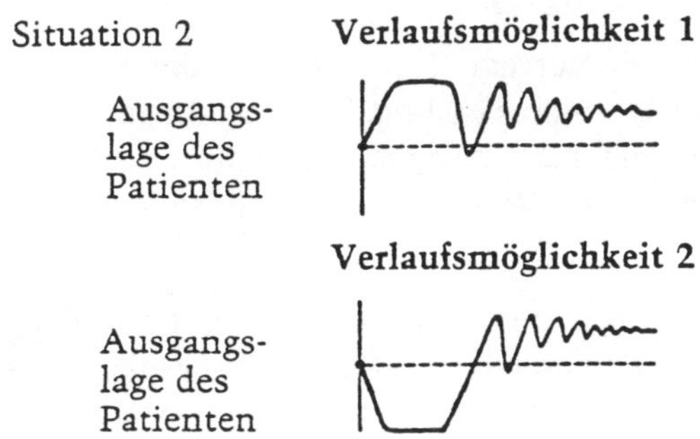

Abb.: Therapieverläufe bei der Behandlung chronischer Zustände

1. Positiv–Start
Die Reaktion auf die erste Mischung ist überraschend positiv. Der Patient erlebt – vielleicht zum ersten Mal nach Jahren –, was es heißt, wieder ein gutes Selbstwertgefühl zu haben oder nachts wieder durchschlafen zu können.

Nach einigen Wochen, oft nach Beendigung der ersten Mischung, fällt diese Kurve jedoch wieder ab, und für den Patienten beginnt eine Zeit von Schwankungen seines seelischen und körperlichen Befindens, welches sich schließlich wellenförmig abklingend langsam positiv stabilisiert.

In dieser wellenförmigen Stabilisierungsphase beginnt die eigentliche innere Auseinandersetzung mit den Charakterschwächen. Der Patient sollte diese Schwankungen seines Zustandes bewußt registrieren und die Entwicklung geistig unterstützen, indem er die angestrebten Positivzustände, die er zu Beginn der Therapie bereits erlebt hat, sich immer wieder ins Bewußtsein ruft.

2. Negativ–Start

Häufig bei chronischen Krankheiten mit starken körperlichen Manifestationen: Der Patient erleidet sofort eine starke seelische bzw. körperliche "Intensivierung" seiner Symptome, ähnlich einer homöopathischen Erstreaktion. Er hat das Gefühl, daß sich die negativen Eigenschaften, seine Schwächen noch verstärken. In diesem Stadium rufen Patienten an und sagen, sie hätten sich noch nie so schlecht gefühlt, wie seit Beginn der Blütentherapie. Ein derartiger Zustand kann einige Tage, ganz selten eine gute Woche, anhalten und sich dann fast abrupt zum Positiven verändern. Von diesem Moment an kommt es noch zu kleineren Schwankungen im seelischen und körperlichen Befinden, bis sich die Befindlichkeit auf dem höheren Schwingungsniveau stabilisiert hat.

In solchen Phasen der "Intensivierung der Symptome" ist die Führung des Patienten besonders wichtig. Er muß erkennen, daß dieses ins Bewußtseinkommen und Ausschwemmen negativer Gefühlserinnerungen Ausdruck seines seelischen Reinigungsprozesses sind, ohne den keine echte Heilung möglich ist.

Es hat sich nicht bewährt, in dieser Situation auf Wunsch des Patienten die Mischung zu verändern oder die Therapie zu unterbrechen, um einen vermeintlich günstigeren Zeitpunkt abzuwarten. Die Erfahrung zeigt vielmehr, daß bei erneutem Einsatz der Blütenmischung alle Symptome, die am Tag der Unterbrechung bestanden, sofort wieder auftreten.

6.4.4 Reaktionen innerhalb der ersten drei Tage nach Ersteinnahme einer Bach–Blüten–Mischung oder Einnahme einer neuen Mischung nach längerer Unterbrechung

Die hier gezeigten statistischen Angaben sind aus einer Untersuchung des Bach Centre, German Office, von 700 Patienten gewonnen worden:

Auftreten von positiven Gefühlen	
Eindrucksvolle Träume*	48,9 %
verstärktes Ruhe– und Schlafbedürfnis**	46,1 %
"Ruhe und Gelassenheit überkamen mich"***	37,4 %
Fühlte sich energiegeladener***	33,9 %
Inneres Freudegefühl***	30,2 %
Inneres Befreiuungsgefühl***	27,8 %
Patient nahm etwas in Angriff, das er schon lange vor sich hergeschoben hatte***	19,7 %
Intensivierung von Negativgefühlen	
Innere Unrast	26,4 %
Reizbarkeit	25,8 %
Mattigkeit	25,7 %
Angst	20,9 %
Vorübergehendes Aufflackern von körperlichen Symptomen früher durchlaufener Krankheiten	19,7 %

*Es handelt sich um symbolhaltige Träume in der Nacht zwischen dem 1. und 4. Einnahmetag. Dieses Phänomen ist möglicherweise der objektivste Wirkungsbeweis für die Bach–Blütentherapie (Eine Studie aufgrund Hunderter von Patiententräumen ist in Vorbereitung).

** Mögliche Ursache: Auf inneren Ebenen wird viel psychische Energie benötigt). Daher wird der Energieeinsatz auf der Ebene des Tagesbewußtseins gedrosselt. Wichtig ist, diesem Bedürfnis nachzugeben! Ähnlich zu beurteilen sind z.B. vorübergehend auftretende Schwindelgefühle.

*** Hier wird der Kontakt zwischen der jetzt bestehenden und der angestrebten höheren Schwingungsfrequenz kurzfristig schon erreicht.

Träume

Die hier beobachteten Träume zeigen Ähnlichkeit mit Träumen, die in psychotherapeutischen Sitzungen nach der Methode C.G. Jung auftreten und eröffnen dem Fachmann eine zusätzliche Möglichkeit der Verlaufskontrolle. Im Zusammenhang mit der Bach–Blütentherapie ist lediglich die Betrachtung des Traumes auf der Symbolebene interessant, eben jener kollektiven Ebene, in der auch die Bach–Blüten–Konzepte angesiedelt sind.

Folgende Traummuster treten häufig auf

1. Darstellung des Konfliktes auf der Symbolebene

- z.B. man kämpft mit einem Widersacher, der einem etwas entreißen will
- man muß einen Zug erreichen, verirrt sich jedoch auf dem Weg zum Bahnhof oder
- ist unzureichend für die Reise ausgestattet.

2. Entfaltung eines blockierten Persönlichkeitsanteils.

- man schließt ein schon fast blaugefrorenes Kind nach langer Abwesenheit wieder in seine Arme.
- man betritt eine Zimmerflucht, in welcher man seit Jahren nicht mehr gewesen ist.

3. Innerer Reinigungswunsch

- z.B. Man sucht eine Toilette, findet jedoch die Tür immer wieder verschlossen.
- man badet in einer kristallblauen Flüssigkeit.

4. Symbolisierung des inneren Wachstumprozesses

- man durchwandert ein steiniges Tal, erklimmt einen Berg, auf dessen Gipfel ein gläserer Tempel steht, umgeben von einer intensiv grünen Wiese.

Hinweis: Als Behandler – ohne einschlägige Ausbildung – sollte man der Versuchung widerstehen, diese Träume für den Patienten deuten zu wollen.

Außerdem ist zu beachten, daß lediglich die Hälfte der Patienten mit Träumen reagieren. Patienten, die nicht träumen, werten diesen Umstand manchmal als Zeichen dafür, daß die Therapie nicht anschlägt. Diesen Irrtum sollte man klarstellen.

Weitere Reaktionen

Abgesehen von den oben geschilderten Reaktionen kommt es häufiger zu ***Reinigungsreaktionen*** wie z.B. kurzfristigen Hautausschlägen, Durchfälle oder Erbrechen; sowie zu ***Revitalisierungsreaktionen*** wie z.B. das Wiederauftreten der Menstruation nach längerer sekundärer Amenorrhoe.

Es wurde auch beobachtet, daß manche Patienten bei jeder Einnahme einer neuen Mischung mit leichten Erstreaktionen reagieren.

6.4.5 Empfehlung zur Erleichterung von Erstreaktion

- Motivation des Patienten und Erläuterung des seelischen Ausscheidungsprozesses
- Herabsetzung der Dosierung; notfalls bis auf 1 x 1 Tropfen täglich
- Gleichzeitige kurzfristige Einnahme von Rescue in Form der Wasserglasmethode.

6.4.6 Sonderfälle der Reaktion

Drogenvergangenheit: Patienten mit Drogenkonsum in der Anamnese reagieren oft mit bizarren Träumen oder Stimmungszuständen. Es sind in der Regel Bilder, die sie vom "Trip" her kennen und die nun ausgeschwemmt werden.

Babys und Kinder: Bei der Kindertherapie sollten keine Erstreaktionen auftreten, da hier fast nur akute Zustände behandelt werden.
Treten Erstreaktionen auf, so ist zu fragen, ob das Kind hier Gefühlszustände der Eltern auslebt (siehe auch Seite 196)

Verstärkte Erstreaktionen wurden beobachtet bei Überstimulation durch mehrere gleichzeitig eingesetzte Therapien, die auf eine ähnliche Schwingungsebene zielen (siehe auch Seite 131); auch durch neuartige, elektronisch-apparative Anwendungsmethoden, die noch nicht ausreichend erprobt sind.

Eine intensivierte Wahrnehmung von Reaktionen ist gegeben: während einer Fastenkur oder anderer tiefgreifender Ganzheitstherapien; ebenso bei Menschen, die sich gesund und reizstoffarm ernähren.

Reaktionen in der Umwelt des Patienten: Oft wird die seelische Harmonisierung von den Angehörigen eher bemerkt, als vom Patienten selbst. Partner und Kinder berichten z.B.: "der Vater hat zum ersten Mal mit der Faust auf den Tisch geschlagen." (Centaury). Oder: "unser Sohn hat zum ersten eine andere Meinung gelten lassen, ohne sofort zu widersprechen" (Vine).

Veränderung des Familienklimas durch Bach–Blütentherapie

Unterzieht sich ein Familienmitglied einer konsequent durchgeführten Bach–Blütentherapie, so verändert sich das energetische Feld der gesamten Familie. Daher werden auch die anderen Mitglieder früher oder später darauf reagieren. Besonders auffällig ist diese Reaktion naturgemäß bei kleinen Kindern:

- Das Bettnässen der Vierjährigen wurde deutlich besser, wenn die Mutter beruflich weniger unter Druck stand (Cherry Plum).
- Das Handekzem des Dreijährigen ging zurück, als der Vater seine Examensarbeit endlich beendet hatte (Oak).

Ähnliches kann in der Partnerschaft beobachtet werden:
Wenn es einem Partner durch die richtig gewählte Blütenkombination gelingt, die für die Partnerschaft destruktiven Verhaltensmuster aufzugeben, z.B.: falsches Schuldgefühl (Pine), Hang zur Manipulation (Chicory), falsch verstandene Verbundenheit (Red Chestnut), falsche Sentimentalität (Honeysuckle), so reagiert auch der andere Partner zumeist unbewußt positiv. Es kann dann entweder ein neuer konstruktiver Ansatz für die Partnerschaft gefunden werden oder einer der beiden Partner findet die Kraft zur Trennung.

Aus unserer Erfahrung heraus ist es ist nicht zu empfehlen, eine Bach–Blüten–Mischung für den eigenen Partner zusammenzustellen. Als Betroffener und "Teil des Problems" wird man wesentliche Punkte nicht erkennen können.

6.4.7 Einige Ursachen für Therapieblockaden

- Mangelhafte Diagnostik (selten).
- Die Ursachen für die zu behandelnden Symptome liegen schwerpunktmäßig nicht auf der seelischen Ebene.
- Patient unterzieht sich gleichzeitig zu vielen verschiedenen Therapien.
- Patient hat aufgrund von Mißverständnissen bei der Beratung eine falsche Erwartungshaltung. Oft wird in chronischen Fällen zu viel Ergebnis in zu kurzer Zeit erwartet.
- Patient ist unbewußt noch nicht wirklich bereit zu dieser Therapie. Das ist besonders häufig, wenn der Patient von dritter Seite dazu überredet wurde. Empfehlung: Therapie abbrechen und ihm anheimstellen, sie zu einem späteren Zeitpunkt wiederaufzunehmen.
- Patient scheut auf unbewußter Ebene noch die Konsequenzen der Therapie, z.B. ein Geschäftsmann die völlige Umstellung seiner Lebensweise. Das Ertragen der körperlichen Symptome ist für ihn derzeitig das kleinere Übel.
- Neurotische Persönlichkeitsstruktur des Patienten, der unbewußt damit rechtbehalten möchte, daß auch diese Therapie nicht helfen wird. Der sogenannte Rückfall tritt zumeist nach etwa drei Wochen ein.
- Die Therapie hat zunächst gut angeschlagen, stagniert aber nach etwa 3 Monaten:
  der Patient verfügt zur Zeit nicht über das innere Kräftepotential, um weitere Entwicklungsschritte zu vollziehen. Vorschlag: Therapie aussetzen und zu einem späteren Zeitpunkt auf Wunsch des Patienten wieder aufnehmen.

6.4.8 Beobachtungen nach erfolgreich durchgeführter Bach–Blütentherapie

Die häufigsten Feststellungen von Patienten nach einer Einnahmezeit von 4 – 8 Wochen*

"Ich habe das Gefühl, noch mitten in einem Entwicklungsprozess zu stecken"	56,3 %
"Ich fühle mich wohler und mehr in mir selbst".	45,0 %
"Ich stehe vielen Situationen ruhiger und sicherer gegenüber".	44,0 %
"Ich fühle mich sicherer".	40,4 %
"Ich sehe Schwierigkeiten gelassener entgegen".	37,9 %
"Ich erlebe meine Gefühlsstimmungen deutlicher, habe aber gleichzeitig mehr Abstand dazu".	37,3 %
"Ich habe geistige Erkenntnisse gewonnen".	34,5 %
"Ich habe jetzt mehr Klarheit über meine Lebensziele und –aufgaben".	30,4 %
"Ich kann aufkommende Probleme und Belastungen besser bewältigen".	28,2 %
"Ich handle jetzt konsequenter".	28,1 %
"Ich stehe am Anfang eines neuen Entwicklungs–abschnittes".	28,2 %

*aus der oben zitierten Untersuchung an 700 Patienten

Weitere Beobachtungen nach erfolgreich durchgeführter Bach–Blütentherapie

- Der Gesichtsausdruck des Patienten wird weicher und gelöster. (kann bereits nach der 1. Sitzung beobachtet werden).
- Seelisch vitalere, oft jüngere Ausstrahlung.
- Vorübergehend erhöhte Sensibilität des Patienten; z.B. Wetterfühligkeit.
- Stimmungsschwankungen werden vom Patienten früher und bewußter wahrgenommen; er ist in der Lage, damit umzugehen).
- Körperliche Symptome gehen zurück oder verschwinden (fallabhängig).
- Die Neigung, sich gesünder zu ernähren; reizstoffarmer zu essen, weniger Alkohol zu konsumieren, nimmt zu.
  Aber auch: Vegetarier gönnen sich nach 20 Jahren gelegentlich ein

Stückchen Fleisch (da "übertriebene" Verhaltensweisen wieder in ein natürliches Gleichgewicht gebracht werden).

6.4.9 Die Bach–Blütentherapie in Zusammenwirkung mit anderen Therapieformen

Bachblütentherapie und allopathische Medikation

Im Prinzip positiv, da es sich um verschiedene Wirkungsebenen handelt.

Einige Behandler berichten allerdings von Wirkungseinschränkungen bei gleichzeitiger Einnahme von Betablockern oder Schilddrüsenhormonen.
Häufige Beobachtung: Allopathische Medikationen konnten auf Wunsch des Patienten oder des Behandlers spürbar reduziert oder im Laufe der Zeit ganz aufgegeben werden.

Bachblütentherapie und Psychopharmaka– Therapie

Erfreulicherweise ist in vielen Fällen eine, wenn auch etwa um die Hälfte reduzierte Wirkung zu beobachten.
Doch sollte man sich gerade hier vor einer Verallgemeinerung hüten. Es gibt Patienten, die durch Bach–Blütentherapie Psychopharmaka auf eigenen Wunsch aufgeben konnten.
Andererseits wurde auch beobachtet, daß nach jahrzehntelanger Psychopharmaka–Einnahme die Bach–Blütentherapie nicht mehr "greift".

Testempfehlung ob Bach–Blütentherapie bei gleichzeitiger Psychopharmaka-Therapie noch sinnvoll ist: In mehreren einschlägigen Situationen Rescue einnehmen lassen. Wird jeweils gar keine Wirkung konstatiert, scheint diese Persönlichkeitsebene des Patienten zur Zeit nicht mehr erreichbar zu sein.

Bachblütentherapie und Therapien der Naturheilkunde

Generell gut, besonders wenn es sich um sogenannte ausleitende Methoden handelt.

Bachblütentherapie und klassische Homöopathie (Hochpotenz–Homöopathie)

Obwohl sich beide Therapieformen in ihrer Wirkung objektiv nicht gegenseitig behindern, hat es sich als zweckmäßig erwiesen, beide Therapieformen nicht nebeneinander, sondern im Wechsel einzusetzen.

Viele klassische Homöopathen setzen in Stagnationsphasen mit Erfolg die Bach–Blütentherapie ein.

Oder umgekehrt: nach erfolgreicher Blütentherapie bleiben oft einige körperliche Symptome in prägnanter Deutlichkeit bestehen, die sich nun homöopathisch sehr gut behandeln lassen.
Das zeigt, daß trotz der gemeinsamen "Feinstofflichkeit" beider Methoden, die Wirkungsebenen doch nicht ganz identisch zu sein scheinen.

Erfahrungen eines homöopathischen Arztes mit der Bach–Blütentherapie

Bei der klassisch homöopathischen Behandlung erwiesen sich die Bach–Blüten als zusätzliche Therapie in meiner Praxis in drei Situationen als besonders wertvoll

- Nach der Gabe des indizierten homöopathischen Einzelmittels erleiden die Patienten in vielen Fällen nach Stunden bis Tagen eine Verstärkung ihrer Krankheitssymptome oder es treten nach Tagen bis Wochen alte, schon überstandene Krankheitssymptome wieder auf. In beiden Fällen erwiesen sich die Bach–Blüten zur Linderung dieser Symptome in ca. 60–70% als hilfreich.
- In einigen ausgewählten Fällen konnten zusätzlich verordnete Bachtropfen nach Gabe des Homöopathicums begonnene psychische Besserung wesentlich beschleunigen.
- Ein weiteres Indikationsgebiet für Bach–Blüten sind Patienten, die unter psychologischen Problemen leiden, bei denen sich aber nach der Anamnese für mich kein deutliches homöopathisches Mittelbild ergibt. Eine ähnliche Situation finde ich häufig, wenn das gegebene homöopathische Mittel gut gewirkt hat, eine Wiederholung auch in höherer Potenz keine Wirkung mehr zeigt und noch weiter bestehende kleinere Probleme nicht auf ein neues Mittel hinweisen.

Zweifellos am häufigsten verordne ich Bach–Blüten zur Milderung der homöopathischen Erstreaktion. Hierbei war meist Rescue als Salbe oder Tropfen wirksam.

So kam 1988 eine 21–jährige Patientin mit Polyarthritis in meine Praxis. Nach anfänglicher Besserung mit Phosphor LM6 erlitt die Patientin einmal bei zu früher Wiederholung eine starke Zunahme der Gelenkschwellung und –schmerzen. Nach dem Auftragen von Rescue Creme klangen die Beschwerden innerhalb von 20 Minuten ab. Die Salbe mußte noch 2 mal nach 4–6 Stunden wieder aufgetragen werden; am darauffolgenden Tag waren die Beschwerden abgeklungen.

Eine andere Patientin von 24 Jahren kam wegen Partnerproblemen mit häufigen Streitereien zu mir. Unverträglichkeit von Widerspruch, Aufstoßen nach dem Essen, Blähungen im Unterbauch und Vorliebe für Süßigkeiten führten mich zu Lycopodium. Eine Dosis C 10 000 hatte schon nach einem Tag eine Wandlung des psychischen Befindens zur Folge, jedoch traten nach drei Tagen unerträgliche Kopfschmerzen auf, wie sie die Patientin vor Jahren gehabt hatte. Nach Eincremen des Halses mit Rescue Salbe um den Energiefluß zwischen Körper und Kopf wieder zu ermöglichen, ließen die Kopfschmerzen innerhalb einer halben Stunde nach und die Patientin konnte einschlafen. Am nächsten Tag waren keine Kopfschmerzen mehr vorhanden.

Einer 30–jährigen Patientin gab ich wegen Selbsthaß nach schwerem Liebeskummer Natrium Muriaticum in der C10.000.
Am Tag nach der Einnahme ging es ihr besser, jedoch 2 Tage nach der Einnahme kam eine Depression mit tiefer stiller Verzweiflung. Nach Gabe von 5 Tropfen einer Mischung mit Sweet Chestnut und Walnut wurde die Patientin innerhalb von 10 Minuten so müde, daß sie das Telefongespräch mit mir beenden wollte und bis zum nächsten Morgen schlief. Nach dieser Gabe konnte Natrium Muriaticum 3 Monate lang stetig ohne neuerlichen Rückfall wirken.

Bei gut wirkendem Homöopathicum verordne ich nur selten zusätzlich Bachmittel. Ich erzielte aber in manchen solcher Fälle dann besonders schöne Erfolge, wenn Bach–Blüten und Homöopathicum die selbe Wirkrichtung hatten.

Eine 20–jährige Patientin suchte mich wegen rezidivierender Infekte und beginnendem Asthma auf. Außerdem litt die Patientin unter Blasenentzündungen nach kalten Füßen, hatte Abneigung gegen fette Speisen, konnte ihre Meinung nicht gegen andere behaupten, mußte schnell weinen und ließ sich schnell wieder trösten. Pulsatilla von der LM5 bis C1.000 heilte innerhalb von 4 Monaten ihr Asthma. Einen Monat nach Beginn der Therapie mit Pulsatilla berichtete mir die Patientin von ihren Problemen in der Familie sowie auch von Schwierigkeiten im Studium; sie getraue sich nicht, diese mit ihren Eltern zu besprechen. Nach Einnahme von Walnut für zwei Tage (4 x tägl. 4 Tropfen) wagte sie die schon lange von ihr geplante Aussprache. Einen weiteren Monat später erzählte mir die Patientin, daß sie mit ihrem naturwissenschaftlichen Studium unzufrieden sei, aber nicht gegen den Willen ihrer Eltern das Studium wechseln wolle und auch nicht genau wisse, was sie stattdessen studieren solle. Vier Tage Walnut und Wild Oat ließen in ihr die Sicherheit reifen, daß das Kunststudium für sie das richtige sei. Daraufhin wagte sie auch ein weiteres Gespräch mit ihren Eltern, beendete das ungeliebte Studium und bereitete sich auf die Aufnahmeprüfung für das neue Studium vor.

Wenn ich Bachblüten nach beendeter homöopathischer Therapie gebe, oder als alleinige Therapie, verfahre ich nach den allgemeinen Regeln und will deswegen hierzu keine Beispiele anführen.

Bei kombinierter Therapie mit Homöopathie und Bach–Blüten achte ich darauf, nie beide Therapien gleichzeitig zu beginnen, um noch eine gewisse Übersicht über die Wirkung der einzelnen Mittel zu behalten, und ich versuche die Einnahme der Bach–Blüten möglichst auf wenige Tage zu beschränken.

Bachblütentherapie und Psychoanalyse/Psychotherapie

Naturgemäß ergänzen sich beide Methoden sehr positiv. Manches chronische Persönlichkeitsproblem, das durch die Einnahme der richtigen Bach–Blüten–Mischung verstärkt ins Bewußtsein trat, konnte durch regelmäßige psychotherapeutische Gespräche vom Patienten effektiver und schneller be– und verarbeitet werden. Besonders wenn der Bach–Blüten–Verordner auf dem Gebiet der psychologischen Gesprächsführung unzureichend vorgebildet ist, sollte bei chronischen Fällen die Zusammenarbeit mit einem Psychologen angestrebt werden.

Psychologen berichten von der enormen Bereicherung und Dynamisierung ihrer Therapie bei gleichzeitig erfolgter Bach–Blütentherapie. Häufig wurden zunächst nicht psychotherapiefähige Patienten nach einer Bach–Blütentherapie therapiefähig.

Da das Ziel der Blütentherapie die Stabilisierung der eigenen Persönlichkeit ist, verwundert auch folgende Erfahrung nicht:
Einige jahrelange Analyse–Patienten faßten nach zwei gutgewählten Bach–Bütenmischungen den Entschluß, sich aus der "unbewußten" Abhängigkeit von ihrem Analytiker zu lösen und "allein weiterzumachen".

Bachblütentherapie und Atemtherapie

Erfahrungsgemäß eine sehr effektive Kombination. Drei Gründe scheinen hier maßgeblich zu sein:

- Der Patiententyp des Atemtherapeuten ähnelt in seiner differenzierten bzw. subtileren Seelenstruktur häufig dem Patiententyp, der auch auf Bach–Blütentherapie besonders gut anspricht.
- Reaktionen, die durch Einnahme der Bach–Blüten ausgelöst werden, können vom Atemtherapeuten oft schon unmittelbar nach der Einnahme an der Veränderung des Atems festgestellt werden. Somit kann der Therapieverlauf sehr gut kontrolliert werden.
- Durch Atemtherapie wird die Ausscheidung der "emotionalen Schlakken" gezielt stimuliert.

Wo die Atemtherapie ihre natürlichen Grenzen findet, kann oft durch Bach–Blütentherapie ein zusätzlicher Heilimpuls gesetzt werden.

Beispiel: **Eine renommierte Atemtherapeutin und Institutsleiterin, 75 Jahre, hatte sich den rechten Unterschenkel am Knöchel gebrochen. Furchtbare Schmerzen – keiner wagte, ihr Hilfeleistung anzubieten, da sie gewohnt war, alles "ausschließlich mit dem Atem zu machen". Ein Kongress und Umstellungen am Institut taten ein übriges: Zwei Wochen später – Nervenzusammenbruch. Ich war zufällig im Haus und ließ ihr Rescue verabreichen. Am nächsten Tag bestätigte mir die Patientin, daß sie erst alles andere (Atem) probiert hätte, dann schließlich Rescue. 15 Minuten später sei alles in Ordnung gewesen. Sie nahm im Anschluß regelmäßig Rescue und Olive. Zehn Tage später konnte der Gips abgenommen werden. Trotz stärkster Osteoporose war das Heilergebnis vorzüglich. Bereits am gleichen Tag begann sie wieder mit dem ersten Unterricht (!).**

Bachblütentherapie und Akupunktur

Übereinstimmende Erfahrungen liegen zur Zeit noch nicht vor. Es wurde z.B. beobachtet, daß das Stechen zentraler Punkte wie z.B. des "Gouverneurs" zu überstarken Reaktionen auf die Bach–Blütentherapie führte. Demgegenüber stehen Aussagen, die auf einer anderen Behandlungsebene von einer guten Kombinationsmöglichkeit beider Therapieformen berichten.*

Bachblütentherapie und Akupunkt–Massage nach Penzel

Diese Kombination wird sehr empfohlen, besonders dann, wenn beide Therapien vom gleichen Behandler durchgeführt werden.

Weniger empfehlenswerte Therapie–Kombinationen

Bach–Blütentherapie und die Metamorphische Methode oder Pränatal–Therapie:
Vertreter dieser Therapierichtung raten in Übereinstimmung mit Vertretern der Bach–Blütentherapie von einem gleichzeitigen Einsatz beider Therapieformen ab, da überstarke psychische Reaktionen beobachtet wurden. Möglicherweise wirken beide Therapien im gleichen Bereich des bioenergetischen Feldes, welches dadurch überstimuliert wird.

Bei gleichzeitigem Einsatz beider Therapien läßt sich die Aussage des englischen Bach Centres: "Es können nicht mehr emotionale Reaktionen auftreten, als der Patient verarbeiten kann" nicht aufrechterhalten.

---

* Einschlägige Erfahrungsberichte werden für weitere Auflagen dieses Buches erbeten.

Ähnliche Überlegungen können sicher auch für andere, schon bekannte oder noch kommende Therapien gelten, welche spezifische feinere Bereiche des bioenergetischen Feldes stimulieren.

6.5 Bach–Blütentherapie zur Selbstbehandlung des Behandlers

"Der größte Gefallen, den man einem Menschen tun kann, ist es, selbst glücklich und hoffnungsvoll zu sein; denn damit zieht man ihn aus seiner Verzagtheit empor" – sagte Bach oft zu seinen Mitarbeitern; und er erklärte zum wichtigen Therapieziel, dem Patienten Selbstvertrauen und Hoffung einzuflößen und ihn zur Entfaltung seiner eigenen Individualität anzuregen.

In der heutigen Zeit ist es vielleicht noch schwieriger als zu Zeiten Bachs, innere Ausgeglichenheit zu erlangen und 16 Stunden am Tag ein positives Lebensgefühl aufrechtzuerhalten und auszustrahlen. Wie oft empfindet man im Gespräch mit einem schwerkranken Patienten selbst Angstgefühle (Mimulus) oder Resignation (Gorse).
Und wie häufig merkt ein überlasteter Behandler gar nicht mehr, daß sich sein emotionales Interesse allmählich mehr auf die Störungen als auf das noch zu aktivierende Positive im Patienten richtet. Da man weiß, daß alle eigenen Gefühlsprogramme unbewußt von Patienten aufgenommen werden, brauchen die Vorteile der Selbstbehandlung und Selbstentfaltung durch Bach–Blütentherapie nicht näher diskutiert zu werden.

Ein weiterer Grund, die Selbstbehandlung zu empfehlen, liegt in der dadurch erzeugten **Steigerung der eigenen diagnostischen Fähigkeiten**. Die Reinigung der eigenen Gefühlskanäle bewirkt das schnellere intuitive Erkennen entsprechender Gefühlsblockaden im Patienten. Und durch den Einsatz der Bach–Blüten in der Praxis wird der sensible Behandler seine Entwicklung zusätzlich stimulieren. Die 38 archetypischen Seelenzustände, die ja alle auch in ihm selbst veranlagt sind, werden durch den "häufigen Umgang", z.B. durch das Erheben der Anamnese beim Patienten, durch Zuordnung der entsprechenden Blüten usw. immer wieder auch in ihm selbst aktiviert, womit automatisch eine Bearbeitung der eigenen Stärken und Schwächen verbunden ist.

Der Behandler kann sein eigenes seelisches Potential besser nutzen; davon profitiert dann auch seine Umwelt, nicht nur die Patienten, sondern auch das Arbeitsteam und nicht zuletzt die Familie.

Wie kann man bei der Selbstbehandlung vorgehen?

Eine weiterreichende Selbsttherapie sollte man ohne die Einstiegshilfe eines erfahrenen Kollegen oder eines Seminares mit Supervisionsgelegenheit nicht beginnen. Und wenn man sich dazu entschlossen hat, gilt es, diesen Entschluß 12–18 Monate lang durchhalten, da eine Transformation lange bestehender negativer Gefühlsmuster sonst kaum möglich ist.

Viele heute überzeugte Verfechter der Bach–Blütentherapie wählten allerdings einen viel pragmatischeren Einstieg: nämlich die Einnahme von Rescue in geeigneten Situationen. Weitere kurzfristige Erprobungsmöglichkeiten der Bach–Blüten–Konzentrate ergeben sich im Praxisalltag.

Folgende Situationen und Blütenauswahl wären denkbar, wobei die Einnahme nach der Wasserglas–Methode zur Anwendung kommen sollte:

Olive	- wenn man an bestimmten Tagen der Praxistätigkeit an der Grenze seiner seelischen und körperlichen Kräfte angelangt ist. Eine wichtige Blüte beim "burn–out–Syndrom".
Oak	- wenn man trotz eigener Probleme oder körperlicher Beschwerden unbedingt den Praxistag durchstehen muß.
Vervain	- wenn man sich für einen bestimmten Patienten oder in einer bestimmten Situation besonders engagiert hat und dabei unverhältnismäßig viel Kräfte verbrauchte.
Elm	- wenn man vorübergehend "am liebsten alles hinschmeißen würde", weil einem die Verantwortung über den Kopf wächst. Obwohl man sich eigentlich seiner Diagnose und therapeutischen Fähigkeiten sicher ist, schickt man den Patienten zu einem entsprechenden Facharzt oder in die Poliklinik, weil man sich im Augenblick die Behandlung selbst nicht zutraut.
Star of Bethlehem oder Rescue	- wenn man eine unangenehme Auseinandersetzung gehabt hat.
Crab Apple	- wenn man nach einem langen Tag das Gefühl hat, von vielen Eindrücken übervoll oder "wie verstopft" zu sein. Sehr bewährt ist auch: einige Tropfen aus der stockbottle dem Badewasser zuzusetzen.

Red Chestnut – wenn man sich immer wieder dabei ertappt, vom Patienten Symptome "zu übernehmen", das heißt z.B. die Magenschmerzen bekommt, welche die Patientin hat, die gerade im Wartezimmer sitzt.

Hier einige charakteristische Gefühlshaltungen von Behandlern, deren Harmonisierung eine längere Einnahme erfordern würde

Pine – eine häufige "Behandler–Blüte". Man macht sich Vorwürfe, daß man etwas übersehen oder nicht rechtzeitig genug erkannt haben könnte; daß – und sei es auch nur in Gedanken – man dem Patienten unrecht getan hat, z.B. seine vorgetragenen Beschwerden bagatellisiert hat oder ihn nicht richtig hat zu Wort kommen lassen...

Gentian – für den grundsätzlich skeptischen Behandler, der insgeheim an vielen Therapien, auch an der Wirkung der Bach–Blüten bei sich und anderen zweifelt.

Beech – wenn man nur sein spezielles Fachwissen im Auge hat und innerlich ablehnt, sich auch einmal auf eine andere Sichtweise einzulassen.

Vine – wenn die eigene Autorität keinen Widerspruch zuläßt und man dazu neigt, den – oft verunsicherten – Patienten zu einer Therapie oder Operation zu drängen, anstatt ihm die Entscheidung selbst zu überlassen (Thema "mündiger Patient").

Centaury – wenn man sich gegen die eigene Überzeugung zu leicht "erweichen" läßt, Medikamente zu verordnen, die bestimmte Patienten unbedingt haben wollen; wenn man Pharmaberatern aus Gefälligkeit Prospekte abnimmt, die man hinterher wegwirft; wenn man sich von den Wünschen seiner Angestellten (z.B. Urlaub) immer wieder "rumkriegen" läßt usw.

Walnut – wenn man Schwierigkeiten hat, die eigene Auffassung gegenüber Kollegenmeinungen durchzusetzen oder fürchtet, sich innerlich beeinflussen zu lassen.

Holly	-	bei Gefühlsirritationen, die z.B. entstehen, wenn man sich für einen Patienten besonders eingesetzt hat und nun feststellen muß, daß er diesen Einsatz gar nicht zu schätzen weiß.
Impatiens	-	wenn man sich immer wieder ärgert, daß der Patient nicht schnell genug reagiert oder aufnimmt, was man ihm vorschlägt.
Water Violet	-	man fühlt sich dem Patienten überlegen, kann aber trotzdem oder gerade deshalb emotional nicht auf seine Bedürfnisse eingehen. Es tritt ein inneres Distanz–Bedürfnis auf, das man nur schwer überspielen kann (häufig in Kombination mit dem Elm–Zustand).
Gorse	-	wenn man selbst oft nicht mehr an den Erfolg seiner Bemühung glaubt, innerlich die Hoffnung aufgegeben hat.

Diese Beispiele ließen sich beliebig fortsetzen.

7. Die beiden Hauptanwendungsgebiete der Bach–Blütentherapie

7.1 Die Bach–Blütentherapie bei der Behandlung von psychischen Krisen in schwierigen Lebenssituationen

Psychische Krisensituationen verstärken häufig die somatischen Symptome eines Patienten und stellen daher sehr oft die eigentliche Ursache des Besuches beim Arzt und Heilpraktiker dar.

Die Fülle des besonders auf diesem Gebiet vorliegenden Erfahrungsmaterials bestätigt diese Annahme.

Gerade in schicksalhaften Situationen, wie z.B. dem Tod des Ehepartners oder Verlust der Stellung, in denen bisher "aus Verlegenheit" Psychopharmaka verabreicht wurden, leistet die Bach–Blütentherapie überaus wertvolle Hilfe zur Harmonisierung und konstruktiven Bewältigung der Situation im Sinne eines echten Reifeprozesses.
Die Verordnung von Rescue ist in vielen solchen Fällen ein erster Schritt, der häufig genug rasch eine erhebliche Erleichterung in der kritischen Lebenssituation schafft. Zumeist reichen danach ein oder zwei gezielte Bach–Blüten–Kombinationen aus, um über die Krise hinwegzuhelfen. In sehr akuten Fällen hat sich besonders die Einnahme nach der Wasserglas–Methode (siehe Seite 112) bewährt.

Der Erfolg, den die Bach–Blütentherapie in psychischen Krisensituationen zeigt, ist oft die Initialzündung für eine längerfristige Bach–Blütentherapie zur Aufarbeitung chronischer seelischer Negativzustände und zur Persönlichkeitsentfaltung.

Fallbeispiele

Fall 1: Verlust des Ehepartners

Patientin, 48 Jahre

Zustand

stark depressiv.

Anamnese

Patientin kommt nach dem Tod ihres Ehemannes in die neurologisch–psychiatrische Praxis. Der Ehemann hatte Suizid begangen – zuvor schon jahrelang unter depressiven Verstimmungen und Ängsten gelitten; Ärzte und Medikamente waren fortlaufend erfolglos gewechselt worden. Die Patientin hatte im Laufe der Ehe ihr ganzes Sein auf ihn konzentriert, sich selbst ihm zuliebe völlig zurückgestellt. Erst in der letzten Zeit vor seinem Tode – bereits ziemlich am Ende ihrer seelischen Kräfte und durch ihren behandelnden Arzt ermutigt – hatte die Patientin begonnen, sich aus dieser einengenden Situation zu befreien und mehr Selbständigkeit zu gewinnen. Der Selbstmord des von ihr sehr geliebten Mannes, stürzte sie, abgesehen von der Trauer über den Verlust, in tiefe Schuldgefühle. Auch durch eine hierauf begonnene Einzel– und Gruppen–Gesprächstherapie vermochte sie sich nicht von diesen Gedanken und Gefühlen zu lösen. Obwohl ihr klar war, daß sie den damaligen Zustand heute nicht mehr ertragen könnte, hätte sie am liebsten "alles rückgängig und ungeschehen" gemacht – wenn dieses möglich gewesen wäre.

Beginn der Bach–Blüten–Einnahme

März 1984

Bach–Blüten–Kombination:

Rescue	– wegen der seelischen Notsituation; Gefahr akuter Dekompensation bei zusätzlicher Belastung.
Sweet Chestnut	– wegen der tiefen Verzweiflung und des Gedankens "von Gott verlassen zu sein".
Pine	– wegen der Schuldgefühle bezüglich des Todes ihres Ehepartners.
Wild Rose	– wegen Apathie und Resignation.
White Chestnut	– wegen der ständig um die unglücklichen Ereignisse kreisenden Gedanken.
Olive	– wegen sowohl psychischer als auch körperlicher Erschöpfung.

Honeysuckle (etwas später zugesetzt)	– weil die Patientin zu diesem Zeitpunkt geistig völlig von der Vergangenheit "absorbiert" wird.

Verlauf

Langsame schrittweise Stabilisierung des Zustandes.
Im Juli erhält die Patientin die Nachricht, daß die Fenster ihrer Altbauwohnung im September erneuert werden sollen. Sie plant daraufhin, bei dieser Gelegenheit ihre ganze Wohnung umzuräumen, was inzwischen geschehen ist. Interessant: Frau L. sagt, vorher habe sie immer das Gefühl gehabt, ihr Mann säße auf seinem gewohnten Platz auf dem Sofa und wenn ein Besucher sich dort hinsetzte, hätte sie "schreien" können, aber jetzt "sitzt da niemand mehr". Sie hätte ein völlig neues Lebensgefühl und müßte auch nicht mehr so häufig wie früher an ihren Mann denken. Auch die Bitterkeit und Schuldgefühle seien fort. Sie hätte sogar schon an eine neue Beziehung gedacht.

Langzeit–Ergebnis

Etwa drei Jahre später konnte ich bei einem Anruf erfahren, daß die Patientin ihr Leben weiterhin aktiv meistert, ihren Lebensunterhalt selbst verdient und sich gerade eine Eigentumswohnung gekauft hat. Sie plant, diese ganz neu nach ihren eigenen Vorstellungen einzurichten und alle alten Möbel zu verkaufen.

Anmerkung: Mir ist dieses Fallbeispiel deshalb wichtig, weil es meine Erfahrungen widerspiegelt, daß häufig dann, wenn sich auf der "inneren Ebene" etwas löst, sich auch auf der "äußeren Ebene" Situationen umgestalten.

Fall 2: Partnerschaftsproblematik

Patientin: 21 Jahre, Schülerin.

Situation/Zustand

Die Patientin kommt in Tränen aufgelöst mit ihrer Freundin in meine Praxis. Sie fühlt sich in einer Beziehung gefangen. Ihr Freund (Ausländer), mit dem sie seit einem halben Jahr zusammen ist, muß in sein Heimatland zurückkehren, um dort zum Militärdienst einzurücken. Seitdem besteht eine Wochenendbeziehung, die sich laufend verschlechtert. Die Patientin ist von panischer Angst befallen, der Freund könne zu seiner alten Freundin zurückkehren, Eifersuchtsanfälle, "Szenen" beim Wiedersehen. Die Patientin ist "völlig aus dem Häuschen", weiß nicht mehr ein noch aus.

Sofortmaßnahme

Während des dreistündigen Gespräches gebe ich alle halbe Stunde eine Gabe Rescue. Patientin verläßt mich beruhigt, getröstet, kann sogar wieder lachen und erzählt von ihren Zukunftsplänen (!).

Bach–Blüten–Kombination (zur regelmäßigen Einnahme)

Star of Bethlehem	– gegen den Schock, daß der Freund jetzt so weit weg ist.
Holly	– gegen die übertrieben starke Eifersucht.
Mimulus	– gegen Verlustängste.
Walnut	– um mit der neuen Situation besser fertig werden zu können und um innere Distanz zu ihrem Freund zu gewinnen.
Heather	– gegen das ausgeprägte Gefühl, nicht einen Moment allein sein zu können und allen Menschen ihr Leid klagen zu müssen.

Es stellte sich dann weiterhin im Gespräch heraus, daß der Freund sie schlägt. Ich gewann subjektiv den Eindruck, daß er möglicherweise als Partner für dieses Mädchen ungeeignet wäre.

Verlauf

Am darauffolgenden Wochenende ruft Patientin an, um zu berichten, daß "alles ganz wunderbar läuft". Sie ist "happy"; keine Eifersucht, keine "Szenen". Sie besteht darauf, mit ihrem Freund vorbeizukommen, damit ich "ihn mir dann einmal anschauen kann." Während des Gespräches mit beiden beschleicht mich subjektiv immer mehr das Gefühl, daß hier wirklich zwei denkbar schlecht zueinander passende Individuen zusammengekommen sind, und ich bin froh, Walnut in die Mischung aufgenommen zu haben. Dies äußere ich natürlich nicht.

Abschluß der Therapie

Wenige Wochen später erfahre ich von einer Freundin der Patientin, daß diese sich "kurz und schmerzlos" von ihrem Freund getrennt hätte; als Begründung gab sie an "ein Mann, der mich jetzt schon schlägt, kann doch wohl nicht der Richtige für mich sein". Sie widmet sich wieder ihrer Ausbildung und ihren Hobbies.

Fall 3: Übersiedlung ins Altersheim

Patientin: 78 Jahre

Situation

Da die Patientin nicht mehr in der Lage war, sich selbständig zu versorgen, konnte sie nicht mehr in ihrer eigenen Wohnung bleiben, sondern mußte in ein Altersheim übersiedeln. Die Umstellung machte ihr so zu schaffen, daß sich daraufhin ihr allgemeiner Gesundheitszustand sehr verschlechterte. Daher erwog man nun, sie auf eine Pflegestation zu verlegen, was die Patientin noch mehr deprimierte.

Bachblüten-Verordnung

Walnut (als Einzelmittel)	– wegen der Umstellung in eine neue Situation.

Verlauf

Innerhalb von drei Wochen erholte sich die Patientin sichtlich und lebte sich so gut im Altersheim ein, daß niemand mehr von der Verlegung in die Pflegestation sprach. Der Kontakt zu den anderen Heimbewohnern entwickelte sich gut. Patientin ist insgesamt rüstiger als zuvor und sogar anderen Personen behilflich, z.B. auf dem Weg zum Speisesaal.

Fall 4: Kündigung

Patient: 45 Jahre, kaufmännischer Angestellter

Situation

Die Ehefrau des Patienten berichtet, ihr Mann klage über starke Magenschmerzen, ihm sei ständig übel, er schlafe schlecht und bekäme bei jeder Kleinigkeit einen Wutanfall. Er "schreie sie und die Kinder nur noch an".

Vorgeschichte

Dieser Zustand bestand seit drei Wochen. Vor einem Monat hatte der Patient nach 25 Jahren Betriebszugehörigkeit völlig überraschend seine Kündigung erhalten. Die Firma war verkauft worden. Er behauptete zwar zuversichtlich zu sein, was das Finden einer neuen Stelle anbelange, gab dann aber zu, gekränkt und geschockt zu sein, daß man ihn nach so langer Zeit" einfach auf die Straße setze".

1. Bach–Blüten–Kombination

Star of Bethlehem	–	wegen der tiefen seelischen Verletzung durch die Kündigung; durch diesen Schock waren sämtliche Symptome ausgelöst worden.
Elm	–	wegen des Gefühls, den Veränderungen durch einen Arbeitsplatzwechsel nicht gewachsen zu sein.
White Chestnut	–	seine Gedanken kreisen unaufhörlich um die Situation der Kündigung.

Verlauf

Nach Einnahme dieser Mischung war er in der Lage, mit seiner Frau über seine Enttäuschung und Ängste zu sprechen; wurde dabei zunehmend ruhiger, die körperlichen Beschwerden ließen nach. Das Gefühl jedoch, den Sprung in eine neue Position und die damit verbundenen Bewerbungen, nicht meistern zu können, blieb noch bestehen.

2. Bach–Blüten–Kombination

Mischung wie zuvor, zusätzlich jedoch

Walnut	–	zur Unterstützung, um sich innerlich von der alten Firma lösen und sich auf eine neue Situation einlassen zu können.

Verlauf

Sofort nach Einnahme dieser neuen Kombination trat eine deutliche Veränderung beim Patienten ein. Er wurde selbstbewußter und begann ernsthaft, sich auf Stellenanzeigen zu bewerben.
Während er zuvor immer wieder von seiner alten Stelle gesprochen hatte, betonte er nun, daß “dieses Kapitel jetzt für ihn abgeschlossen sei”. Er fände es gut, sich noch einmal neu orientieren zu müssen und noch etwas dazuzulernen.

Abschluß der Therapie

Sechs Monate später hatte der Patient eine neue Stelle. Die Zwischenzeit hatte er genutzt, um EDV–Kurse zu besuchen.

Kommentar: An diesem Fall wird sehr anschaulich, daß durch die Bach–Blütentherapie konstruktive Energien freigesetzt werden.

Fall 5: Psychische Schwierigkeiten im Klimakterium

Patientin: 47 Jahre, Hausfrau (zeitweilig als Verkäuferin tätig), 2 erwachsne Kinder.

Beschwerden

Wechseljahre, psychisch und physisch aus dem Gleichgewicht, Angstzustände, traut sich nichts mehr zu, Gefühl der Leere; "nicht mehr gebraucht zu werden", Traurigkeit, Unruhe, kann nicht schlafen, leidet unter Platzangst bis zu Panikgefühlen.

Anamnese

Patientin hat der Erziehung und Entwicklung ihrer Kinder den Hauptanteil ihres Lebens gewidmet. Nun, da die Kinder erwachsen und "aus dem Hause" sind, bemerkt sie erst, daß mit dem Ehepartner kaum noch Gemeinsamkeiten bestehen. Im Dezember 1986 scheitert ihr Versuch, wieder berufstätig zu werden. Danach traten erstmalig Platzangst und o.g. Beschwerden auf.

Diagnose

Depressive Verstimmung und z.T. phobisch organisierte Ängste in den Wechseljahren.

Bisherige Therapie

Nach Abklärung der Körpersymptomatik vom prakt. Arzt Verordnung von Tranquilizern, welche die Patientin jedoch aus Angst vor der Abhängigkeit ablehnte.

Beginn der Bach–Blüten–Einnahme 6. Mai 1987.

1. Bach–Blüten–Kombination

Rescue	– wegen der derzeitigen seelischen Notsituation.
Rock Rose	– zusätzlich wegen der Panikgefühle.
Scleranthus	– wegen des mangelnden Gleichgewichtes auf seelischer sowie körperlicher Ebene.
Mimulus	– wegen der vielfältigen Ängste und Überempfindlichkeit.
Larch	– wegen Mangels an Selbstvertrauen.
White Chestnut	– wegen der gedanklichen Unruhe und Schlaflosigkeit.
Gentian	– wegen Zweifeln und negativer Erwartungshaltung.

Zusätzliche Therapie

Autogenes Training

Ergebnis

14 Tage später empfindet die Patientin mehr innere Ruhe, kann besser schlafen. Sie akzeptiert ihre (bisher unbewußt abgelehnte) Sensitivität als etwas Kostbares und reflektiert über die "Macht der Gedanken". Physisch jedoch weiterhin starke Schwankungen (z.B. Blutdruck), sich noch vertiefende Traurigkeit und das Gefühl, in ihrem Leben einen Mangel an Liebe erfahren zu haben; außerdem Anzeichen einer – nach eigener Aussage – für sie typischen Ungeduld. Daher:

2. Bach–Blüten–Kombination 20. Mai 1987.

Gleiche Mischung wie zuvor, zusätzlich

Mustard	– wegen der tiefen Schwermut.
Heather	– wegen der seelischen Bedürftigkeit.
Impatiens	– wegen der Ungeduld.

Ergebnis

Verstärktes Gefühl von Ruhe und Ausgeglichenheit (Patientin beginnt sich mit Yoga zu beschäftigen); hat viel Liebe erfahren, z.B. vom Sohn einen Hundewelpen geschenkt bekommen; Ungeduld bessert sich; generell verbesserte Stimmungslage.

3. Bach–Blüten–Kombination

Holly	– wegen zeitweiliger heftiger Aggressionen gegen den Ehemann.
Vine	– Tendenz zu "Herrscher–Rolle" innerhalb der Familie.
Rock Water	– weil sie zu streng ist mit sich und eigene Bedürfnisse unterdrückt.
Walnut	– zur Unterstützung bei der Neuorientierung.

Ergebnis und Abschluß der Therapie

15. April 1988. — Positiver Zustand der Patientin hat sich stabilisiert. Sie kann das Leben wieder genießen und freut sich, "aus dieser Krise sehr viel gelernt und sich weiterentwickelt" zu haben.

Langzeit–Ergebnis

Bei Nachfrage etwa ein Jahr später hat ihre neue positive Lebenseinstellung noch immer Bestand.

Fall 6: Leistungstief vor Wettkampf

Patient: 22 Jahre, Sportler (Bogenschütze)

Zustand/Situation

Patient ist sehr niedergeschlagen und deprimiert; Mutlosigkeit; hohe Nervosität. Es stehen ihm wichtige, über seine Teilnahme an der Olympiade entscheidende, Wettkämpfe bevor – er befindet sich in einem Leistungstief, glaubt nicht an seine Fähigkeiten. Gibt bei gelegentlichen Mißerfolgen sofort auf.

Beginn der Bach–Blüten–Einnahme: 1. März 1987

Bachblüten-Kombination:

Clematis	–	wegen mangelnder Konzentrationsfähigkeit beim Training und den Vorentscheidungskämpfen; ist gedanklich nicht bei der Sache.
Gentian	–	negative Erwartungshaltung; Entmutigung.
Elm	–	Gefühl, der Herausforderung nicht gewachsen zu sein.
Larch	–	zur Stabilisierung des Selbstvertrauens.
White Chestnut	–	Gedanken kreisen unaufhörlich um die Wettkämpfe und die Olympiade.

Zusätzliche Behandlung

Gleichzeitige Betreuung durch Sportpsychologen.

Verlauf

Bereits 2–3 Tage nach der ersten Einnahme ist der Patient deutlich ruhiger und gelassener. Diese Gelassenheit stabilisiert sich noch und er ist in der Lage, den Wettkämpfen ohne Angst und Nervosität entgegenzusehen. Die zwanghafte gedankliche Beschäftigung mit den Wettkämpfen läßt nach; in den entscheidenden Situationen kann er sich besser konzentrieren.

Abschluß der Therapie Ende Mai 1987

Ergebnis

Der Sportler qualifizierte sich für die Teilnahme an der Olympiade. Zur Verwunderung seines Trainers übertraf er sogar seine bisher persönliche Bestleistung.

Fall 7: Übersteigerte Angstreaktion nach Operation

Patientin: 71 Jahre, Rentnerin

Zustand

Starke Ängste vor dem Verlassen des Hauses und beim Betreten der Straße – Angst vor einem Sturz.
Patientin kommt nur per Taxi in die nahegelegene Arztpraxis; fährt mit dem Fahrstuhl in den 1. Stock.

Anamnese

Patientin hat mehrere Knieoperationen hinter sich; beidseitig Knie–Endoprothesen.
Später Fraktur einer Kniescheibe durch einen Unfall; Verlauf der Behandlung jedoch problemlos: beide Knie wieder voll beweglich und schmerzfrei.

Bach–Blüten–Kombination

Chestnut Bud	–	kann altes Verhaltensmuster nicht überwinden.
Mimulus	–	gegen die Angst vor erneutem Sturz.
Oak	–	Typmittel (durch Fragebogen ermittelt)
Crab Apple	–	Patientin ist sehr penibel; Kleinigkeiten werden überbewertet.

Ergebnis

Bereits nach zwei Tagen der Bach–Blüten–Einnahme spürbare Veränderung im Wesen der Patientin. Sie erscheint ohne Taxi in der Praxis.

Fall 8: Prüfungsangst

Patientin 21 Jahre, Krankengymnastik–Schülerin

Beschwerden

Plötzliches Auftreten von heftigen Prüfungsängsten; Panikgefühle; sieht sich nicht in der Lage, den Lehrstoff zu bewältigen; häufig nächtliche Schlaflosigkeit und starkes Schwitzen (2–3 maliges Wechseln der Bettwäsche pro Nacht). Daraus resultierend tagsüber hochgradige Erschöpfung und Gereiztheit. Schlaftabletten nimmt sie selten – nur sehr ungern – im Notfall.

Anamnese

Patientin steht derzeitig vor der Abschlußprüfung in der Krankengymnastikausbildung.
Sie erzählt, daß sie auch beim zwei Jahre zurückliegenden Abitur unter sehr großer Prüfungsangst und Panikgefühlen gelitten hatte.

Bach–Blüten–Kombination

Larch	– Stärkung des Selbstvertrauens, Ermutigung.
Elm und Hornbeam	– gegen Müdigkeit und Erschöpfung; das Gefühl, ihren Lehrstoff nicht zu bewältigen.
Crab Apple	– gegen ihre Abscheu vor dem Schwitzen.
Star of Bethlehem	– zur Verarbeitung der traumatischen Erinnerung an das Abitur.

Verlauf

Nach 2–3 Tagen der Einnahme treten nachts keine Schweißausbrüche mehr auf. Die Versagensängste der Patientin weichen zunehmend einem Gefühl von Stärke, Klarheit und Zuversicht. “Das Lernen macht mir wieder Spaß!” Sie ist zunehmend wieder in der Lage, das Arbeitspensum ruhig und besonnen in Angriff zu nehmen.

Ergebnis

Bereits nach zweiwöchiger Bach–Blüten–Einnahme kann die Patientin wieder tief und erholsam schlafen. Sie sieht der “Herausforderung” geradezu mit Freude entgegen; sie hätte nun wieder zu ihrem “wahren Ich” zurückgefunden!

Zum Vergleich folgender Fall: ähnliche Symptomatik, andere Blütenwahl:

Fall 9: Leistungsdruck

Patientin 18 Jahre, Schülerin

Beschwerden

Nervosität und Mangel an Konzentration; Schlaflosigkeit; allgemeine Unausgeglichenheit und Gereiztheit.

Anamnese

Patientin war bislang eine gute Schülerin; hat den Wunsch, Tiermedizin zu studieren; ist jedoch durch den in diesem Fach sehr hohen numerus clausus beunruhigt. Plötzlich lassen ihre schulischen Leistungen nach; sie kann nachts nicht mehr schlafen – steht immer wieder auf, um noch zu lernen. Sie steigert sich immer mehr in Nervosität hinein und ist deshalb während der Klassenarbeiten leicht ablenkbar und unkonzentriert.

Bach–Blüten–Kombination

Cherry Plum	– wegen der hohen Nervosität und der Konzentrationsschwierigkeiten beim Lernen.
Elm	– wegen der Befürchtung, ihr Pensum nicht zu bewältigen – obwohl sie weiß, daß sie den Stoff beherrscht.
Hornbeam	– zur Lern–Unterstützung; für geistige Klarheit.
Mimulus	– wegen der Angst, bei den Prüfungen zu versagen.
White Chestnut	– wegen der Tag und Nacht um die Prüfung und das angestrebte Studium kreisenden Gedanken.

Verlauf

Vier Wochen nach der Einnahme der obigen Blütenkombination sagt sie selbst zwar, sie habe nicht den Eindruck, daß sich etwas verändert hätte – von anderen Menschen hingegen wird sie als zufriedener und ausgeglichener empfunden.

Weitere vier Wochen später hat sie nachts nicht mehr ständig das Gefühl, sie müsse aufstehen, um noch zu lernen. Sie kann wieder durchschlafen.

Langzeit–Ergebnis

Nach weiteren acht Wochen stellt sie selbst fest, daß sie wesentlich ruhiger und gelassener geworden ist. Das verkrampfte "Büffeln" ist einer konzentrierten Arbeitsweise gewichen; ihre alten guten Leistungen haben sich wieder eingestellt.

Kommentar: Interessant ist hier der relativ langsame Verlauf im Gegensatz zum vorherigen Fall. Das deutet darauf hin, daß die Schwierigkeiten dieser Patientin eher chronischer Natur sind.

Fall 10: Psychische Belastung durch Säugling in der Familie

Patient 39 Jahre

Beschwerden

Kreislaufstörungen, niedriger Blutdruck; morgentliche Ohnmachtsneigung; Patient kann morgens sehr schwer aufstehen. Starkes Druckgefühl in der Herzgegend.

Anamnese

Patient kommt im Mai 1987 wegen obiger Beschwerden in die Praxis. Ein wegen des Druckgefühls in der Herzgegend bereits vorher durchgeführtes EKG hatte – außer in Ruhe gehäuft auftretender Extra–Systolen – keinen pathologischen Befund ergeben.
Die verordneten Beta–Blocker wollte der Patient nicht nehmen.

Im Oktober 1986 war der Patient Vater einer zweiten Tochter geworden. Bei Befragung stellt sich heraus, daß er sich neben beruflicher Überforderung durch das kleine Kind und den dadurch bedingten schlechten Schlaf, sehr überlastet fühlt.
Er beabsichtigt berufliche Veränderungen.

Bach–Blüten–Kombination

Centaury	–	wegen allg. Schwäche; zu großer Gutmütigkeit (er läßt sich übermäßig viel aufbürden).
Mimulus	–	Angst vor beruflicher Zukunft.
Hornbeam	–	morgendlicher Energiemangel.
Rescue	–	wegen der allgemeinen seelischen Irritation.

Ergebnis

Vier bis fünf Wochen nach der Einnahme Normalisierung des EKG–Befundes: Subjektive Herzbeschwerden sind verschwunden.
Trotz der starken beruflichen Belastung fühlt sich der Patient wieder leistungsfähiger: Der Stellungswechsel ist perfekt.

Fall 11: Erwartungsängste vor Reisen

Patientin 65 Jahre, geboren in Rußland, Rentnerin.

Beschwerden

Die Patientin kam mit starken Herzbeklemmungen in meine Praxis. Im Gespräch erzählte sie mir, daß sie in den nächsten Tagen wieder ca. 60 km mit dem Zug in die Stadt fahren wolle, um das Grab ihres Mannes zu besuchen. Sie habe immer solche Beklemmungen und schlimme Ängste, die ihr schon Tage vorher "ein Kloß–Gefühl im Halse machten". Sie sei nervös, könne nicht schlafen, es koste sie sehr viel Überwindung, diese Fahrt zu unternehmen, aber sie hinge noch so an ihrem Mann. Sie müsse einmal im Monat an das Grab fahren. Auch um ihre noch in Rußland lebende Verwandtschaft mache sie sich große Sorgen.

Anamnese

Die Patientin ist seit Jahren sehr gehemmt und in ihrem gesamten Verhalten sehr verunsichert. Sie neigt zu gelegentlichen Atemwegsinfekten und hat Beschwerden durch degenerativen Wirbelsäulen– und Gelenkveränderungen.

Diagnose

Für die im Vordergrund stehende psychosomatische Problematik gibt es meines Erachtens nach keine treffende schulmedizinische Diagnose; ebenso keine sinnvolle schulmedizinische Therapie, da diese bestenfalls in der Blockierung der Symptomatik mit Hilfe von Psychopharmaka, nicht jedoch in der Harmonisierung und Auflösung des Problems bestehen könnte.

Beginn der Einnahme 28. April 1989

1. Bach–Blüten–Kombination (im Gespräch ermittelt)

Mimulus	– Angst vor der Zugfahrt; Lampenfieber.
Mustard	– Weltschmerz; Schwermut ohne Grund.
Honeysuckle	– ständige Gedanken an ihren Mann und ihre Verwandschaft in Rußland; Sehnsucht und Heimweh nach Rußland.
Red Chestnut	– schreibt wöchentlich an ihre 91–jährige Mutter in Rußland, gibt ihr Ratschläge und bangt um sie.
Rock Rose	– innere Unruhe, Herzbeklemmungen.

Zusätzliche Behandlung

Die begleitende Behandlung besteht in Sinupret® und Perkamillon–Liquidum®-Tropfen wegen der Atemwegsinfekte und L-Thyroxin® 125 μg wegen Zustand nach Strumektomie.

Verlauf

Am 8. Juni 1989 kommt die Patientin erneut zu mir und berichtet mit einem fröhlichen Gesicht, daß es ihr jetzt prächtig gehe. Sie habe keine Ängste mehr und sei nun sogar entschlossen, eine Reise nach Rußland zu ihrer Mutter und Schwester zu unternehmen. Sie habe sich schon informiert und entsprechende Schritte eingeleitet. Es sei schon seit Jahren ihr größter Wunsch, ihre dort lebende Verwandtschaft zu sehen. Bisher wagte sie nicht, daran zu glauben, daß sie jemals den Mut aufbrächte, in ihre frühere Heimat zu reisen.

2. Bach–Blüten–Kombination

White Chestnut	–	die Gedanken kreisen ihr im Kopf, ob sie die Reise dorthin auch gut schaffen und was sie dort wohl erwarten wird.
Centaury	–	sie kann Freunden gegenüber nicht “nein” sagen.
Olive	–	sie fühlt sich ausgelaugt und erschöpft.
Hornbeam	–	sie hat das Gefühl, sie schafft manches nicht, schafft es aber letztlich doch.
Holly	–	Ärger und Mißtrauen gegenüber Freunden.
Heather	–	sie spricht mit jedem über ihr Vorhaben.

3. Bach–Blüten–Kombination 8. August 1989

Mimulus	–	der Reisetermin rückt näher; erneut Ängste vor der Reise.
Rock Rose	–	innere Unruhe; hat zeitweise doch keinen Mut zu reisen.
Wild Oat	–	Patientin weiß nicht, was sie eigentlich tun möchte.
Honeysuckle	–	Heimweh und Sehnsucht nach Rußland.
Aspen	–	Sorge, ob alles gut geht; hat aufregende Träume.

Verlauf

16. Oktober 1989
Die Patientin ist von der Reise zurück, gefühlsmäßig überwältigt von den vielen Eindrücken aus ihrer früheren Heimat.

4. Bach–Blüten–Kombination

Willow	–	sie ist verbittert, daß sie nicht zusammen mit ihrer Verwandtschaft leben kann.
Chicory	–	sie zieht sich von ehemaligen Freunden zurück und bemitleidet sich selbst.
Sweet Chestnut	–	sie schwankt zwischen Erlösung und innerer Ausweglosigkeit hin und her. "Soll sie sich freuen oder soll sie traurig sein?"
Mimulus	–	gelegentlich treten noch Ängste auf, aber nun ist es schon seltener geworden.
Honeysuckle	–	wieder hat sie Heimweh nach Rußland.

Abschluß der Therapie

November 1989: Die Patientin ist froh, ihre Familie gesehen zu haben, hat aber mit der Verarbeitung dieser Eindrücke noch zu kämpfen. Ansonsten hat sie sich nach kurzer Zeit wieder in ihrem Freundeskreis zurechtgefunden. Sie erzählt jetzt stolz, daß sie nun jedes Jahr nach Rußland fahren möchte und froh sei, daß sie die Bach–Blüten gefunden hat.

7.2 Bach–Blüten zur Behandlung und Mitbehandlung akuter und chronischer Zustände

7.2.1 Das Vorgehen bei akutem Krankheitsgeschehen

Auch im akuten Krankheitsgeschehen ist die Bach–Blütentherapie oft eine große Hilfe. Die Erfahrung zeigt, daß sich Heilungsabläufe drastisch beschleunigen; Allopathische Medikationen können erheblich verringert werden. In einigen Fällen kann sogar ganz darauf verzichtet werden.

Wichtig ist besonders auch in diesen Fällen, sich direkt an den seelischen Symptomen des Patienten zu orientieren; das heißt, zu beobachten und zu hinterfragen, ***wie reagiert der Mensch jetzt*** auf diese körperlichen Krankheitserscheinung bzw. ***welche seelische Fehlhaltung*** oder welches Ereignis hat diesen körperlichen Krankheitsschub möglicherweise ausgelöst. Besonders jüngere Patienten beobachten sich hier erfahrungsgemäß sehr gut.

In vielen Fällen bringt ***Rescue als Erste–Hilfe–Maßnahme*** schnelle spürbare Erleichterung.
Der Erfolg einer Mitbehandlung mit Bach–Blüten in akuten Zuständen tritt erfahrungsgemäß relativ rasch ein. Ist die Mischung richtig getroffen, kann der Patient bereits innerhalb weniger Stunden oder Tage deutliche Anzeichen einer Veränderung wahrnehmen.

Bach selbst, der in gewissen Perioden seines Lebens viele Hausbesuche machte, wechselte in akuten Krankheitszuständen seine Mittel oder Mittelkombinationen innerhalb weniger Tage mehrfach, je nachdem welcher Gemütszustand während des Heilungsverlaufes in den Vordergrund trat.
Das folgende Fallbeispiel wurde dem Buch Nora Weeks "Edward Bach, Sein Leben – Seine Erkenntnisse" entnommen.

Ein achtunddreißigjähriger Mann hatte seit fünf Wochen unter äußerst schmerzhaften Rheumaanfällen gelitten. Als Edward Bach ihn erstmals untersuchte, waren sämtliche Gelenke seines Körpers angeschwollen und berührungsempfindlich. Er litt unter außerordentlichen Schmerzen, wälzte sich qualvoll auf dem Bett hin und her und konnte keinen Augenblick Ruhe finden.

Während der folgenden zwanzig Stunden erhielt er stündlich eine Agrimony-Gabe. Danach war eine deutliche Zustandsbesserung zu konstatieren. Bis auf ein Schultergelenk waren alle übrigen Gelenke schmerz– und schwellungsfrei. Der Patient war nun ruhiger und weniger besorgt. Er erhielt weitere sechs Stunden lang alle sechzig Minuten eine Agrimony-Gabe und schlief anschließend vier Stunden lang. Als er wieder erwachte, war er völlig schmerzfrei.

Im nächsten Stadium litt er unter Angstgefühlen: Er fürchtete, die Schmerzen könnten zurückkehren und er werde, falls er sich bewege, einen Rückfall erleiden. Wegen dieser Indikationen wurde nun Mimulus verordnet. Am nächsten Tag stand der Mann auf, kleidete sich an und konnte sich bereits wieder selbst rasieren.

Aber trotz dieser erfreulichen Entwicklung fühlte sich der Patient depressiv, mutlos und niedergeschlagen. Zur Harmonisierung dieser Mißstimmung erhielt er nun Gentian. Und nur drei Tage, nach seiner ersten Bach–Blüteneinnahme war der Mann wieder ganz der alte. Er ging ins Kino und suchte anschließend noch ein Wirtshaus auf.

Fallbeispiele

Fall 12: Juckreiz

Patientin: 30 Jahre, Angestellte

Beschwerden

Seit zwei Tagen starker Juckreiz mit wechselnder Lokalisation ohne Exanthem.

Anamnese

Patientin befürchet durch an Röteln erkrankte Kollegin angesteckt worden zu sein. Patientin ist generell ungeduldig; arbeitet sehr zügig. Jetzt noch nervöser und gereizter, aufgrund von Ärger und Konkurrenzsituation im Beruf.

Bach–Blüten–Kombination

Impatiens	– wegen der Ungeduld und Gereiztheit.
Crab Apple	– zur Reinigung wegen der befürchteten Ansteckung.
Holly	– wegen Konkurrenzsituation im Beruf.

Zusätzliche Behandlung

Keine.

Verlauf

1. Tag der Einnahme	– sofortiges Nachlassen des Juckreizes.
2. Tag	– Juckreiz ist völlig verschwunden.
3. Tag	– Allgemein mehr Ruhe und Ausgeglichenheit.

Abschluß der Therapie

Mischung wird noch einige Wochen weitergenommen zur Stabilisierung.

Fall 13: Verzögerter Heilungsverlauf nach Darmgrippe

Patient 75 Jahre, Rentner

Beschwerden

Kann sich nach Darmgrippe nicht erholen; läßt sich gehen; versucht, Fürsorge der ganzen Familie für sich in Anspruch zu nehmen.

Bach–Blüten–Kombination

Heather	–	weil er versucht, Aufmerksamkeit der ganzen Familie auf sich zu lenken.
Holly	–	Beschwerden verschlimmerten sich, wenn die Ehefrau mehr Aufmerksamkeit auf den Enkel richtete.
Mimulus	–	gegen die Angst, sich dem Alltag mit seinen Anforderungen wieder zu stellen.
Olive	–	wegen der großen Erschöpfung nach der Darmgrippe.
Star of Bethlehem	–	Patient hat Kriegsverletzung; mußte sich außerdem mehreren Operationen unterziehen.

Verlauf

Nach etwa 3 Wochen hat Patient sich ausgezeichnet erholt. Es geht ihm, nach eigener Aussage, "so gut wie lange nicht mehr". Er möchte die gleiche Mischung noch einmal nehmen.

Fall 14: Akuter Schub von Gastritis

Patientin 29 Jahre, Angestellte

Beschwerden

Magenschmerzen; Übelkeit; Erbrechen.

Anamnese

Patientin leidet bereits seit längerer Zeit an Magenbeschwerden; häufiger innerer Unruhe und Schlafstörungen.

Diagnose

Gastritis mit akutem Schub, vegetative Labilität (Labor– und klinischer Untersuchungsbefund normal).

Bisherige Therapie

Keine.

Beginn der Bach–Blüten–Einnahme 29. September 1988

Bach–Blüten–Kombination

(ermittelt nach Fragebogen und Gespräch)

Oak	– Gefühl starker Erschöpfung, gibt dennoch nicht auf.
Impatiens	– Ungeduld und rasches Wesen.
White Chestnut	– Unfähigkeit "abzuschalten", rotierende Gedanken.
Star of Bethlehem	– Verarbeitung eines zurückliegenden Traumas.
Honeysuckle	– Wunsch, Vergangenheit abzuschließen.
Wild Oat	– Suche nach Lebensperspektiven.

Zusätzliche Behandlung

Paspertin®–Tropfen bei Bedarf.

Verlauf

11.10.88	– Kaum noch Magenbeschwerden; Patientin fühlt sich ruhiger, "nicht mehr so zappelig"; kann jetzt auch besser schlafen. Blütenkombination weiterhin wie oben verabreicht.
7.11.88	– Relatives Wohlbefinden; Patientin empfindet mehr Ruhe und Ausgeglichenheit.

Abschluß der Therapie

Beendigung der Blüteneinnahme auf eigenen Wunsch der Patientin; auch anderweitige Behandlung ist nicht mehr vonnöten.

Fall 15: Muskelkrämpfe

Patientin 16 Jahre, Schülerin

Beschwerden

Sie leidet seit einigen Wochen unter Muskelkrämpfen, vor allem in den Beinen. Kann deswegen nachts nicht schlafen, muß herumgehen. Klagt zusätzlich über häufige Kopfschmerzen.

Anamnese

Sie ist die zweite von vier Geschwistern. Mutter: Psychologin; Vater: Studienrat. Familie lebt ländlich mit vielen Tieren.
Sie erzählt, daß sie ihre Lebenslust, ihre Neugier und ihren Freiheitsdrang konsequent auslebt und ihre Vorstellungen, vor allem dem nicht so verständnisvollen Vater gegenüber, in kämpferischer Weise durchsetzt. Sie macht lange Radtouren und 50 km–Märsche, allein oder mit "ausgewählten" Freunden.

1. Bach–Blüten–Kombination 6. August 1987

Beech	– wegen der heftigen Kritik an ihrem Vater.
Hornbeam	– wegen der Müdigkeit und der gleichzeitig auftretenden Kopfschmerzen.
Impatiens	– wegen großer Ungeduld und Gereiztheit.
Rock Rose	– wegen der auftretenden Panikgefühle während der nächtlichen Muskelkrämpfe.
Vervain	– wegen der starken Verspannung und weil sie alles mit sehr großem Einsatz tut.

Ergebnis

Nach etwa 6 Wochen sind die Muskelkrämpfe viel seltener geworden; auch die Kopfschmerzen haben sich deutlich reduziert.

2. Bach–Blüten–Kombination 26. September 1987

Beech	
Vervain	– weiter wie zuvor.
Scleranthus und Cerato	– beide für das in diesem Alter nicht untypische, extreme und unausgeglichene Gefühlsverhalten

Sweet Chestnut und Olive	–	beide für die daraus resultierenden extremen Erschöpfungszustände.

Ergebnis und Abschluß der Therapie

Im Laufe der zweiten Behandlungsperiode verschwinden Muskelkrämpfe und Kopfschmerzen. Patientin ist seither beschwerdefrei.

7.2.2 Das Vorgehen bei chronischem Krankheitsgeschehen

Überlegungen und Beobachtungen

Sofern Behandler und Patient das notwendige Durchhaltevermögen aufbringen, ist die Behandlung und Mitbehandlung von chronischen Erkrankungen mit Bach–Blütentherapie ein besonders dankbares Gebiet. Gerade wenn, wie es so oft heißt, "der Patient austherapiert ist", kann man durch das Wiederanfachen seiner seelischen Selbstheilungskräfte erstaunlich Positives erleben.

Bei der Krebsnachsorge, aber auch bei vielen sogenannten psychosomatischen Erkrankungen wie Neurodermitis, Kolitis, essentieller Hypotonie, hat die Bach–Blütentherapie naturgemäß ihre segensreiche Wirkung bewiesen.

Bei Menschen, die zu chronischen Erkrankungen neigen, konnten häufig die folgenden ***unbewußten seelischen Negativhaltungen*** beobachtet werden

- Unbewußte Schuldgefühle, die dem Kranken keine Gesundung "erlauben"; *(Pine);*
- Das Gefühl, den Anforderungen des Schicksals nicht gewachsen zu sein, sondern deren Opfer zu werden; *(Willow);*
- Tiefverwurzelte Resignation; *(Gorse).*

Durch die längerfristige Einnahme von zentralwirksamen Medikamenten geraten chronische Patienten häufig auch in die Zustände der Apathie (Wild Rose) oder mangelnder Konzentrationsfähigkeit (Clematis). Oft äußern solche Patienten auch das Gefühl, entmutigt, seinen Angehörigen hinderlich oder gar überflüssig zu sein. In diesen Fällen kämen die Blüten Gentian und Larch in Betracht.

Die vier letztgenannten sind Beispiele dafür, wie durch das Andauern einer chronischen Erkrankung sich beim Patienten zusätzlich negative Gemütshaltungen entwickeln können, die nun ihrerseits erschwerend auf den Krankheitsverlauf einwirken.

Diese Angaben sollten aber nicht dazu verleiten, anzunehmen, daß es für chronisch kranke Patienten bestimmte Standard–Rezepte geben könnte. Gerade auch hier muß die individuelle seelische Situation des Patienten erfaßt werden*.

In diesem Zusammenhang sei eine Bemerkung zum Thema ***"Organsprache"*** gestattet, welche wertvolle Impulse zum Grundverständnis gerade auch der Bach–Blütentherapie geliefert hat.

Bei vordergründiger und enger Auslegung haben sich ihre Aussagen in der Praxis der Bach–Blütentherapie nicht bestätigt. Über die von Bach selbst gemachten Angaben hinaus (Seite 13) scheinen sich spezifische körperliche Krankheitssymptome ***nicht in direkten Zusammenhang*** mit bestimmten Blüten–Konzepten bringen zu lassen, z.B. Niere mit Mimulus oder Herz mit Holly. Das Psychogramm eines Asthmakranken oder eines Herzneurotikers scheint es auf der von Bach definierten Ebene nicht zu geben.

Eine Korrelation typischer Charakterzüge von 285 Patienten mit der Neigung zu spezifischen chronischen Krankheitserscheinungen wie z.B. Asthma, Hautleiden, Erkrankungen des Magen–Darm–Traktes etc., ließ keine Zusammenhänge erkennen. Ein eindeutiger Bezug ergab sich nur zwischen Scleranthus und der Neigung zu Schilddrüsenerkrankungen, wobei hier interessant ist, daß die Schilddrüse als sogenannte feinere Drüse vielfach als ein Bindeglied zwischen physischen und feinstofflicheren Ebenen betrachtet wird.

Zu Beginn einer Therapie von chronisch kranken Patienten ist, durch die Chronizität der Symptome bedingt, mit deren ***vorübergehender Intensivierung*** zu rechnen. Häufiger wurde auch beobachtet, daß aufgrund anfänglicher Erfolge die Therapie zunächst abgebrochen wurde, um dann etwa vier Wochen später vom Patienten selbst wieder aufgenommen zu werden (siehe Fall Nr. 20).

—* siehe: Fälle chronisch rezidivierende Harnwegsinfektionen Nr. 20 und 21

Bei der Behandlung von chronischen Fällen ist fast immer ein deutliches Auf und Ab im Therapieverlauf zu beobachten. Deshalb ist hier die ***geistige Führung*** des Patienten zeitweise von entscheidender Bedeutung. Denn ähnlich wie bei chronischen körperlichen Krankheiten kann es auch bei chronischen seelischen Störungen zunächst wiederholt zu aktuellen Schüben kommen. Es verlangt vom Behandler viel Einfühlungsvermögen und Geduld in solchen Situationen, den Patienten immer wieder zu motivieren, durchzuhalten und ihm deutlich zu machen, daß trotz allem Auf und Ab doch eine steigende Tendenz erkennbar ist.

Gerade bei einer konsequenten Behandlung und Mitbehandlung von Patienten mit vielschichtigen chronischen Beschwerden läßt sich besonders gut beobachten, wie die Bach–Blütentherapie eine ***feine, aber stetige Veränderung*** der Gemütshaltung und schließlich der gesamten Lebenseinstellung hervorruft (siehe Fall Nr. 28).

Nach zumeist anfänglich leichten Rückfällen zeigte sich spätestens nach einem Jahr eine eindeutige Besserung gegenüber den zurückliegenden Jahren (Fall Nr. 46).

Nicht in jedem Falle kam es naturgemäß zur Ausheilung aller körperlichen Symptome, aber immer zu einer anhaltenden Stabilisierung des Patienten. In guttherapierten Fällen verschwanden ***jahrelang bestehende therapieresistente Symptome*** wie z.B. ein chronischer Schnupfen, ein chronisches Ekzem oder hartnäckige gastritische Beschwerden.

Bei Patienten mit einer langen therapeutischen Vorgeschichte, die zuvor als Hypochonder eingestuft worden waren, konnte man zumindest feststellen, daß die Schwere der Erkrankung sehr stark abgemildert wurde. Unter Bach–Blütentherapie ***blieben sie arbeitsfähig*** und konnten mit ihren Beschwerden relativ gut umgehen (siehe Fall Nr. 17).

Übereinstimmend wird berichtet, daß die Bach–Blüten–Tropfen im Gegensatz zu anderen Medikamenten ***sehr gern eingenommen*** werden.

In fast allen Fällen ließen sich allopathische ***Medikamente,*** besonders Psychopharmaka deutlich ***reduzieren*** oder sogar ganz absetzen (siehe Fall Nr. 16), was besonders für den Anfänger in der Blütentherapie als sehr guter Erfolg zu werten ist.

Typische Fälle von Bach–Blütentherapie als wirkungsvolle Ergänzung zur klassischen Schulmedizin

Fall 16: Psychovegetative Labilität mit Agoraphobie (Platzangst)

Patientin 48 Jahre, Verkäuferin.

Beschwerden

Neigung zu Platzangst (geschlossene Räume, U–Bahn). Hysterischer Weinkrampf und starke nervöse Unruhe wegen beruflicher Versetzung.

Anamnese

Seit 6–7 Jahren Neigung zu Herz–Kreislaufbeschwerden, erhöhter Blutdruck, zeitweise Angstzustände.

Diagnose

Hyperkinetisches Herzsyndrom, psychovegetative Labilität mit depressiver Verstimmung, jetzt bei Mutter–Konfliktsituation.

Bisherige Therapie

β–Blocker (Betarenol®) und Valium® bei Bedarf; Tabletten werden ungern und unregelmäßig genommen.

Beginn der Bach–Blüten–Einnahme am 30. Dezember 1988

nach Mutter–Konfliktsituation mit hysterischem Weinkrampf und Blutdruckkrise am 29.12.88

1. Bach–Blüten–Kombination

Walnut	–	neue Stelle, auch "betriebsklimatische" Beschwerden.
Star of Bethlehem	–	Versetzung hat seelischen Schock ausgelöst.
Rock Rose und Cherry Plum	–	gegen Panikgefühl bei U–Bahnfahrt.
Mimulus	–	hat Angst vor neuer Stelle.
Scleranthus	–	ist innerlich sehr sprunghaft.

Zusätzliche Behandlung

β–Blocker in geringer Dosis regelmäßig verordnet: 1/2 Tablette Betarenol® jeden 2. Tag; ferner insgesamt 2 x Imap®–Injektionen.

Verlauf

13.1.89 – Blüten werden gern genommen im Gegensatz zu den bisherigen chemischen Mitteln. Patientin ist wesentlich ruhiger und entspannter. Puls und Blutdruckwerte sind gut. Patientin fährt wieder U–Bahn!

9.2.89 – Angstzustände fast gar nicht mehr aufgetreten.

Nach vierwöchiger Einnahmepause wegen Beinbruchs am 14. April 1989

2. Bach–Blüten–Kombination

Mischung wie oben. Zusätzlich
Larch – wegen mangelndem Selbstwertgefühl.

Verlauf

bis 24.11.89 – Obwohl die Patientin in diesen sechs Monaten größere und kleinere Schicksalsschläge hinnehmen mußte (z.B. Beinbruch, Sehnenscheidenentzündung, Ischias–Beschwerden, Tumor–Operation des Ehemannes), blieb sie während der ganzen Zeit erstaunlich stabil.
Sie hat das ganze Jahr über kein Lexotanil® eingenommen und auch keine β–Blocker mehr gebraucht.
RR relativ stabil bei 145/85.
Angst trat insgesamt nur selten und dann nicht mehr so stark auf.
Die Patientin kann wieder mit dem Bus fahren, bei U–Bahnfahrten noch etwas Probleme.

Kommentar:
Sicher auf die Bach–Blütentherapie zurückzuführen ist, daß die Patientin in Situationen, in denen sie sonst Tranquilizer bekommen und genommen hätte, keine gebraucht hat.

Fall 17: Depressive Verstimmung, Versagensängste

Patient 50 Jahre, leitender Angestellter.

Beschwerden

Magendruck; depressive Verstimmung; Versagensangst in der Firma.

Anamnese

Keine wesentlichen Vorerkrankungen; geht ungern zum Arzt; nimmt ungern Medikamente.

Diagnose

Depressive Verstimmung.

Bisherige Therapie

Psychopharmacon Sinquan® 10, vom Neurologen verordnet – eine Tablette abends, unregelmäßig eingenommen.

Beginn der Bach–Blüten–Einnahme 23. April 1986

1. Bach–Blüten–Kombination

(Nach Fragebogen und Gespräch ermittelt)

Elm	–	hat jeden Morgen Angst in die Firma zu gehen, glaubt, entgegen bisherigen Erfahrungen, er bewältige seine Aufgaben dort nicht.
Hornbeam	–	gegen Erschöpfung.
Gorse	–	Patient ist am Verzagen, hat Hoffnung schon fast aufgegeben, kam auf Drängen seiner Ehefrau.
Gentian	–	Patient ist skeptisch, glaubt, es könne ihm nichts mehr helfen.

Zusätzliche Behandlung

Psychopharmacon Sinquan wurde innerhalb von 2 Wochen abgesetzt, keine neurologische Mitbehandlung mehr. Bei Bedarf: Rescue nach der Wasserglasmethode.

Verlauf

15.5.86	–	"Tropfen scheinen doch anzuschlagen". Braucht Beruhigungstablette abends nicht mehr. Blütenkombination beibehalten 4 x tägl. 4 Tr.
4.6.86	–	Ehefrau berichtet, es ginge ihm schon viel besser; er greife regelmäßig nach den Tropfen "wie nach einem rettenden Strohhalm" – Patient will Mischung beibehalten wie zu Beginn.
18.6.86	–	Hat kaum noch Depressionen, möchte die Tropfen weiternehmen; ist beruflich sehr ausgelastet, privat auch viel "Trubel"(Hochzeit mit vielen Gästen).

2. Bach–Blüten–Kombination

Mischung wie bisher. Anstelle von Elm neu dazu
Oak – gegen Erschöpfung und zum Durchhalten.

Verlauf

27.7.86 – Weitere Einnahme der Mischung wie zuvor. Nur noch 2 x tägl., bedarf ihrer nun nicht mehr so häufig. Berufsalltag generell verbessert.

Abschluß der Therapie

2.9.86 – Insgesamt viereinhalb Monate Blüten–Einnahme: Patient fühlt sich jetzt relativ stabil, möchte jetzt gar keine Medikamente mehr nehmen. Magenbeschwerden ebenfalls verschwunden.

Erfolg der Bach–Blütentherapie

Patient benötigte nach 2 Wochen keine zusätzlichen Psychopharmaka mehr. War die ganze Zeit über arbeitsfähig.

Fall 18: Depressive Verstimmung, Ängste, Magenbeschwerden nach Magengeschwür

Patientin 36 Jahre, Erzieherin

Beschwerden

Magenschmerzen nach abgeheiltem ulcus duodeni; Depressionen mit starkem Angstgefühl, allgemeine Körperschwäche.

Anamnese

Januar 1988 frisches ulcus duodeni, das erst im Juli 1988 abgeheilt war (Verlaufskontrolle durch Gastroskopie), trotzdem noch weiterhin Magenbeschwerden.
Patientin seit März 1988 arbeitsunfähig. Seit Juni 1988 Psychotherapie (war einige Jahre zuvor bereits eine psychotherapeutisch behandelt worden, Behandlung war abgebrochen worden).

Diagnose

Chronische Gastritis bei Zustand nach ulcus duodeni, depressive Verstimmung.

Bisherige Therapie

H_2–Blocker, regelmäßig Sostril®–Tabletten, Wismut–Präparat Jatrox® – 3 x 2 Tabl. tägl.
Die bereits vorher schon verordneten Notfalltropfen Rescue haben sich bei starkem Angstgefühl als lindernd bewährt.

Beginn der Bach–Blüten–Einnahme 15. August 1988

1. Bach–Blüten–Kombination

Star of Bethlehem	– um negative Ereignisse in der Vergangenheit besser zu bewältigen.
Rock Rose	– gegen innere Panikgefühle.
Aspen	– gegen das ihr unerklärliche Angstgefühl.
Larch	– zur Stärkung des Selbstvertrauens;
Olive	– gegen starke allgemeine Erschöpfung.
White Chestnut	– kann sich nicht von rotierenden Gedanken lösen.
Sweet Chestnut	– Gefühl der Ausweglosigkeit.

Zusätzliche Behandlung

Weder Psychopharmaka noch Sedativa.
Sostril®–Tabletten 1 x 1 abends fortlaufend,
Jatrox®–Tabletten 3 x 1 bis Mitte September 1988.
Psychotherapie.
Bei Bedarf Rescue Tropfen.

Verlauf

7.9.88	– Insgesamt gebessertes Befinden. Patientin ist besser in der Lage, sich gedanklich zu entspannen. Sie hat nun eine "klarere Linie" gefunden. Daher wurden White Chestnut und Sweet Chestnut nicht mehr benötigt.

2. Bach–Blüten–Kombination

Aspen, Rock Rose, Larch, Olive weiter wie zuvor. Neu dazu

Scleranthus	– starke Schwankungen im Befinden, innerlich "hin– und hergerissen".
Pine	– empfindet gewisses Selbstverschulden.

Verlauf

10.10.88 – Befinden eher etwas verschlechtert, Ängste erneut aufgetreten, Schlafstörungen. Hat jedoch neue Arbeitsstelle zum 15.11.88 in Aussicht. Mischung wird so beibehalten. Zusätzlich Rescue bei Bedarf.

3.11.88 – Befinden weiterhin schwankend, jedoch insgesamt ein wenig besser. Mischung wird beibehalten wie zuvor.

20.11.88 – wieder depressiver, neigt zum Grübeln, mußte den geplanten Arbeitsbeginn für vier weitere Wochen aufschieben.

3. Bach–Blüten–Kombination

Larch, Rock Rose, Star of Bethlehem weiter. Neu dazu:

Mustard – gegen plötzlich auftretende Depressionen.
Gentian – ist pessimistisch und skeptisch.
Gorse – ist deprimiert und innerlich kraftlos.
Hornbeam
(anstelle von Olive) – da nun eher mentale Erschöpfung.

Verlauf

13.12.88 – Patientin kommt zur Zeit besser mit sich zurecht; wirkt frischer und ausgeglichener; beabsichtigt ab 2.1.89 endgültig Arbeit aufzunehmen. Magenbeschwerden (mit einer Tablette Sostril® abends) nur gering. Äußert den Wunsch, sich eine neue Wohnung suchen.

4. Bach–Blüten–Kombination

Hornbeam, Mustard, Gentian und Gorse wie zuvor. Neu dazu

Walnut – um getroffene Entscheidungen durchzuhalten.
Mimulus – hat ein wenig Angst vor dem Neubeginn.
Rescue – weiterhin bei Bedarf.

Abschluß der Therapie

4.12.89 – Relativ stabiler Gesundheitszustand; Krise überwunden. Patientin arbeitet wieder in altem Beruf, aber an neuer Arbeitsstelle. Kaum noch Magenbeschwerden. Sostril®–Tabletten nur bei Be-

		darf. Rescue–Tropfen bei Bedarf, wenn Angst auftritt.
22.12.89	–	Es geht der Patientin weiterhin unverändert gut.

Kommentar:
Ohne Bach–Blütentherapie hätte sich die Krankheit vermutlich länger hingezogen und es wären weiterhin mehr Medikamente gebraucht worden. Vor allen Dingen ist es fraglich, ob sich die depressive Verstimmung so stark gebessert hätte. Patientin ist allerdings weiterhin in Psychotherapie. Sie nimmt jedoch keine Psychopharmaka.

Fall 19: Psychovegetativer Erschöpfungszustand

Patientin 48 Jahre, Sozialarbeiterin

Beschwerden

Häufig auftretender Zustand der Erschöpfung und Überforderung; Schlafstörung; Schwindelgefühle; Gewichtszunahme durch übermäßiges Essen bei Frustration.

Anamnese

Seit fünf Jahren labile Hypertonie, funktionelle Herz–Kreislaufstörungen (normales Belastungs–EKG), häufig häusliche Konfliktsituationen.

Diagnose

Psycho–vegetativer Erschöpfungszustand; hyperkinetisches Herzsyndrom; Adipositas.

Bisherige Therapie

β–Blocker, zeitweise Benzodiazepine (Lexotanil®).

Beginn der Bach–Blüten–Einnahme 15. August 1987

1. Bach–Blüten–Kombination

(Ermittlung nach Fragebogen und Gespräch)

Star of Bethlehem	–	um problematische Situationen am Arbeitsplatz und zu Hause verarbeiten zu können.
Centaury	–	Sie ist immer nur für die anderen da.
Willow	–	Groll auf bestimmte Personen.
Oak	–	muß die Familiensituation durchhalten.
Larch	–	nicht genügend Selbstvertrauen im Beruf.
Walnut	–	gegen klimakterische Beschwerden.

Zusätzliche Behandlung

β–Blocker in geringer Dosis weiter. Kein Psychopharmakon (Lexotanil®) mehr.

Verlauf

29.9.87 – Nach anfänglicher Besserung jetzt wieder Tief mit Erschöpfung, fühlt sich "ausgelaugt".

2. Bach–Blüten–Kombination

Centaury, Willow, Larch und Walnut wie oben weiter, Neu dazu
Olive – wegen zunehmender Erschöpfung.
Cerato – wegen starker Unsicherheitsgefühle.

Verlauf:

16.11.87 – Patientin leidet unter den Folgen einer schweren Erkältung; erneut Konflikte in der Familie.

3. Bach–Blüten–Kombination

Larch, Centaury,
Walnut – weiter wie oben.
Star of Bethlehem – siehe 1. Mischung.
Neu dazu
Beech – ist sehr kritisch.
Chicory – Enttäuschung über mangelnde Zuwendung von Seiten der Familie.

Verlauf

Klimakterische Beschwerden haben sich gebessert.
Keine Hormonbehandlung mehr.

18.12.87 – Patientin ist beruflich stark belastet. Hat den Wunsch, eine Fastenkur zum Abnehmen durchzuführen. Blutdruck mit β–Blockern relativ stabil.

4. Bach–Blüten–Kombination

Chicory, Star of Bethlehem, Centaury und Walnut weiter. Neu dazu
Gentian – ist zur Zeit mißmutig und skeptisch.
Hornbeam – Ermüdung durch die tägl. Routine.

Verlauf

31.1.88 – Patientin fühlt sich insgesamt besser und seelisch stabiler. Zuletzt verordnete Blütenmischung wird noch beibehalten.

Abschluß der Therapie 3.4.88

Nach ca. acht Monate Blütentherapie:
Schlafstörungen und Herz–/Kreislaufbeschwerden gebessert. Patientin wirkt ausgeglichener und zufriedener; Gewichtsabnahme erreicht wie beabsichtigt. Allopathische Medikation konnte reduziert werden; Gesamtergebnis: gut.

Fall 20: Gastritis/rezidivierende Harnwegsinfekte (1. Fall)

Patientin 37 Jahre, weibl., Studentin (mit Nebenjob), geschieden.

Beschwerden

Akute Magen–Darm–Beschwerden, rezidivierende Harnweg–Infektionen.

Anamnese

Nierenbeckenentzündung; Endometriose.

Diagnose

Gastritis; Gastroenteritis.

Bisherige Therapie

Häufige Einnahme von Antibiotika.

Beginn der Bach–Blüten–Einnahme 17. November 1988

1. Bach–Blüten–Kombination

Olive	– starke Erschöpfung.
Red Chestnut	– sorgt sich sehr um ihre Tochter.
Mimulus	– generell ängstlicher Typ.
Gentian	– ist skeptisch und pessimistisch.
Honeysuckle	– ist gedanklich noch in ihrer vorherigen Partnerschaft (Scheidung) verhaftet.
Chestnut Bud	– ertappt sich häufig bei den gleichen Fehlern.

Zusätzliche Behandlung

Kurzfristige Verabreichung von Antacida.
Seit vier Wochen Psychotherapie.

Verlauf

12.1.89	–	Patientin sagt, "Bach–Blüten sind ein Wunder". Sie hat sich von ihrem derzeitigen Partner getrennt (hierbei sind die Magen–Darm–Beschwerden kurzfristig wieder aufgetreten). Ansonsten jedoch insgesamt besseres Befinden; fühlt sich ruhiger, ist weniger ängstlich.

2. Bach–Blüten–Kombination

Mischung weiter wie zuvor. Neu dazu

Rock Water	–	sie ist sehr hart gegen sich selbst.

Verlauf

20.2.89	–	Erneute Harnweg–Infektion. Einnahme von Antibiotika (verordnet vom Urologen). Patientin fühlte sich sehr unwohl. Zusätzliche Eigenblutbehandlungen. Urovaxom®–Kapseln (Immuntherapeutikum bei Harnwegsinfekten).

3. Bach–Blüten–Kombination

Walnut	–	neue Lebensphase.
Hornbeam	–	Erschöpfung.
Crab Apple	–	zur Reinigung.
Star of Bethlehem	–	Aufarbeitung der Vergangenheit.
Gentian	–	mißmutige Stimmung.
Larch	–	zeitweilig mangelndes Selbstvertrauen.

Verlauf

13.4.89	–	Magenbeschwerden nicht mehr aufgetreten. Patientin hat Angst vor erneuter Infektion.

4. Bach–Blüten–Kombination

Weiter wie 3. Neu dazu

Mimulus	–	Angst vor Infektion.

5. Bach–Blüten–Kombination

Die gleiche Mischung wird noch einen Monat lang weiter verabreicht.

Verlauf

12.9.89 – Patientin hat mit Einnahme der Bach–Blüten seit etwa zwei Monaten aufgehört, weil es ihr relativ gut ging. Hat nun jedoch erneut Blasenbeschwerden – möchte die Blüten wieder nehmen.

6. Bach–Blüten–Kombination

Crab Apple	– zur Reinigung, auch seelisch.
Red Chestnut	– Sorge um neuen Partner.
Walnut	– neue Lebensphase (Partnerschaft).
Larch	– immer noch ungenügendes Selbstvertrauen.
Star of Bethlehem	– Unbewußtes kommt an die Oberfläche.
Scleranthus	– ist innerlich sprunghaft; Beschwerden ebenfalls wechselnd.
Mimulus	– Angst vor neuer Infektion.

Verlauf

5.10.89 – Patientin fühlt sich insgesamt wieder besser; innerlich gestärkt und ruhiger. Obige Mischung wird unverändert beibehalten.

Abschluß der Therapie 30.10.89

Patientin insgesamt stabilisiert; während der Blüteneinnahme waren keine Antibiotika notwendig. Auch psychischer Zustand (Angst vor neuer Infektion) wesentlich gebessert. Magenbeschwerden traten noch zeitweilig auf; Patientin bekommt sie nun jedoch selbst in den Griff.

Fall 21: Chronisch rezidivierende Harnwegsinfekte (2. Fall)

Patientin 40 Jahre, Atemtherapeutin

Beschwerden

Häufig auftretende grippale Infekte mit Harn-Blasenbeschwerden.

Anamnese

Seit Jahren bestehende Neigung zu Infektionen der Harnwege; Uro-Cystitis; Neigung zu Nasen–Nebenhöhlen–Entzündungen.

Diagnose

Rezidivierende Harnwegsinfektionen.

Bisherige Therapie

Tee, Wärmebehandlungen, pflanzliche Urologika, selten Antibiotika, Eigenblutinjektionen.
Seit etwa zwei Jahren Psychotherapie.

Beginn der Bach–Blüten–Einnahme 28. April 1988

1. Bach–Blüten–Kombination

Star of Bethlehem	–	zur Verarbeitung von seelischen Traumen (begleitend zur Psychotherapie).
Walnut	–	Beginn einer neuen Lebensphase.
Scleranthus	–	innerlich unausgeglichen und sprunghaft.
Centaury	–	läßt sich von anderen zuviel aufbürden.
Hornbeam	–	Erschöpfung durch Alltagsroutine.
Mimulus	–	Angst vor neuen Erkältungen.

Zusätzliche Behandlung

Pflanzliche Sedativa (Kytta®).
Weiterhin Psychotherapie.

Verlauf

20.5.88	–	Patientin fühlt sich stabiler und insgesamt frischer und leistungsfähiger, obwohl viel Widerstände da sind (Durchsetzung bei der Arbeit, schwierige Lebenssituation).

2. Bach–Blüten–Kombination

Walnut, Scleranthus, Mimulus, Star of Bethlehem weiter. Neu dazu

Cerato	–	Unsicherheit bezüglich eigener Meinung
Oak	–	sie hält tapfer durch.

Verlauf

15.7.88	–	Seit Beginn der Behandlung keinen Infekt mehr.

3. Bach–Blüten–Kombination

Mischung weiter wie zuvor. Neu dazu:

Larch	–	mangelndes Selbstvertrauen in Beruf und Partnerschaft.

Verlauf

24.10.88	–	Patientin ist unschlüssig in Bezug auf einen Berufs– und Wohnortwechsel.

4. Bach–Blüten–Kombination

Larch, Walnut, Oak und Mimulus weiter wie zuvor. Neu dazu

Wild Oat – um die Entscheidung (Beruf/Wohnort) treffen zu können.

Crab Apple – "Reinigungsblüte".

Verlauf

28.11.88 – Patientin steht unter Druck durch den Umzug (aus Berlin)in die BRD. Zeitweilig erneutes Auftreten der Harnblasenbeschwerden.

5. Bach–Blüten–Kombination

Mischung weiter wie bisher. Neu dazu

Gentian – wegen mißmutiger, leicht depressiver Stimmung.

Verlauf

6.3.89 – Patientin hat sich wegen des Umzugs von ihrem Partner getrennt und eine neue bessere Wohnmöglichkeit gefunden. Psychotherapie wurde abgeschlossen. Auch berufliche Veränderung. Patientin hat Anschluß an eine Therapeutengruppe für alternative Heilweisen gefunden. Harnblasenbeschwerden kaum noch. Blüten werden "vorsichtshalber" noch weiter genommen.

Abschluß der Therapie

18.7.89 – Generell sehr günstige Entwicklung der Situation; sowohl beruflich als auch privat. Patientin fühlt sich auch physisch wohl – keine Blasenbeschwerden mehr. Bach–Blüten werden jetzt weggelassen.

Langzeit–Ergebnis

3.11.89 Weiterhin Wohlbefinden, trotz mancher Schwierigkeiten. Patientin hat Probleme jedoch weitgehend im Griff. Nimmt zur Zeit weder Blüten noch andere Medikamente ein.

Fall 22: Vegetative Labilität

Patientin 49 Jahre, Angestellte

Beschwerden

Kreislaufbeschwerden, Schwäche, Müdigkeit, Herzstolpern, Schlafstörungen, Rückenschmerzen.

Anamnese

Seit 20 Jahren niedriger Blutdruck, keine pathologischen Befunde im Langzeit–EKG.

Diagnose

Vegetative Labilität mit Herzrhythmusstörungen, Hypotonie, Dyskardie, Myogelosen.

Bisherige Therapie

Novadral®–Tabletten; zeitweise pflanzliche Sedativa.

Beginn der Bach–Blüten–Einnahme 19. Januar 1989

1. Bach–Blüten–Kombination

Olive	–	starke Erschöpfung.
Centaury	–	Schwäche des eigenen Willens.
Larch	–	mangelndes Selbstvertrauen.
Honeysuckle	–	gedanklich stark mit Vergangenem beschäftigt.
Scleranthus	–	Unbeständigkeit.
Star of Bethlehem	–	Verarbeitung alter Schockerlebnisse
Cherry Plum	–	ist innerlich gestaut.

Zusätzliche Behandlung

Novadral®–Tabletten weiter.
Fango–Massagen und Bewegungsübungen gegen Rückenschmerzen.

Verlauf

9.2.89	–	Patientin fühlt sich "ganz tief im Loch"; erst seit zwei Tagen etwas stabiler, jetzt auch zuversichtlicher. Fühlt sich weiterhin schlapp.

2. und 3. Bach–Blüten–Kombination

Olive, Centaury, Larch, Honeysuckle, Scleranthus, Star of Bethlehem weiter wie zuvor. Neu dazu (anstelle von Cherry Plum)

Mustard – gegen Anfälle von plötzlicher Schwermut.

Verlauf

27.2.89 – Patientin ist nun besser in der Lage, sich durchzusetzen (besonders ihrer Tochter gegenüber), zuweilen ist sie sogar aggressiv und streitsüchtig.

30.3.89 – Patientin ist jetzt kritischer als zuvor, "läßt sich nicht mehr alles gefallen". Ist jedoch aufgeschlossener und fühlt sich insgesamt wohler, trotz des fast unverändert niedrigen Blutdrucks.

19.6.89 – Erneuter Besuch nach fünfwöchiger Einnahmepause. Schlafstörungen treten in den Vordergrund.

4. Bach–Blüten–Kombination

White Chestnut – kann schlecht "abschalten".

Star of Bethlehem – fühlt noch Unverarbeitetes nachwirken.

Olive – wieder sehr erschöpft.

Larch – hat wenig Selbstvertrauen.

Gorse – hofft kaum noch auf Linderung ihrer Kreislauf- und Rückenbeschwerden.

Mustard – zeitweise unerklärliche Schwermut.

Verlauf

11.7.89 – Insgesamt leichte Besserung; schläft besser und länger; Blutdruck weiterhin niedrig (105/60 mmHg), fühlt sich jedoch nicht mehr ganz so "schlapp".

5. Bach–Blüten–Kombination 10.8.89

Mischung weiter wie bisher ohne White Chestnut. Neu dazu, anstelle von White Chestnut

Willow – weist anderen die Schuld zu.

Verlauf

Befinden schwankend, insgesamt jedoch etwas besser.

19.10.89

- Bisherige Mischung weiter eingenommen. Fühlt sich insgesamt etwas besser; Blutdruck ist leicht angestiegen (110/75 mmHg), Rückenschmerzen wechselnd, wird aber damit fertig. Patientin möchte vorerst mit der Blüteneinnahme pausieren.

7.2.3 Weitere Fallbeispiele der Mitbehandlung chronischer Krankheitszustände durch Bach–Blütentherapie

Fall 23: Lähmungserscheinungen unklarer Genese

Patient 63 Jahre alt, seit 3 Jahren im Vorruhestand.

Beschwerden

Der Patient kommt mit wahnsinnigen Schmerzen und einer seit einem halben Jahr zunehmenden Lähmung beider Arme in unsere Praxis.

Anamnese

Das bisher immer noch unklare Krankheitsbild des Patienten begann vor einem halben Jahr mit zunehmenden Schmerzen und zunehmender Lähmung beider Arme. Außerdem besteht eine Diabetes mellitus. Ansonsten keine Besonderheiten in der Anamnese.

Diagnose

Der Patient wurde in einer großen deutschen Klinik in den Abteilungen für Neurologie, Neuro–Chirurgie und innere Medizin komplett untersucht. Es wurde die Diagnose einer neuralgischen Schulter–Arm–Myotrophie beidseits gestellt. Während des Klinikaufenthaltes kam es auch noch zu einer Klebsiellen-Sepsis.

Bisherige Therapie

Diese bestand von Seiten der Klinik in hohen Cortison–Dosen, die jedoch keine wesentliche Besserung gebracht haben, so daß sich der Patient entschloß, in unsere naturheilkundlich ausgerichtete Allgemein–Praxis zu kommen.

Beginn der Therapie 20. Juni 1989

Anmerkung: Da der Patient aufgrund seiner bereits ein halbes Jahr bestehenden Erkrankung, der deutlichen Schmerzen und der zunehmenden Lähmung beider Arme und der damit verbundenen Hilflosigkeit, der Verzweiflung nahe war, konnte eine Anamnese und ein ausführliches Gespräch zunächst nicht durchgeführt werden.

1. Bach–Blüten–Kombination

Impatiens	– wegen Verzweiflung und Ungeduld bezüglich der gelähmten Arme.
Gorse	– wegen Resignation.
Beech	– er verurteilt andere.
Gentian	– er ist entmutigt durch die gesundheitlichen Rückschlage und die Mißerfolge der bisher durchgeführten Therapie.
Walnut	– durch seine Lähmung und Hilflosigkeit ist er mit einer völlig neuen Situation konfrontiert.

Zusätzliche Behandlung

1 x eine halbe Tablette Pro-Diaban® wegen des Diabetes mellitus. Die zunächst von der Klinik durchgeführte Behandlung mit 140 mg Decortin H® wurde langsam und schrittweise reduziert unter regelmäßigen Kontrollen des Blutzuckerspiegels, der natürlich durch die hohe Kortisondosis angestiegen war.

Verlauf

Nach kurzer Zeit wurde der Patient ruhiger und "therapiefähig". Erst jetzt konnte ich mit naturheilkundlicher Diagnostik und Therapie richtig einsetzen. Aufgrund einer umfangreichen bioenergetischen Funktions– und Regulationsdiagnostik mit Hilfe des Computer–SEGs und der Vega–Test–Methode wurde eine Rezeptur für den Patienten erarbeitet, die aus Nosoden, Meridiankomplexen und einer gezielten ausleitenden homöopathischen Mixtur bestand und seine spezifischen Schadstoffbelastungen, Funktionsstörungen und energetischen Mangelzustände ausgleichen sollte.
Nach rascher Besserung und Rückgang anfangs bestehenden unerträglichen Schmerzen konnte auch mit zusätzlicher Krankengymnastik begonnen werden. Durch die Bach–Blütentherapie war der Patient hoffnungsvoller und gefaßter. Er konzentrierte sich auf seine krankengymnastischen Übungen und erzielte dabei kleine Fortschritte. Er ist wesentlich entspannter.

2. Bach–Blüten–Kombination 7. September 1989

Impatiens	–	der Patient meint, die Genesung ginge zu langsam voran.
Rock Rose	–	ab und zu hat er panische Ängste, die Kräfte in den Armen könnten doch nicht wiederkommen.
Beech	–	des öfteren ist er intolerant gegenüber seinem Therapeuten und auch seiner sonstigen Umgebung.
Willow	–	"Warum muß mir dies passieren?"
Gentian	–	ab und zu noch Zweifel.
Cherry Plum	–	innere Anspannung, da er auf die Hilfe von Mitmenschen angewiesen ist.

Verlauf

25.10.89	–	deutliche Besserung der Beweglichkeit der Arme, die Verspannungen und Schmerzen lassen nach.

3. Bach–Blüten–Kombination

Gorse, Rock, Rose weiter. Neu dazu

Crab Apple	–	der Patient ist überkorrekt.
White Chestnut	–	seine Gedanken kreisen im Kopf herum; des öfteren auch nachts.
Sweet Chestnut	–	zeitweise hat der Patient das Gefühl, seine Grenzen sind erreicht und er kann diesen Zustand nicht mehr aushalten.
Oak	–	bei den physiotherapeutischen Übungen geht er zeitweise über seine Grenzen hinaus und überfordert sich.

4. Bach–Blüten–Kombination

Sweet Chestnut, Oak, Cherry Plum weiter. Neu dazu

Water Violet	–	Schwierigkeiten, andere um Hilfe zu bitten.
Hornbeam	–	er kommt morgens irgendwie nicht richtig in Schwung.

Abschluß der Therapie

Die Behandlung ist noch nicht abgeschlossen, denn der Patient hat immer noch Schwächen im Bereich beider Arme und der Schultermuskulatur. Schmerzen hat er keine mehr, deshalb kann er entsprechende krankengymnastische Übungen gezielt durchführen. Trotz seiner äußerst schwierigen Situation ist er ein sehr zufriedener, ausgeglichener und zuvorkommender Patient geworden, der die gesamte Behandlung geduldig und gewissenhaft durchführt. Gelegentlich bemerkte er einmal: "die Erfolge dürften ruhig etwas schneller kommen", aber er ist eigentlich nicht mehr ungeduldig und **fordert** keinen schnellen Erfolg, denn daß ist letztlich nicht machbar – das hatte er schon lange erkannt.

Fall 24: Chronisches Ekzem

Patient 45 Jahre

Beschwerden

Seit Jahren juckendes Ekzem an Fuß und Waden.

Anamnese

Patient vermutet Verursachung durch Insektenstich.
Behandlung durch Dermatologen erfolglos.

Beginn der Bach–Blüten–Einnahme 21. März 1986

Bach–Blüten–Kombination

(durch Fragebogen ermittelt)
Crab Apple, Beech, Chestnut Bud, Rock Water, Star of Bethlehem, Holly

Verlauf

21.–26.3.86	– Aktivierung/Verstärkung des Ekzems danach langsame Rückbildung und scheinbar völliges Verschwinden.
3.4.86 und 5.5.86	– Gleiche Mischung 2 x wiederholt. Nach der 3. Flasche Einnahme vom Patienten beendet; zwei bis drei Wochen später tritt Ekzem erneut auf.
2.7.86	– Obige Mischung neu verordnet. Ekzem schwindet wieder.

Langzeit–Ergebnis

Ekzem seitdem nicht wieder aufgetreten.

Fall 25: Behandlung einer Neurodermitis

Patientinnen

1. Beate, 16 Jahre, Schülerin
2. ihre Mutter, 45 Jahre

Beschwerden

- ***Beate:*** Litt unter einer stark juckenden und schmerzhaften Neurodermitis, die vor allem am Gesäß und an den Oberschenkeln heftig ausgebrochen war.
  Behandlung durch den Dermatologen mit cortisonhaltigen Salben.
- ***Die Mutter:*** Befand sich zum zweiten Mal in einer Ehekrise und war an dem Punkt angekommen, wo auch ihre 2. Ehe zu zerbrechen drohte. Um noch "irgendwie über die Runden zu kommen", nahm sie seit einigen Wochen Beruhigungsmittel ein.
- ***Beide***, Mutter und Tochter, machten einen ratlosen, aber dennoch relativ gefaßten Eindruck.

Anamnese

Beate hatte schon als Kleinkind viel mit Hautleiden und Verdauungsstörungen zu tun. Als sich die Eltern vor zehn Jahren scheiden ließen, mußte die Mutter wieder berufstätig werden. Die damals Sechsjährige durchlief mehrere Tagespflegestellen, wo es einigen Kummer und viele Tränen gab.

1978 heiratete die Mutter ihren jetzigen Ehemann. Beate entwickelte schnell ein freundschaftliches Verhältnis zu ihm. 1981 hatte Beate eine schwere Darmerkrankung und versäumte viel Schulunterricht. Das Schuljahr mußte wiederholt werden.

1984 spitzte sich ein Ehekonflikt zwischen Mutter und Stiefvater so stark zu, daß seit der Sommerferien von Trennung gesprochen wurde. Bei Beate weckte dies die Erinnerung an das erste Scheidungstrauma vor zehn Jahren. Erster eigener Liebeskummer kam hinzu und Beate, die eine gute Schülerin gewesen war, reagierte mit Schulversagen und Ausbruch der Neurodermitis.

Für das Zwischenzeugnis standen zwei Fünfen in Aussicht – ein erneutes Sitzenbleiben hätte für Beate Abgang von der Schule bedeutet. Die Neurodermitis hatte das ganze Gesäß und beide Oberschenkel in schmerzende und juckende Flächen verwandelt. Cortison–Salbe konnte nur kurzfristig lindern. Durch Kratzen waren stellenweise eiternde und nässende Infektionen entstanden, die mit penicillinhaltigem Puder behandelt wurden.

Abends im Bett war der Juckreiz am schlimmsten. Auch die Berührung mit der Kleidung am Tag war für Beate manchmal unerträglich. Sie mußte dann 2–3 Tage zu Hause bleiben, um die befallenen Stellen offen zu halten.

Trotz dieser ganzen Misere machte Beate ein fröhliches Gesicht. Nur widerwillig sprach sie über ihre Beschwerden; man mußte alles aus ihr herausfragen.

Beginn der Behandlung: Dezember 1984

1. Bach–Blüten–Kombination für ***Beate***

Star of Bethlehem	–	Verarbeitung unangenehmer Erlebnisse in der Vergangenheit.
Crab Apple	–	Haut–Symptome als Signal für “innere Nöte”.
Sweet Chestnut	–	Verzweiflung und Ratlosigkeit in Bezug auf die problematische Situation mit den Eltern, dem Freund und in der Schule.
Larch	–	Verlust des Selbstvertrauens; Angst vor Versagen in der Schule.
Mimulus	–	Ängste; “zart besaitet” Übersensibilität, hohe Empfindlichkeit.
Agrimony	–	Selbstbeherrschung; Überspielen der Probleme und ihres Kummers.

Zusätzliche Behandlung

1 x pro Woche Arnika C30 5 Globuli; Traumeel®–Salbe reichliche Verwendung;
bei Juckreiz: Zinköl auftragen.

1. Bach–Blüten–Kombination für die ***Mutter***

Agrimony	–	innere Verzweiflung wird durch scheinbare Zuversicht überspielt, bewahrt Fassung; Tabletteneinnahme zur Beruhigung.
Cherry Plum	–	das Gefühl “ich könnte platzen”; die Angst, plötzlich etwas Unüberlegtes zu tun.
Chicory	–	um sich diplomatisch verhalten zu können, bis sich neue Möglichkeiten ergeben.
Walnut	–	Unterstützung für den Durchbruch in eine neue Lebenssituation; und Entwicklung neuer Perspektiven.
Olive	–	wegen starker akuter Erschöpfung.

Rescue	–	akute Situation: Patientin glaubt, bevorstehenden "Weihnachtsrummel" nicht überstehen zu können.

Zusätzliche Behandlung

Anfangs 3–4 x tägl. 2 Dragees Biral®,
später allmählich je nach Befinden weniger.

*Verlauf **(Beate)***

Erste Beobachtungen nach acht Wochen
Beates Wesen ist lockerer, nicht mehr so verkrampft; ihr Gesichtsausdruck ist fröhlicher.
Leichte Beruhigung der Hauterscheinungen, Erleichterung des starken Juckreizes abends im Bett durch Einreiben mit Traumeel®–Salbe.
Zwischenzeitlich einmal Ärger mit dem Freund und – Neurodermitis blühte prompt wieder auf!

Zwischenzeitliche Situation
Die Mutter wurde von Beates Lehrern informiert, daß Beate sich durch allgemeine Unruhe in der Klasse leicht anstecken und ablenken ließe, wodurch ihre Leistungen sehr gefährdet würden.
Beate selbst sagt, sie sei innerlich zuviel mit anderen Dingen beschäftigt und könne sich daher nicht genügend konzentrieren. Das Zeugnis mit den schlechten Noten und damit der eventuelle Abgang von der Schule stehen noch bevor.

*Verlauf **(Mutter)***

Erste Beobachtungen bei der Mutter
Die Mutter selbst hat sich inzwischen gefaßt; sie benötigt keinerlei Beruhigungsmittel mehr – auch das Biral® hat sie inzwischen ganz abgesetzt.
Sie will die Entscheidung bezüglich der Trennung von ihrem Mann "in Ruhe reifen zu lassen."
Sie leidet jedoch zu dieser Zeit an starken Stimmungsschwankungen und mangelnder Gelassenheit.

*2. Bach–Blüten–Kombination für **Beate***

Mimulus, Star of Bethlehem und Larch weiter. Neu dazu

Elm	–	wegen eigener Zweifel an ihren Fähigkeiten, das Klassenziel zu erreichen.
Gentian	–	wegen negativer Erwartungshaltung.
Centaury	–	Aufbau der Willenskraft;
White Chestnut	–	für bessere Konzentration.

*2. Bach–Blüten–Kombination für die **Mutter***

Chicory weiter wie zuvor, um sich von alten Bindungen lösen zu können.

Walnut	–	weiter wie zuvor.
Star of Bethlehem	–	Verarbeitung der Auseinandersetzungen mit dem Ehemann.
Impatiens	–	wegen Ungeduld und Gereiztheit.
Scleranthus	–	für mehr Gelassenheit und Ausgeglichenheit.

*Verlauf **(beide)** nach weiteren acht Wochen, insgesamt 16 Wochen Therapie*

Als das schlechte Zeugnis eintraf, bekam Beate, wie erwartet, einen schweren Rückschlag; die Haut "blühte wieder auf" und es mußte kurzfristig wieder die Cortisonsalbe angewandt werden.
Dann beschlossen Mutter und Tochter gemeinsam, die Entscheidung über den Schulwechsel noch offen zu lassen.
Beate selbst wollte durch intensiven Nachhilfeunterricht versuchen, das Versäumte aufzuholen, da ihr viel daran lag, auf der Schule bleiben zu können und ihre Klassenkameraden nicht zu verlieren.
Für den Fall, daß dieser Versuch mißlingen sollte, sahen beide die Alternativen, entweder zu einem späteren Zeitpunkt das Abitur auf dem 2. Bildungsweg nachzuholen oder aber, nach Absolvieren der Mittleren Reife, die Möglichkeit eines Fachabiturs, sofern sich Beate dann nicht lieber für eine Lehrstelle bewerben wollte.

*3. Bach–Blüten–Kombination für **Beate***

Weiter aus 1. und 2. Mischung:
Mimulus, Star of Bethlehem, Larch, White Chestnut

*3. Bach–Blüten–Kombination für die **Mutter***

Nochmals die gleiche Mischung wie zuvor. Dazu bei Bedarf

Rescue, Olive	–	Gefühl starker Erschöpfung; "urlaubsreif".

*Verlauf **(beide)** nach weiteren acht Wochen, insgesamt 1/2 Jahr Therapie*

Beate lernt fleißig jeden Tag und außerdem 2–3 Mal die Woche mit einem Nachhilfelehrer. Und das "Wunder" geschieht: Aus den Fünfen wurden Dreien und sogar Zweien in den Hausarbeiten!
Bei einem der Elternabende erfuhr die Mutter, daß sich Beates Teilnahme am Unterricht wesentlich verbessert hätte; sie sei aktiver, interessierter und zeige auch mehr Selbstvertrauen.

Entwicklung der Mutter: Während dieser vergangenen Wochen setzte sich die Mutter intensiv mit der problematischen Situation bezüglich ihrer Ehe auseinander. Sie stellte fest, daß sie bereits seit langer Zeit kaum noch

gemeinsame Interessen mit ihrem Mann hatte und daß das intensive Gespräch miteinander völlig fehlte. Diese unangenehmen Tatsachen waren von beiden Partnern durch ständige Aktivitäten verschiedenster Art überspielt worden.
Da ihr Ehepartner nicht zu einer gemeinsamen Ehetherapie bereit ist, sieht sie eine – jedenfalls vorläufige – Trennung als den besten Weg an. Dennoch sorgt sie sich um ihren Mann, welcher ebenfalls unter der Situation leidet, jedoch keine Hilfe annehmen will.

4. Bach–Blüten–Kombination für ***Beate***

Die gleiche Mischung weiter wie bisher.

4. Bach–Blüten–Kombination für die ***Mutter***

Chicory	–	diplomatisches Verhalten ist nötig.
Star of Bethlehem	–	zur besseren Verarbeitung der Auseinandersetzungen mit dem Ehemann.
Walnut	–	Unterstützung in einer Phase des Umbruchs.
Neu dazu:		
Red Chestnut	–	Sorge um den Ehemann.
Pine	–	Schuldgefühle.

Verlauf ***(beide)*** *nach weiteren acht Wochen; insgesamt 8 Monate Therapie*

Beate hat das Niveau der Klasse tatsächlich aufgeholt und wird problemlos in die nächste Klasse versetzt. Sie ist stolz auf ihre Leistung und das Lernen macht ihr wieder Spaß. Nachhilfe hat sie “schon lange” nicht mehr nötig. Sie macht einen selbstbewußten Eindruck und freut sich darauf, ihre Ferien im Schüleraustausch in Frankreich zu verbringen. Ihre Haut sieht heil und gesund aus.

Die Mutter ist glücklich über die Entwicklung ihrer Tochter und hat ihre Trennungspläne aufgeschoben, weil sie zur Zeit beruflich sehr gefordert wird.

5. Bach–Blüten–Kombination für ***Beate***

Beate selbst ist der Meinung, nun keine Bach–Blüten mehr zu brauchen.... Im Reisegepäck hat sie für alle Fälle ein Fläschchen Rescue und Zinköl.

5. Bach–Blüten–Kombination für die ***Mutter***

Nochmals die gleiche Mischung wie zuvor.

Vorläufiger Abschluß der Therapie

Beates Haut ist seit drei Wochen ruhig und heil.

Die Mutter ist während der Ferien auf der Suche nach einer kleinen Wohnung für sich und ihre Tochter.
Beide Ehepartner erachten eine vorläufige Trennung als den besten Weg, um sich über ihre Beziehung zueinander klar zu werden.

Kommentar:
Es ist zu beachten, daß während dieser gesamten Therapie die Bach–Blüten–Kombinationen nicht sehr stark geändert wurden, was sich besonders bei chronischen Fällen bewährt hat.
Sicher hat die parallel laufende Therapie von Mutter und Tochter beide Therapieverläufe positiv beeinflußt und beschleunigt.

Fall 26: Allergisches Asthma bronchiale

Patient 35 Jahre

Beschwerden

Seit Jahren Asthma und schwere Allergien (Ei, Schweinefleisch, einige Fette).

Anamnese

Bei Anfällen gelegentliche Klinik–Einweisungen durch den Notarzt.
Patient ist sehr ehrgeizig; besteht darauf, am nächsten Tag sofort wieder zur Arbeit zu gehen. Patient ist verheiratet; empfindet Mangel an Verständnis und Aufmerksamkeit vonseiten seiner Frau. Seit einiger Zeit Beziehung zu einer anderen Frau; Patient kann sich jedoch nicht entschließen, sich von der Ehefrau zu trennen.

Beginn der Bach–Blüten–Einnahme Mai 1985

1. Bach–Blüten–Kombination

Zeitraum: Mai bis Juli 1985 (durch Fragebogen ermittelt)

Impatiens	– wegen genereller Ungeduld und Gereiztheit.
Olive	– wegen Erschöpfung durch jahreslanges Asthma.
Rock Water	– wegen Unflexibilität und hoher Ansprüche an sich selbst.
Sweet Chestnut	– wegen Verzweiflung und der Unfähigkeit, sich aus der belastenden Ehe zu lösen.

2. Bach–Blüten–Kombination. Zeitraum: Juli bis Dezember 1985

Agrimony	– zur Stärkung der Fähigkeit zur Konfrontation in unangenehmen Lebenssituationen.

Centaury	–	wegen Märtyrerhaltung, Patient weicht Auseinandersetzungen aus.
Chestnut Bud	–	Patient ertappt sich fortlaufend bei den gleichen Gedanken und Reaktionen.
Water Violet	–	zieht sich mit seinem Problem eher zurück; will andere nicht damit belasten.
Wild Oat	–	wegen genereller Unzufriedenheit mit seinem Leben und der Unfähigkeit, eine befriedigende Entscheidung zu treffen.

Verlauf

Während der ersten beiden Einnahme–Phasen stellte Patient seine Ernährung auf Vollwertkost um. Zunächst keine Änderung der physischen Beschwerden, aber Patient ist aufgeschlossener und mit Therapieverlauf recht zufrieden.

3. Bach–Blüten–Kombination am 9. Dezember 1985

Walnut	–	Notwendigkeit für tiefgreifende Klärung seiner privaten Situation ist akut geworden. Patient ist wegen Rücksichtnahme (familiär/gesellschaftlich) nicht in der Lage, den entscheidenden Schritt zu tun.

Ergebnis

Nach Einnahme der 3. Mischung (Walnut) fällt Entschluß, sich scheiden zu lassen; Patient führt klärendes Gespräch mit Ehefrau. Von diesem Zeitpunkt an sowohl Asthma wie auch Allergien nahezu verschwunden; nur noch in Belastungssituationen gelegentlich abgeschwächt auftretende Anfälle.

Langzeit–Ergebnis

Telefonische Nachfrage Januar 1989:
Patient geht es sehr gut. Beabsichtigt Heirat mit seiner Freundin. Nur noch selten leichtes Auftreten von Asthma bei besonderen Belastungen.

Fall 27: Chronische Angstzustände

Patientin 32 Jahre, Mutter von drei Kindern.

Beschwerden

Seit der Geburt ihres dritten Kindes leidet sie Tag und Nacht an intensiven Angstzuständen.

Anamnese

Die Patientin wurde wegen akuter Angstzustände mit Lexotanil® behandelt. Im akuten Anfall brachte Akupunktur des Angstpunktes am rechten Ohr jeweils schnellen Erfolg.
Schon als Kind litt die Patientin unter diesen Ängsten. Oft erwachte sie nachts und geriet in Panik mit Atemnot. Auch heute noch hat sie nachts Angst vor Dunkelheit und Gespenstern – ein Phänomen, unter dem auch schon ihre Mutter litt.
Sie selbst ist die typische überbesorgte "Chicory"–Mutter, die dauernd ihre Kinder hin– und herdirigiert.
Als Kind wurde sie sexuell mißbraucht, was ein unauslöschliches Engramm hinterließ. Zum Teil aggressives Verhalten resultiert aus einem Minderwertigkeitskomplex, den sie nach außen hin zu überdecken sucht. Sie wurde 1 1/2 Jahre psychiatrisch behandelt – ohne jeglichen Erfolg.

Beginn der Bach–Blüten–Einnahme 22. Oktober 1984

1. Bach–Blüten–Kombination

Agrimony	– weil sie ihre Gefühle und Befürchtungen nach außen hin nicht zu erkennen geben will.
Rock Rose	– wegen der panischen Angstanfälle, besonders nachts.
Chicory	– manipulierendes bis autoritäres Verhalten ihren Kindern gegenüber.
Willow	– weil sie immer wieder auf die schlechte Behandlung durch ihre Eltern hinwies, welche im Prinzip an "der ganzen Misere" Schuld seien.
Aspen	– Angst vor Gespenstern
Larch	– Minderwertigkeitskomplex.

Ergebnis

am 12.12.84	– "Es geht ihr ganz ausgezeichnet." Ist beschwerdefrei unter Bach–Blüten seit Beginn dieser Therapie.

2. Bach–Blüten–Kombination am 3.1.1985

(zur Stabilisierung) Agrimony, Aspen, Larch, Rock Rose und Willow weiter. Neu dazu

Mimulus	– gegen ihre Angst vor Dunkelheit; sowie auch die Angst, daß ihren Kindern etwas zustoßen könnte.

Mustard	–	aufgrund ihrer gesamten Veranlagung findet sie sich zeitweise in einem Zustand von tiefer Niedergeschlagenheit und Melancholie.

Ergebnis

Unter dieser Mischung bestand eine Besserung von über einem Jahr, wobei die Tropfen während mehrerer Monate ganz abgesetzt wurden.

3. Bach–Blüten–Kombination am 15.1.1986

Chicory, Larch, Mimulus und Rock Rose weiters. Neu dazu

Olive und Scleranthus	–	wegen starker geistiger und körperlicher Erschöpfungssymptome und enormen Stimmungsschwankungen.

Ergebnis

Wiederum hielt die Besserung mehrere Monate lang an.

Eine sehr ähnliche Kombination verschrieb ich nochmals im Dezember 1987 und im April 1988.

Abschluß der Therapie

Zum letzten Mal sah ich die Patientin im Jahre 1989 wegen einer Gallenkolik. Ihre Ängste bestanden nicht mehr; deshalb konnte ich auf weitere Bach–Blütentherapie verzichten.

Fall 28: Stabilisierung und Entwicklung einer Patientin in der Midlife–Crisis

Patientin 40 Jahre, Labor– und Röntgenassistentin

Beschwerden

Regelmäßig starke Migräneanfälle. Kreuzschmerzen und Magenbeschwerden – besonders am Wochenende.
Morgens häufig depressive Verstimmungen.

Anamnese

Patientin ist voll berufstätig; geschieden; eine Tochter. Sie fühlt sich sowohl beruflich als auch privat überfordert.
Leidet unter Einsamkeit und Minderwertigkeitsgefühlen.
Seit Jahren Beschäftigung mit Yoga und Lebensskriptanalysen sowie Teilnahme an Selbsterfahrungskursen und Gesprächstherapien.

Beginn der Bach–Blüten–Einnahme 13. Dezember 1984

1. Bach–Blüten–Kombination

Centaury	–	wegen der Unfähigkeit, “nein” zu sagen.
Clematis	–	wegen häufiger Geistesabwesenheit.
Scleranthus	–	wegen häufiger Stimmungsschwankungen.
Walnut	–	Patientin wünscht, ihrem Leben einen neuen Sinn zu geben.

Verlauf

Nach Einnahme dieser ersten Mischung Auftreten starker Unruhezustände; zeitweilige Schlaflosigkeit und heftige Stimmungsschwankungen. Zusätzliche Verordnung eines pflanzlichen Beruhigungsmittels.

2. Bach–Blüten–Kombination am 11.3.85

Clematis	–	wegen Konzentrationsschwäche.
Walnut	–	wegen Verunsicherung bezüglich der Lebenssituation.
White Chestnut	–	wegen unablässiger quälender Gedanken bezüglich ihres Freundes.

Verlauf

Nach Einnahme der 2. Mischung: “Patientin bemerkt, daß sie jetzt wacher wird”.

3. Bach–Blüten–Kombination am 18.6.85

Cerato	–	wegen generell mangelndem Vertrauen in Bezug auf die eigene Meinung und persönlicher Ideen.
Oak	–	Neigung zur Überarbeitung, Müdigkeitsgefühl.
Red Chestnut	–	wegen Sorge um Zukunft ihrer Tochter.
Wild Oat	–	wegen fortgesetzter Unklarheit über die eigene Lebenssituation

Verlauf

Nach der 3. Mischung haben Migräneanfälle fast gänzlich aufgehört.

4. Bach–Blüten–Kombination am 28.5.85

Aspen	–	wegen übertriebener Ängste; für bessere Abgrenzung gegen fremde Einflüsse.
Clematis	–	Konzentrationsschwäche.
Gentian	–	Gefühl der Entmutigung.
Olive	–	fühlt sich erschöpft und ausgelaugt.

Red Chestnut	–	noch immer Sorge um die Tochter.
Sweet Chestnut	–	Hoffnungslosigkeit in Bezug auf partnerschaftliche Situation.

5. Bach–Blüten–Kombination am 24.6.85

Aspen, Clematis, Gentian und Red Chestnut wie zuvor.

Verlauf

Nach der 4. und 5. Mischung Der Patientin geht es allmählich besser; kaum noch Auftreten von Kopf– und Kreuzschmerzen. Hinsichtlich der Tochter mehr Zuversicht und Vertrauen; auch allgemeine Angst und Unsicherheit lassen nach.

6. Bach–Blüten–Kombination am 26.7.85

Clematis	–	Konzentrationsschwäche.
Elm	–	Gefühl, beruflichen und privaten Anforderungen nicht gewachsen zu sein.
Gentian	–	häufiges Gefühl der Entmutigung.
Larch	–	starke Minderwertigkeitsgefühle.

Verlauf

Nach der 6. Mischung: Allgemein physisches Wohlbefinden. Minderwertigkeitsgefühle werden geringer. Manchmal noch Gefühl der Überforderung; es fällt immer noch schwer "nein" zu sagen.

7. Bach–Blüten–Kombination am 5.9.85

Clematis, Elm, Gentian, Centaury und Larch wie vorher. Neu dazu

Pine	–	häufiges Auftreten von Schuldgefühlen.

8. Bach–Blüten–Kombination am 6.10.85 und 7.11.85

Clematis, Elm, Gentian und Pine weiter. Neu dazu

Walnut	–	für bessere Abgrenzung gegenüber fremder Beeinflußung und für die Fähigkeit, zur eigenen inneren Einstellung zu stehen und auch danach zu handeln.

Verlauf

Nach der 8. Mischung: Keine Depressionen mehr; Patientin fühlt sich "frei und froh"; hat Ernährung auf Vollwertkost umgestellt und neue positive Lebenseinstellung gefunden.

9. und letzte Bach–Blüten–Kombination am 11.12.85 (1 Jahr nach Therapiebeginn)

Cerato	–	für Unabhängigkeit von der Meinung anderer.
Holly	–	wegen Eifersucht in Bezug auf den Freund.
Impatiens	–	wegen Ungeduld und Gereiztheit.
Star of Bethlehem	–	zur Verarbeitung diverser schmerzlicher Erfahrungen in der Vergangenheit.

Abschluß der Therapie

Bei Nachfrage im Februar 1986 kann Patientin sagen, "es gehe ihr so gut wie nie zu vor in ihrem Leben". Sie "fühle sich frei – ihre Welt habe sich zum Positiven hin gewandelt – weil sie ihr Bewußtsein verändert habe...."

Kommentar:
Dieses ist ein in jeder Hinsicht sehr typischer Verlauf eines chronischen Falles. Es läßt sich gut verfolgen, wie trotz manchem Auf und Ab – das teilweise durch die Aufarbeitung jahrzehntealter seelischer Verhaltensmuster bedingt war – eine in acht Jahre zuvor nicht erreichte seelische Harmonsierung und Stabilisierung erreicht werden konnte.

8. Erfahrungen mit der Bach–Blütentherapie in medizinischen Fachgebieten

8.1 Bach–Blütentherapie in der Kinderheilkunde

8.1.1 Einführung*

Publish or perish – publiziere oder gehe zugrunde – ist heute die Devise der medizinischen Veröffentlichungswelle, die die Welt überflutet. Das gilt jedoch nur für Ärzte im Krankenhaus und besonders im Universitätsbereich, denn hier gibt es keine Beförderung, kein Weiterkommen ohne eine ansehnliche Reihe von veröffentlichten Referaten. Das sind zugleich wahrscheinlich die Gründe, warum es bis heute keine wissenschaftlichen Veröffentlichungen über die Wirkung von Bach–Blüten gibt.

Soweit Bach–Blüten überhaupt von Ärzten eingesetzt werden, so sind es vor allem Ärzte im niedergelassenen Bereich und hier auch Kinderärzte, die mehr an der praktischen Anwendungsweise und weniger an wissenschaftlichen Veröffentlichungen interessiert sind. Gewöhnlich sind praktizierende Ärzte mit ihrem Praxisalltag ansich schon überfordert. Außerdem ist ihre berufliche Weiterentwicklung nicht von Publikationen abhängig. Nach einem Tag, der mit schreienden Babies verbracht worden ist, haben nur sehr wenige Ärzte noch die Energie und die Zeit, sich mit Dokumentations– und Forschungsarbeit zu beschäftigen. Dazu kommt die Tatsache, daß die meisten medizinischen Zeitschriften–Verlage nur ungern Berichte annehmen, die nicht auf dem festen Boden der wissenschaftlichen Nachweise stehen. Selbst wenn ein Krankenhausarzt beginnen würde, sich mit der Bach–Blütentherapie zu beschäftigen, wären seine Chancen, die Ergebnisse zu veröffentlichen, sehr gering.

Und doch ist es das, was heute immer nötiger wird. In seinem Buch "Das große Handbuch der Bach–Blüten" berichtet Phillip M. Chancellor über die erfolgreiche Behandlung von 19 Kindern, im Alter von 3 Monaten bis

---

* Dieser Abschnitt wurde in Zusammenarbeit mit Prof. Eli Lasch, Tel Aviv gestaltet.

12 Jahren, die innerhalb weniger Tage schon sehr gut auf eine Bach–Blütentherapie ansprachen.
Bei den beschriebenen Fällen könnte es sich um das durchschnittliche Krankengut einer normalen Kinder–Praxis oder sogar um das einer Universitäts–Kinderpoliklinik handeln, denn es sind Krankheitsbilder, die durch Ängste und Anpassungsschwierigkeiten hervorgerufen worden sind und sich durch Symptome wie Bauchschmerzen, Asthma, Bettnässen und Hautausschläge äußern.

Schon vor vielen Jahren zeigte Appley, daß ein Großteil der Bauchschmerzen im Kindesalter psychisch bedingt ist.
Auch ich, der ich viele Jahre unter anderem eine gasteroenterologische Kinder–Poliklinik geleitet habe, kann diese These bestätigen. Sehr oft waren Schulängste die Hintergründe der Erkrankung oder diese waren das Resultat von Spannungszuständen der Eltern. Zum Beispiel hatte ein Kind ein Magengeschwür, welches erst ausheilte, nachdem der emotionale Konflikt im Elternhaus entschieden war und die Eltern sich trennten. Ähnliche Hintergründe entdeckten wir bei vielen funktionellen Magen–Darmbeschwerden, wie Durchfall, Verstopfung sowie auch bei Eß– und Verdauungsstörungen. Es wurde uns durchaus klar, daß – wenn solche Symptome bzw. Krankheitsbilder im Kindesalter nicht ausreichend therapiert werden – sich diese im späteren Leben des Erwachsenen mitunter als Magengeschwüre, nervöse Magen–Darmstörungen und chronische Verstopfung auswirken können und dann viel schwerer behandelbar sind. Hier sagte schon Shakespeare: “Das Kind ist der Vater des Mannes”.

Auch Asthma, Enuresis, Migräne sowie andere Kopfschmerzen und verschiedene Arten von Ekzemen konnten auf ähnliche Zusammenhänge zurückgeführt werden. Diese Krankheitsbilder beruhen sehr oft auf unterdrückten Gefühlen, die sich im weiteren Leben als lebensgefährliche Krankheitsbilder äußern können.

Professor Dr. Stork, Leiter der Kinder– und Jugendpsychiatrie in München, ist sogar der Meinung, daß die oben zitierten Krankheitsbilder bei Kindern frühe Kristallisationspunkte für spätere psychische Erkrankungen sogar bei Infektanfälligkeit, übermäßiger Unruhe beim Zahnen und anderem mehr, die seelische Situation des Kindes eine nicht unwesentliche Rolle spielte. Da die beschriebenen Krankheitsbilder auf Störungen des Gemüts beruhen, war uns zwar klar, daß auch ihre Behandlung über die Gefühle erfolgen müßte, es fehlten uns jedoch die Mittel dafür. Deshalb benutzten wir oft Psychopharmaka, obwohl wir um die ungünstigen Nebenwirkungen wußten.*

Ich bin erst vor einigen Jahren mit den Bach–Blüten näher in Berührung gekommen. Zu diesem Zeitpunkt hatte ich unsere Poliklinik verlassen und war in das öffentliche Gesundheitswesen übergewechselt. Ich entdeckte, daß sich die uns vertrauten, auf seelischen Streß zurückzuführenden Krankheitsbilder erfolgreich mit der Bach–Blütentherapie behandeln ließen. Es ist sehr schade, daß wir in unserer Poliklinik um diese einfache und wirksame Therapie nicht früher wußten und daß sie auch heute noch nicht zum selbstverständlichen medizinischen Repertoire gehört. Da Kinder emotional sehr viel labiler sind als Erwachsene, ist anzunehmen, daß sie viel besser auf Bach–Blüten ansprechen als Erwachsene, bei denen die Symptome sehr oft schon festgefahren sind.

Die Erfahrungen, die ich in Israel gesammelt habe, scheinen auch für Deutschland und andere Länder zu gelten. So erklärt Dr. Klaus Gritz, der Vizepräsident des Berufsverbands der Kinderärzte Deutschland, daß auch in Deutschland 80 % aller Bauch– und Kopfschmerzen auf seelische Störungen zurückzuführen sind.

Daß es sich hier nicht nur um Hypothesen handelt, beweisen die im Anschluß aufgeführten Fälle. Zwar kann man hier nicht von einer kontrollierten Doppelblindstudie sprechen; sie zeigen aber, daß es sich lohnen würde, systematischere Untersuchungen durchzuführen. Zur Zeit läuft z.B. in der Schweiz eine Untersuchung über den Einsatz von Bach–Blüten bei Kindern und ihren Familien, die unter POS (psycho–organisches Syndrom) leiden. Es ist zu hoffen, daß es zu weiteren Studien dieser Art kommen wird.

* Inzwischen haben namhafte Pädiater wie z.B. Prof. Dietrich Reinhard aus Düsseldorf darauf hingewiesen, daß etwa nur 30 % aller Medikamente für Säuglinge und Kleinkinder sowie nur 50 % aller Pharmaka für Schulkinder über eine wissenschaftlich gesicherte Dosierungsempfehlung verfügen. Ferner wäre die Wechselwirkung zwischen Pharmaka und den noch nicht ausgereiften Gehirnstrukturen von Kindern nicht hinreichend untersucht. Negative Auswirkungen von Psychopharmakagaben wurden bei jeder dritten Frühgeburt auf Intensivstationen beobachtet.

8.1.2 Einige Grundsätze und Erfahrungen bei der Behandlung von Kindern

Die Behandlung von Kindern, vom Säuglingsalter bis zur Vorpubertät ist für den Behandler besonders befriedigend, weil sich die Diagnostik einfacher gestaltet als beim erwachsenen Patienten und der Erfolg in der Regel schnell ersichtlich ist.

Nach unseren Erfahrungen kann man davon ausgehen, daß Kinder sozusagen als "zartestes Glied der Kette" zu einem großen Teil die aktuelle Gefühlssituation und -Konflikte der Familie widerspiegeln bzw. stellvertretend ausleben. Hierzu können noch Beziehungskonflikte mit einzelnen Familienmitgliedern im Sinne eines geistig–seelischen Lernprozesses kommen.

Die Bedeutung der pränatalen Phase sowie vor allem des Geburtsvorganges selbst als prägendes Erlebnis für die weitere Gefühlsentwicklung des Kindes dürfte heute unbestritten sein. In vielen chronischen Fällen konnte man beobachten, daß sich eine zum Zeitpunkt der Behandlung bestehende seelische Konfliktsituation direkt auf die Gefühlsumstände vor und während der Geburt zurückführen ließ (vergleiche hierzu vor allem die Blüten Pine und Wild Rose – siehe auch Fall Nr. 38).

Aus diesen Beobachtungen ergibt sich auch in der Kindertherapie eine deutliche Unterscheidung zwischen der Behandlung akuter und der Behandlung chronischer Zustände.

Akute Zustände:

Z.B. bei Angst des Kindes vor dem ersten Schultag, Eifersucht auf ein neues Geschwisterkind, Panik vor "Geistererscheinungen" usw. tritt der Erfolg innerhalb ganz weniger Tage ein. Bei einer richtig verordneten Mischung muß eigentlich schon innerhalb der ersten 36 Stunden ein deutlicher Ansatz zur Harmonisierung erkennbar sein.
Deshalb ist es häufig angezeigt, bei Kindern kleinere Einnahmemengen (Wasserglasmethode oder 10 ml–Flasche) vorzusehen.

Chronische Zustände:

Ist eine Besserung in diesem Zeitraum nicht absehbar, so deutet es darauf hin, daß der seelische Zustand des Kindes weitgehend durch einen seelischen Konflikt im Elternhaus hervorgerufen und am Leben erhalten wird. Dieses ist erfahrungsgemäß bei fast allen chronischen Erkrankungen im Kindesalter der Fall, z.B. chronisches Ekzem, Asthma, chronisches Erbrechen, chronischer Schnupfen usw. Behandelt man solche Zustände allein bei den Kindern, so zeigt sich häufig zunächst eine Besserung, die aber spätestens dann wieder zurückgeht, wenn sich der Konflikt im Elternhaus verschärft. Deshalb die Empfehlung:

> Bei chronischen Kinderkrankheiten mindestens einen Elternteil mitbehandeln.

8.1.3 Die Diagnostik bei Kindern

Diese unterscheidet sich im Prinzip nicht von der Diagnostik für Erwachsene. Auch der Säugling oder der Dreijährige gibt disharmonische Gemütszustände deutlich zu erkennen.
Als große zusätzliche Hilfe zum Erkennen der aktuellen Gefühlssituation hat sich bei Kindern die sogenannte ***Spontanwahl*** – das heißt das spontane Greifen von einigen Fläschchen aus dem gesamten Bach–Blüten–Set erwiesen, das bei Kindern bis zum 8./9. Lebensjahr in der Regel eine Treffsicherheit von fast 95 % aufwies.

Besonders bei Kindern, die nicht sprechen können oder wollen, Kinder mit Behinderungen oder Ausländerkinder erwies sich dieses Vorgehen als segensreich und bestätigte sich im Nachhinein durch die erfolgreiche Wirkung dieser eingenommenen Mischung.
Ein Erklärungsmodell für dieses Vorgehen, das den klassisch naturwissenschaftlich denkenden Geist zunächst befremden mag, soll im folgenden versucht werden.

8.1.4 Hypothese zur Spontanwahl der Bach–Blüten–Konzentrate bei Kindern

Die Bach–Blüten–Energien stellen bestimmte spezifische Energiefrequenzen dar, die eine Entsprechnungsebene in einem spezifischen Teil des menschlichen Energiefeldes haben. Diese werden, wie man empirisch vielfach beobachtet hat, von der natürlichen Sensitivität des Menschen wahrgenommen, bzw. von seinem bioenergetischen Feld registriert. Diese natürliche sensitive Wahrnehmungsfähigkeit, die besonders im sogenannten Alpha–Zustand* vorhanden sein soll, funktioniert besonders bei Kindern (die statistisch gesehen mehr im Alpha–Zustand verweilen sollen als Erwachsene) mit fast 100 %iger Genauigkeit.

Das menschliche Energiefeld unterliegt, abhängig von vielerlei Faktoren, einer ständigen Veränderung. Der den Gefühlen zugeordnete energetische Schwingungsbereich könnte mit einem Akkord verglichen werden, der entweder harmonisch oder disharmonisch ist.

Da Energiefelder nach dem Resonanzprinzip grundsätzlich das Bestreben zeigen, mit den umgebenden Energiefeldern in Harmonie zu schwingen, nimmt die natürliche Sensitivität des Menschen als erstes die Schwingungsfrequenzen wahr, die geeignet sind, momentane Disharmonien auszugleichen bzw. in Harmonie zu bringen. Das gleiche Prinzip liegt letzten Endes bioenergetischen Bluttests und allen vergleichbaren Messmethoden zugrunde.

Wenn man ein Kind aufforderte, in einer bestimmten Situation spontan einige Fläschchen zu ergreifen, so zeigte sich, daß die Blüten–Konzepte gegriffen wurden, die nicht nur genau den derzeitigen Gefühlszustand des Kindes, sondern häufig auch Brennpunkte des derzeitigen disharmonischen, negativen Familienklimas wiederspiegelten. Hierzu folgende Beobachtung aus einer gynäkologischen Praxis:

Eine Patientin in schwieriger Lebenssituation, Frau eines Alkohol–Kranken, erzählte mir anläßlich eines Besuches, daß ihr gut 1–jähriges Kind in letzter Zeit sehr unruhig sei, fast nicht mehr zum Schlafen käme. Ich forderte die Patientin auf, das Kind beim nächsten Besuch mitzubringen, was auch geschah. Wir haben das Kind auf eine Decke gesetzt, die 38 stockbottles vor dem Kind ungeordnet verteilt und beobachtet, wie es scheinbar wahllos oder spielerisch die verschiedenen Fläschchen ergriff. Diejenigen Fläschchen, die es immer wieder genommen hat oder länger in der Hand behielt, habe ich ausgewählt und eine Kombination daraus zusammengestellt, die dann wohl nicht ganz regelmäßig verabreicht wurde.
Als die junge Mutter eine Woche später wieder in meine Praxis kam, meinte sie: "Erstaunlich, jedesmal, wenn ich meinem Kind diese Blütenmischung gebe, legt sie sich sofort hin und schläft....."

Kinder nicht in Anwesenheit ihrer Eltern befragen oder diagnostizieren.

---

* Alpha–Wellen = durch EEG–Messung ermittelte Gehirnwellenfrequenz zwischen 8 und 13 Hertz. Laut Wallace: entspannter Wachzustand, ruhiges gelassenes Denken, gute Integration von Körper und Geist. Häufiger Zustand während einer Meditation.

In Anwesenheit der Eltern orientieren sich sehr viele Kinder unbewußt an deren Erwartungshaltung oder auch deren Beurteilung der Situation. Deshalb hat es sich bewährt, zunächst ein kurzes Gespräch mit den Eltern zu führen und sich dann allein mit dem Kind zu beschäftigen.

8.1.5 Spezifische Reaktionen bei Kindern

Kinder reagieren in der Regel nicht nur schnell, sondern im Sinne des Heal–Thyself–Prinzips auch seismographisch genau auf die Blüten–Energien. Als Erwachsener steht man oft staunend vor diesen Reaktionen und kann in dieser Beziehung nur versuchen, von seinen Kindern zu lernen. Von folgenden Erfahrungen wird in ähnlicher Form immer wieder berichtet:

- Ein Vierjähriger kommt vom Spielplatz extra nach Hause, um seine Mutter daran zu erinnern, daß es Zeit ist, seine Tropfen einzunehmen. Zwei Tage später weigert er sich entschieden, die Tropfen weiterzunehmen, da er nun unbewußt genau registriert hat, daß das seelische Gleichgewicht inzwischen wieder hergestellt worden ist.
- Eine Mutter verwechselt beim Verabreichen der Tropfen versehentlich die Flaschen der Geschwister. Der kleine Sohn weigert sich massiv, diese Tropfen einzunehmen und schreit wie am Spieß, bis die Mutter die Verwechslung bemerkte. Seine eigenen Tropfen nimmt er dann widerstandslos ein.
- Kinder, die in der Vergangenheit ihre "Seelentropfen" genommen haben und gut darauf reagierten, weigern sich in einer vergleichbaren späteren Situation wieder solche Tropfen einzunehmen.

Hier wäre es jetzt falsch, das Kind zur Einnahme zu zwingen, denn es weiß intuitiv genau, in welcher Form es eine Krise oder Krankheit durchleben will bzw. im Sinne seiner geistig–seelischen Entwicklung durchleben muß.

Daraus ergibt sich: Kinder sollten nicht ständig Bach–Blüten einnehmen, sondern nur, wenn die seelische Situation dieses anzeigt, was ja gerade Kinder ganz klar zu erkennen geben.
Diese Information ist besonders für alle jene Eltern wichtig, die irrtümlich glauben, ihre Kinder am besten auf das Leben vorbereiten zu können, wenn sie die gesamte Entwicklung ihrer ersten Lebensjahre mit Bach–Blütentherapie begleiten.

8.1.6 Dosierung und Anzahl der Blüten bei Kindern

Von Einzelfällen abgesehen unterscheiden sich die Vorschriften zur Dosierung oder Anzahl der verwendeten Blüten in einer Kinder-Mischung in nichts von der Therapie für Erwachsene. Immer muß die individuelle Situation beachtet werden.
In akuten Situationen ist beim Kind der Konflikt oft überschaubarer; in solchen Fällen werden häufig nur 2 – 3 Blüten gebraucht.
Mütter wissen meistens intuitiv richtig einzuschätzen, ob ihr Kleinkind die vorgeschriebene Dosierung von 4 x 4 Tropfen täglich braucht, ebenso ob die Mischung mit oder ohne Alkohol angesetzt werden sollte.
Bei nur kurz verwendeten Mischungen ist eine Alkoholkonservierung des Wassers überflüssig.

8.1.7 Bis zu welchem Alter des Kindes ist Behandlung durch die Eltern erfolgversprechend?

Grundsätzlich sollte man jungen Müttern empfehlen, akute seelische Notfälle in der Familie selbst behandeln zu lernen. Dieses gilt allerdings nur bis zum Eintritt der Kinder in die Vorpubertät. Mit dem Erwachen der eigenen Persönlichkeit werden die Eltern in der Regel so sehr “Teil des Problems”, daß sie nicht mehr in der Lage sind, die Gefühlszustände ihrer Kinder objektiv zu beurteilen. Die Überweisung zu einem neutralen, möglichst gleichgeschlechtlichen Behandler hat sich bei Jugendlichen nach dem Eintritt der Pubertät bewährt.

8.1.8 Fallbeispiele

Fall 29: Einkoten nach Hauseinbruch

Patientin 6 Jahre

Vorgeschichte

Nach nächtlichem Einbruch im Hause ist dieser Bereich ständiger Gesprächsstoff bei dem Kind; es leidet unter panischer Angst, massiven Schlafstörungen, Alpträumen. Außerdem besteht bei dem Mädchen schon seit längerem die Angewohnheit einzukoten.

Beginn der Bach–Blüten–Einnahme 20. Juli 1989

Bach–Blüten–Kombination

Zeitraum 20.7.–21.8.89

Star of Bethlehem	– Schock durch den Einbruch
Mimulus	– Angst vor Einbrechern
Pine	– Schuldgefühle wegen des Einkotens.

Zusätzliche Behandlung

Keine

Verlauf

Das Einkoten hört schlagartig auf. Lediglich eine Woche nach der Einschulung einmaliger Rückfall.
Seit September scheint der "Einbruchsschock" überwunden; das Kind schläft ruhig.

Abschluß der Therapie: Ende September

Ergebnis

Die auffälligen und störenden Symptome sind bei dem Mädchen verschwunden.

Fall 30: Gedeihstörung und Tachykardien

Anwendung von Rescue–Tropfen

Ein zehn–Tage–altes männliches Neugeborenes wurde wegen Gedeihstörung und Tachykardien (bis 220/min.) stationär aufgenommen. Wie die schulmedizinische Diagnose retrospektiv ergab, handelte es sich um eine angeborene Schilddrüsen-Struma mit hyperthyreoter Stoffwechsellage.

In den Phasen extremer Tachykardie und Unruhe des Kindes wurden immer wieder Sedativa wie Diazepam eingesetzt.
Ich selbst* konnte einen Großteil der Sedativa einsparen durch die Gabe von Rescue–Tropfen: Nach Rescue senkte sich die Herzfrequenz auf die altersentsprechende Norm von 160/min., das Kind wurde ruhiger.

Fall 31: Nägelkauen

Patient 8 Jahre

Anamnese

Ein sehr fröhlicher und lebhafter Junge. Gegenüber Erwachsenen ist er höflich, ja angepaßt, gegenüber Gleichaltrigen manchmal unerwartet aggressiv. Konflikte dauern jedoch nicht lange an, sondern sind schnell vergessen.
In der Schule ist er sehr fleißig und ehrgeizig, in der Freizeit braucht er viel Abwechslung und Bewegung.

Bach–Blüten–Kombination

Agrimony	– angepaßtes höfliches Verhalten, Bewegungsdrang, Unruhe.
Vine	– Ehrgeiz, Aggressionen.
Pine	– autoaggressives Verhalten: Nägelkauen.

Kommentar: Der Junge schwankt zwischen Dominanzanspruch (Vine) und Harmoniestreben (Agrimony). Sowie der Dominanzanspruch durchgesetzt wird, kommt es gleichzeitig zu Schuldgefühlen (Pine). Wird der Dominanzanspruch nicht durchgesetzt, kommt es ebenfalls zu Schuldgefühlen.

Verlauf

Drei Wochen später knibbelte der Patient nur noch gelegentlich an den Nagelrändern, kaute sie jedoch nicht mehr ab.
Nach weiteren zwei Wochen, unter der gleichen Kombination, hat der Patient normal lange Fingernägel, die er in Ruhe läßt.

* Kinderarzt in einem allgemeinen Krankenhaus.

Fall 32: Krise durch zu erwartenden Familienzuwachs

Patientin 6 Jahre

Beschwerden

Spastische Magen–Darm–Koliken, Übelkeit mit drohendem Kreislaufkollaps.

Anamnese

Renate ist das zweite Kind einer sehr einfühlsamen Mutter, die sich sehr viel Zeit für ihre Kinder nimmt, eigentlich ständig für die Familie im Einsatz ist. Nun ist Renates Mutter wieder schwanger. Zunächst war die Patientin sehr glücklich über den erwarteten Familienzuwachs, nahm ihrer Mutter Arbeit ab und sorgte sich in jeder Weise um sie. Im fünften Schwangerschaftsmonat traten plötzlich die obengenannten Beschwerden so stark auf, daß mehrmals der Notarzt geholt werden mußte. Konsultationen verschiedener Kollegen ergaben keinen organischen Befund.

Bach–Blüten–Kombination

Agrimony	–	Renate war immer gleichbleibend freundlich ihrer Mutter und anderen Mitmenschen gegenüber. Sie äußerte sich in keinster Weise negativ über den erwarteten Familienzuwachs. Äußerlich war sie ein zufriedenes, ausgeglichenes kleines Mädchen.
Chicory	–	als bisher jüngstes Familienmitglied war sie es gewohnt, "Mamas Baby" zu sein. Als ihr nicht mehr so viel Aufmerksamkeit geschenkt wurde, griff sie unbewußt zu einem "Trick": sie wurde krank.
Holly	–	unbewußte Eifersucht auf das neue Baby; Angst, nun weniger geliebt zu werden.
Mimulus	–	da zartes empfindsames Kind; geängstigt durch die neue Situation.
Red Chestnut	–	starke energetische Bindung zwischen Mutter und Tochter. Da die Mutter sich innerlich auf das neue Kind einstellte, mußte sie diese Bindung zwangsläufig etwas lockern. Red Chestnut sollte Renate helfen, auch ihrerseits die Mutter etwas "loszulassen".

Verlauf

In der ersten Zeit nach der Blüten–Einnahme "drohte" Renate der Mutter noch gelegentlich, "es würde ihr schlecht werden oder die Bauchschmerzen könnten wiederkommen". Die Mutter ließ sich jedoch nun nicht mehr davon beeinflussen; blieb freundlich, aber fest. Nach ca. 14 Tagen traten die Beschwerden nicht mehr auf.

Fall 33: Ringförmige Kopfschmerzen

Patientin 8 Jahre, Schülerin

Beschwerden

Seit ca. 2 Monaten starke ringförmige Kopfschmerzen, welche bisher therapieresistent waren. Organische Abklärung ohne Befund.

Anamnese

Patientin ist die jüngere von zwei Töchtern eines Lehrer–Ehepaares; ruhiger und ehrgeiziger Typ. Die ältere Schwester ist wesentlich lebhafter und weniger gewissenhaft. Beide Elternteile achten auf "gerechte Verteilung" ihrer Aufmerksamkeit und Zuneigung.

Bach–Blüten–Kombination

Star of Bethlehem	– weil der Eindruck entstand, das Mädchen habe die verschiedenen Untersuchungsprozeduren zur Abklärung des Kopfschmerzes nicht verkraftet.
Elm	– für das Gefühl, den Aufgaben in der Schule nicht gewachsen zu sein.
Rock Water	– wegen des starken Ehrgeizes, möchte den unbewußten strengen Anforderungen des Vaters genügen.
Heather	– Bedürfnis nach Zuwendung, besonders vom Vater.

Verlauf

Die Kopfschmerzen klingen im Laufe von ca. 2 Wochen ab, das Mädchen ist spontaner, lebhafter, selbstbewußter. Der Vater sagt: "Sie hat sich herausgemacht".

Ergebnis

Die Kopfschmerzen sind in den folgenden Monaten nicht mehr aufgetreten.

Fall 34: Retardierte Schulentwicklung

Patientin 7 Jahre, Schülerin (Erstklässlerin)

Situation

Nach der ersten Hälfte des Schuljahres ist das Mädchen noch nicht in der Lage, ganze Wörter zu lesen. Sie erkennt zwar die einzelnen Buchstaben, kann jedoch das Wortbild nicht erfassen. Trotz häufigen Übens mit der Mutter kaum Erfolg. Während des Unterrichtes häufig geistige Abwesenheit. Zu Hause erzählt das Mädchen nie von der Schule. Nachts häufig Alpträume.

Bach–Blüten–Kombination

Clematis	– wegen der Konzentrationsschwäche.
White Chestnut	– wegen geistiger Überanspannung und Überforderung.
Aspen	– wegen der nächtlichen Alpträume.

Verlauf

Zwei Wochen später erzählt sie zu Hause zum ersten Mal über Geschehnisse in der Schule.

Nach einem Monat ist sie in der Lage, sich während des Unterrichtes voll zu konzentrieren; im Lesen macht sie enorme Fortschritte. Auch die schrecklichen nächtlichen Träume treten nicht mehr auf.

Ergebnis

Nach viermonatiger Einnahme der Blütenmischung haben die Leistungen der Patientin voll und ganz das Klassenniveau erreicht. Die Zensuren im Zeugnis am Schuljahrsende sind sehr gut.

Fall 35: Schreib– und Leseschwäche

Patientin 8 Jahre, Schülerin

Situation

Patientin hat erhebliche Schwierigkeiten beim Lesen und Schreiben. Nach Aussage der Lehrerin könnte leichte Legasthenie vorliegen.

Bach–Blüten–Kombination

Clematis	–	gegen die generelle Konzentratonsschwäche.
White Chestnut	–	weil ihre Gedanken immer wieder um ihren Fehler kreisen.
Chestnut Bud	–	bewährt in derartigen Fällen, weil immer wieder gleiche Verhaltensmuster abzulaufen scheinen.

Verlauf

Nach ein paar Tagen stellt die Mutter fest, daß die Eintragungen im Tagebuch des Mädchens fast fehlerfrei geschrieben sind. Eine Woche später liest die Patientin freiwillig ihr erstes Buch: "Die kleine Hexe". Zur Freude der Eltern kann die Patientin fast fehlerlos laut vorlesen.

Ergebnis

Nach drei Wochen Bach–Blüten–Einnahme erklärt die Patientin selbst, sie habe diese Tropfen nicht mehr nötig. Kommentar der Lehrerin:" Sie hat sehr große Fortschritte im Lesen und Schreiben gemacht".

Fall 36: Angst vor dem Lehrer

Patientin 11 Jahre, Schülerin

Beschwerden

Heftige Bauchschmerzen mit Übelkeit und Erbrechen. Auftreten der Beschwerden regelmäßig nur abends vor dem Schlafengehen und morgens vor der Schule.
Ansonsten, z.B. nachmittags nach der Schule, sind die Symptome verschwunden; das Mädchen kann alles essen und ist "quicklebendig".

Bei Befragung stellt sich heraus, daß sie nach den Sommerferien einen neuen, als sehr autoritär bekannten Englisch–Lehrer bekommen soll, vor dem sie sich fürchtet.

Bach–Blüten–Kombination

(erste Dosis noch in der Praxis verabreicht)

Rescue – wegen der starken Aufregung, die für das Mädchen mit dem Schulbesuch verbunden ist.

Aspen – wegen der Neigung, sich Gerüchte und die negativen Meinungen anderer sofort zueigen zu machen.

Mimulus – wegen der konkreten Angst vor dem Lehrer.

Regelmäßige Einnahme der Mischung 4 x täglich und einmal zusätzlich direkt vor dem gefürchteten Englisch–Unterricht.

Verlauf

Patientin geht jetzt wieder regelmäßig in die Schule. Vor der ersten Englisch–Klassenarbeit nimmt sie einige Nachhilfestunden, um Versäumtes nachzuarbeiten.
Sie schreibt eine glatte 2 und hat keinerlei Angst mehr vor dem strengen Lehrer.

Langzeit–Ergebnis

Auch nach ca. einem Jahr sind die Beschwerden nicht mehr aufgetreten. "Es geht ihr sehr gut!"

Fall 37: Alpträume

Patient 2 1/2 Jahre

Situation

Der Junge sieht seit einiger Zeit jede Nacht "grauenvolle Gespenster". Er erwacht laut schreiend; die Mutter muß ihn aufnehmen und beruhigen. Da sich diese Vorfälle mehrmals in einer Nacht ereignen, war die Mutter nach einigen Wochen müde und völlig erschöpft.

Verordnung

Aspen - als Einzelmittel.

Verlauf

In der ersten Woche nach der Einnahme wachte der Junge nur noch einmal schreiend auf. Dies war das letzte Mal; die Erscheinung ist daraufhin nie wieder aufgetreten.

Fall 38: Ekzem durch Schwangerschaftsschock

Patientin 8 Monate

Beschwerden

Juckendes Ekzem im Gesicht; starke Unruhe.

Anamnese

Schulmedizinische und biologische Behandlung erfolglos.

Auf Erkundigung nach dem Verlauf der Schwangerschaft bekennt die Mutter, daß diese für sie sehr schwer gewesen sei und sie sich zeitweilig mit Selbstmordabsichten getragen habe.

Hypothese: Das Kind hat pränatal auf die negativen Gefühle der Mutter reagiert und dieses seelische Trauma noch nicht verarbeitet.

Bach–Blüten–Kombination

Star of Bethlehem	– zur Verarbeitung des pränatalen seelischen Schocks.
Willow	– gegen das Gefühl und die Angst, Opfer zu werden.

Ergebnis

Innerhalb einer Woche Verschwinden des Ekzems.

Langzeit–Ergebnis

Auch zehn Monate später ist das Ekzem nicht wieder aufgetreten.

Fall 39: Bettnässen

Patient 12 Jahre

Diagnose

Enuresis nocturna (die organische Abklärung hatten keinen krankhaften Befund ergeben).

Bisherige Medikation

Tofranil® mite.

Beginn der Behandlung

5. Juli 1985

1. Bach–Blüten–Kombination

(Die meisten Blüten wurden vom Patienten intuitiv und spontan selbst herausgesucht.)

Impatiens	–	in der Besprechung stellt sich diese Blüte als "Volltreffer" heraus.
Rock Water	–	scheint etwas mit dem strengen Vater zu tun zu haben, der hohe Anforderungen an seinen Sohn stellt.
Cherry Plum	–	erfahrungsgemäß oft hilfreich bei dem oben genannten Problem; zeigt unterdrückte Angst vor einem Elternteil.
Clematis und White Chestnut	–	beide zur Unterstützung der Konzentrationsfähigkeit.
Larch	–	zur Anhebung seines Selbstbewußtseins.

Verlauf

Es wird besprochen, daß man den Versuch machen wollte, die Tofranil®-Tabletten wegzulassen, auf die Gefahr hin, daß es "nochmal daneben ginge".

20.7.85	–	Die Mutter berichtet, daß der Junge trotz Wegglassens der Tofranil® in der Nacht trocken geblieben sei. Die Mischung wird weiter verabreicht.
14.8.85	–	Erneuter Besuch des Patienten in der Praxis. Er ist weiterhin trocken in der Nacht; im Wesen erscheint er mutiger und zeigt mehr Aufgeschlossenheit.

2. Bach–Blüten–Kombination

Agrimony	–	um ihm in der Schule mehr Sicherheit zu geben.
Water Violet	–	um den Kontakt zu den Mitschülern zu verbessern.
Chestnut Bud und Mimulus	–	beide um ihm die Furcht vor einem Rückfall zu nehmen.
Impatiens	–	als Typmittel, er ist ungeduldig.

Langzeit–Ergebnis

Ein Anruf etwa 2 1/2 Jahre später bestätigt: Er ist nicht wieder rückfällig geworden. "Die Blütentropfen haben ihm sehr geholfen". Gutes Allgemeinbefinden.

8.2 Erfahrungen mit der Bach–Blütentherapie in der gynäkologischen Praxis

8.2.1 Einführung

In der gynäkologischen Praxis werden die Zusammenhänge zwischen seelischem und körperlichem Geschehen besonders offenkundig. In der Praxis, aus der die folgenden zitierten Fälle stammen, reagierten sämtliche Patientinnen, die auf die Bach–Blütentherapie angesprochen wurden, sehr aufgeschlossen.
Die Tatsache, daß die Ersatzkassen und RVO–Kassen die Kosten für diese Therapie nicht übernehmen, wurde interessanterweise in keinem dieser Fälle zum Problem.

Als *Hilfestellung in der täglichen Praxis* wurde Rescue nahezu unentbehrlich, z.B.

- Bei Angst vor der Blutabnahme
- Kollabieren nach Blutabnahme (Kreislaufmittel wie Effortil® wurden nicht mehr benötigt).
- Angst vor dem Einlegen der Spirale:
  Hier eine Viertelstunde vorher und dann nochmals unmittelbar vor dem Einlegen verabreichen.

Einige weitere Erfahrungen, die in verschiedenen Praxen übereinstimmend gesammelt wurden

Bei *Dysmenorrhoe* ist häufig Rock Water ein wichtiger Bestandteil der individuellen Blütenkombination. Die Dysmenorrhoe könnte aus dieser Sicht als unbewußte Unterdrückung eigener vitaler Urbedürfnisse verstanden werden.

Prämenstruelles Syndrom, welches nach einer *Abruptio* in der Anamnese auftritt: hier waren häufig folgende Gefühlskonzepte erkennbar

Pine	–	wegen bewußter oder unbewußter Schuldgefühle.
Star of Bethlehem	–	Schock durch den Eingriff.
evtl.:		
Red Chestnut	–	noch bestehende geistige Verbindung mit dem Kind.

Durch die Einnahme der individuell angezeigten Mischungen trat eine Erleichterung der Symptome ein oder es wurde eine Reduktion der Symptome von ursprünglich 10–12 Tagen auf nur 1–3 Tage vor der Periode erreicht.

Häufig benötigte Blüten nach einer ***Abruptio:***
Star of Bethlehem, Pine,

Mustard	–	wegen der Trauer
Olive	–	wegen der geistig–seelischen und körperlichen Erschöpfung.

Diese Blüten sollten aber in die individuell angezeigte Mischung nur dann integriert werden, wenn diese Zustände wirklich deutlich erkennbar sind.

Interessant sind die Erfahrungen mit der Bach–Blütentherapie bei Fehlgeburtsneigung und bei unerfülltem Kinderwunsch. In Fällen, in denen die seelische Problematik als Ursache überwiegt, zeigt die Bach–Blütentherapie überraschend schnelle Wirkung. Sie tritt erfahrungsgemäß spätestens nach 2–3 Mischungen ein.

Bei ***Fehlgeburtsneigung*** sind bisher keine übereinstimmenden verursachenden seelischen Verhaltensmuster beobachtet worden. Die seelischen Hintergründe für eine derartige Neigung waren individuell sehr unterschiedlich. In Frage käme hier z.B.

Scleranthus	–	wenn die Mutter innerlich schwankend ist, ob sie die Schwangerschaft wirklich wünscht oder nicht.
Chicory	–	wenn eine eigene Mutterproblematik vorliegt.
Water Violet	–	wenn die Schwangere seelisch unbewußt dazu neigt, sich stark von anderen Wesen zu distanzieren.

Bei ***vergeblichem Kinderwunsch*** spielt häufig das Konzept von Walnut eine wichtige Rolle. Die Entscheidung zur Schwangerschaft wurde dann z.B. auf einer inneren Ebene zwar getroffen, aber konventionelle Erwägungen wie wirtschaftliche oder soziale Vorbehalte verhindern die Konzeption.
In ca. 80 % der mit Walnut behandelten Fälle kam es nicht zur Schwangerschaft. Jedoch wurde von den Patientinnen erkannt, daß die Schwangerschaft wohl doch nicht dem tiefsten inneren Wunsch entsprach.

Sehr gut lassen sich auch Partnerschaftsprobleme nach der Geburt, die seelischen Nachwirkungen einer Tumor–Operation, die Pelveopathia spastica sowie gewisse Formen der Blutungsstörungen mit der Bach–Blütentherapie behandeln oder mitbehandeln*.

8.2.2 Fallbeispiele

Fall 40: Chronisch rezidivierende Candida–Infektion

Patientin 29 Jahre, seit etwa zehn Jahren verheiratet, 2 kleine Kinder.

Beschwerden/Diagnose

Chronisch rezidivierende Candida–Infektion der Scheide. Zur Zeit Intrauterinpessar.

Anamnese

Bei intensiver Befragung der Patientin zeigte sich hinter den chronischen Infektionen ein Sexualitätskonflikt: Seit sich die Ehepartner kennen, möchte ihr Mann jeden Tag Sexualverkehr, was sie völlig überfordert. Sie ist nicht in der Lage, diese Situation mit ihrem Ehemann zu klären; sie gibt ständig nach, um Streit zu vermeiden. Dadurch starke Erschöpfung – verstärkt durch die Belastung mit den beiden kleinen Kindern.

Bach–Blüten–Kombination

Centaury	– Willensschwäche; kann nicht "nein" sagen.
Chicory	– Überforderung als Frau und Mutter; die "bedürftige Mutter".
Crab Apple	– die "Reinigungsblüte"; wegen Abneigung gegen die ständigen Candidainfektionen.
Elm	– Gefühl, ihrer Aufgabe nicht gewachsen zu sein.
Oak	– der "erschöpfte Kämpfer"; sie hatte diese Situation schon zehn (!) Jahre durchgestanden.

Verlauf

Nach sechs Wochen berichtet die Patientin, daß sie zum ersten Mal in der Lage war, mit ihrem Partner über ihre Gefühle (sexuelle Überforderung/Erschöpfung/Unlust) zu sprechen, und erstaunlicherweise hätte ihr

* Fallstudien folgen in der nächsten Auflage

Mann sogar Verständnis dafür gezeigt. Es ginge ihr gut; auch der Erschöpfungszustand hätte erheblich nachgelassen.
Nativ–Scheidenabstrich ohne krankhaften Befund.

Fall 41: Chronischer Fluor vaginalis

Patientin 31 Jahre, verheiratet, Hausfrau

Beschwerden/Diagnose

Seit acht Jahren unspezifischer chronischer Fluor Vaginalis.
Spekulum–Untersuchung und gynäkologisch palpatorisch unauffällig. Nativ–Präparat und Untersuchung auf Soor: negativ.

Anamnese

Im Gespräch werden von der Patientin selbst psychosomatische Zusammenhänge angedeutet. Problematische Beziehung zur Mutter; strenge Moralerziehung.

1. Bach–Blüten–Kombination am 27. April 1989

Crab Apple	– fühlt sich durch ihre Sexualität "beschmutzt".
Larch	– mangelndes Selbstwertgefühl.
Olive	– fühlt sich geistig und körperlich erschöpft. Familie ist in den letzten Jahren berufsbedingt 8x umgezogen.
Wild Rose	– ist resigniert; hat keine Freude am Leben; hat sich mit vielen Einschränkungen im Leben schon frühzeitig abgefunden.

Zusätzliche Behandlung

Allium sativum	– drei Einlagen in die Scheide zur Konsolidierung einer gesunden Vaginal–Flora. Affirmationen nach Scheffer: "Bach–Blütentherapie, Theorie und Praxis".

Verlauf

Etwa einen Monat später berichtet die Patientin, sie würde sich seit der Einnahme der Blüten erstmalig geistig mit ihrer Sexualität bzw. ihrer Einstellung dazu auseinandersetzen können. Die Mutter war sehr streng in Bezug auf Sexualerziehung, im Sinne von: "Sex ist nur für Männer da", "wehe, wenn sie mit einem unehelichen Kind nach Hause gekommen wäre", "Sexualität ist schlecht, auch Onanie ist schlecht". "Ausfluß oder das subjektive Empfinden des Ausflusses ist das "kleinere Übel". Interessant: häufige Träume mit Angst vor Spinnen – Symbol für weibliche Sexualität.

2. Bach–Blüten–Kombination

Crab Apple	– sie fürchtet jetzt, eine Infektion in der Scheide zu haben, die sich medizinisch nicht nachweisen läßt.
Red Chestnut	– sie fühlt sich von ihrer Mutter noch heute "geistig beeinflußt".
Pine	– Schuldgefühle bzgl. ihrer eigenen Sexualität.
Star of Bethlehem	– um unangenehme Gefühlserlebnisse in der Vergangenheit zu verarbeiten.

3. Bach–Blüten–Kombination

Crab Apple und	
Red Chestnut	– weiter. Dazu:
Cherry Plum	– Angst, sexuelle Gefühle zuzulassen
Mimulus	– Angst vor Schwangerschaft (obwohl sie auf eigenen Wunsch die Pille abgesetzt hat).
Holly	– Neid auf "sexuelle Freiheiten" der Wohnungsnachbarin.

Danach weitere Kombinationen in ähnlicher Zusammensetzung.

Verlauf

Der Verlauf zum Positiven geht bei dieser Patientin immer zwei Schritte vor, einen Schritt zurück. In Abständen muß ich sie durch Kontrollabstriche davon überzeugen, daß wirkliche keine akute Infektion in der Scheide vorliegt. Wir bearbeiten im Gespräch ihren Konflikt zwischen Lust und Unlust. Sie erkennt, daß sie zwischen Faszination und Abstoßung hin– und hergerissen ist. Wenn sie sich nicht traut, zu ihrer Lust zu stehen, wird die Scheide trocken, juckt und brennt. Ihr wird auch deutlich, daß die Ausflußbeschwerden an Wochenenden – wenn die Möglichkeit zur Sexualität gegeben ist – stärker sind oder subjektiv als stärker empfunden werden. Die Patientin entscheidet sich dafür, die Pille abzusetzen.

Insgesamt fühlt sich die Patientin wesentlich zufriedener als noch vor sechs Monaten und hat das Gefühl, ein längst fälliger seelischer Entwicklungsprozess sei in Gang gekommen. Die Patientin hat viel von ihrer Mutter geträumt. Das Verhältnis zum Ehemann ist deutlich entspannter. Sie ist zuversichtlich, den Ausfluß ganz loszuwerden.

Kommentar:
Wenn man bedenkt, daß dieser Fluor seit acht Jahren therapieresistent besteht, so muß ich diese Veränderungen innerhalb von sechs Monaten als großen Erfolg werten. Die Behandlung dauert an.

Fall 42: Klimakteriumsbeschwerden

Patientin 56 Jahre, Verkäuferin, verheiratet.

Beschwerden/Diagnose

Typische Klimakteriumsbeschwerden: Libido–Verlust, Depressive Verstimmungen, Schlafstörungen, starke Hitzewallungen. Pat. brach in der Praxis weinend zusammen.

Anamnese

1977 Abruptio/Interruptio – nie Ovulations–Hemmer eingenommen. Anfang der 70iger Jahre Mamma–Karzinom O.P. rechts, rezidiv–frei. Daher keine klimakterische Hormonsubstitution, um nicht eine Reaktivierung des Krebsgeschehens zu riskieren. Menopause 1986.

1. Bach–Blüten–Kombination 18. Mai 1989

Sweet Chestnut	– Patientin sieht sich am Ende ihrer Möglichkeiten.
Oak	– hier Typmittel, Patientin läßt sich nicht gehen, versucht, durchzuhalten, weiterzumachen.
Chicory	– hier Typmittel: dramatisch auftretender "Schwiegermutter–Typ".

Zusätzliche Behandlung

Sanguinaria D12 wegen der Hitzewallungen – ohne Erfolg.

Verlauf

Nach vier Wochen teilt die Patientin mit, sie fühle sich ausgezeichnet, ist von der Bach–Blütentherapie begeistert.

Daher gleiche Bach–Blüten–Kombination wiederholt.

Nach weiteren vier Wochen Rückfall: Die alten Beschwerden treten wieder auf.
Patientin hat jetzt Angst vor einer Osteoporose, da sie gehört hat, daß durch Östrogenmangel in der Post–Menopause Osteoporose auftreten kann. Eine Knochendichtebestimmung, die ohne pathologischen Befund ausfällt, beruhigt sie wieder.

2. Bach–Blüten–Kombination 22. Juni 1989

Oak	– siehe oben.
Sweet Chestnut	– siehe oben.
Chicory	– siehe oben.
Cherry Plum und Willow	– Sie beginnt, das Carcinom–Geschehen seelisch aufzuarbeiten. Bisher hatte sie sich noch nie innerlich mit diesem Ereignis wirklich auseinandergesetzt.

Verlauf

Auf und Ab der Beschwerden, insgesamt langsame Besserung. Bei einem vorübergehenden Tief wegen überstarker Hitzewallungen kurzfristig ohne Erfolg Dixarit® eingesetzt.

3. Bach–Blüten–Kombination 20. September 1989

Cherry Plum	– weiter wie zuvor.
Mustard	– wegen Anfällen von Schwermut, die ohne erkennbare Ursache kommen und gehen.
Oak	– als Typmittel.
Star of Bethlehem	– wegen des unverarbeiteten Schocks nach der Brustamputation.
Walnut	– bewährt im Klimakterium.
White Chestnut	– ihre Gedanken kreisen ständig um den eigenen Zustand (Hitzewallungen etc.)

Diese Mischung wird von der Patientin etwa acht Wochen lang genommen.

Verlauf

20.9.89	– Sie sagt, es ginge ihr jetzt immer besser; die Beschwerden treten immer seltener auf. Sie habe das Gefühl, jetzt endlich zur Ruhe zu kommen und den Schock des Krebsleidens aufgearbeitet zu haben.

Zusätzliche Behandlung

Wegen jahrelang bestehenden Asthmas schulmedizinische Medikation: Allergo–Spasmin®, Bronchoretard®, Ambroxol®.

Fall 43: Vorzeitige Wehen

Patientin 24 Jahre, Krankenschwester, verheiratet. Erste Schwangerschaft (22. Woche).

Anamnese

Patientin wollte in der 22. Schwangerschaftswoche den Frauenarzt wechseln.
Juli 1989 – Soorkolpitis, die behandelt wurde.
Im August bekam die Patientin vorzeitige Wehen und mußte krankgeschrieben werden.
Während meines Urlaubs im September mußte sie stationär aufgenommen werden und wurde wegen vorzeitiger Wehen tokolytisch (Partusisten® 6 x 1 und Magnesium Verla® 3 x 2) behandelt.
Da dies schlecht vertragen wurde, versuchte ich am 5.9.89 die Dosis von Partusisten® um die Hälfte zu reduzieren, was nicht gelang. Weiterhin Uterus–Kontraktionen und beginnende Cervix–Verkürzung; Gefahr einer Frühgeburt.

Daher zusätzliche Verordnung von Bach–Blüten

1. Kombination am 28.9.89 und 9.10.89

Gentian	–	skeptisch–zweifelnder Typ.
Impatiens	–	hektische Ausstrahlung, wohl durch Partusisten® verstärkt.
Mimulus	–	Mißbildungsängste; Angst vor der Geburt.
Pine	–	Schuldgefühle gegenüber dem Kind wegen der Einnahme von "schweren" Medikamenten.
Scleranthus und Star of Bethlehem	–	wegen Unausgeglichenheit der Wehentätigkeit.

Verlauf

Patientin verliert Schritt für Schritt die Angst vor einer Frühgeburt. Partusisten® kann um die Hälfte reduziert werden.
Ab Mitte November wird Partusisten® ganz abgesetzt, da die Phase der Frühgeburtsgefahr jetzt überwunden ist. Zur Geburtsvorbereitung verordne ich:

2. Bach–Blüten–Kombination

Gentian	–	siehe oben.
Mimulus	–	Angst vor der Geburt.
Walnut und Scleranthus	–	als Entscheidungshilfe für das Kind (intuitiv verordnet).

Larch und Elm – typischer Gemütszustand vor einer Geburt: das vorübergehende Gefühl, der Aufgabe nicht gewachsen zu sein.

Ergebnis

Patientin teilt mit, daß die Geburt am 23.11.89 um 22:28 Uhr völlig problemlos in der – für eine Erstgebärende – sehr kurzen Zeit von viereinhalb Stunden verlaufen ist. Ein Dammschnitt war nicht nötig, es kam nur zu einem unbedeutenden kleinen Scheidenriss. Die Mutter meinte, daß ihr die Bach–Blüten auch zur Geburt sehr gut getan hätten.

8.2.3 Erfahrungen mit Bach–Blüten bei der Geburtsvorbereitung und auf der Entbindungsstation

Da Mutter und Kind von der Empfängnis bis zur Geburt eine seelisch–geistige Einheit bilden und wechselseitig auf Gefühlsimpulse reagieren, gestaltet sich die Diagnostik durch Außenstehende häufig recht schwierig. Die seelischen Zustände wechseln schnell; auch Gefühle des Ungeborenen spiegeln sich latent wider.
In vielen Fällen hat sich bewährt, die Schwangere zu motivieren, sich selbst mit den Bach–Blüten–Konzepten zu beschäftigen und in Krisensituationen vereinzelt auch Wasserglasmischungen nach der Spontanwahl–Methode (siehe Seite 197) einzunehmen. Jede Patientin, die während der Schwangerschaft Bach–Blüten einnahm, hat nach eigenen Aussagen eindeutig von dieser Therapie profitiert.

Unmittelbar vor dem Geburtsvorgang wird heute vielfach Rescue eingesetzt. Das ist in allen Fällen sinnvoll, in denen der Patientin die Geburt als seelische Belastung und Ausnahmesituation bevorsteht, was heute leider zumeist der Fall ist.

Die Einnahme von Rescue vor und nach einem ***Kaiserschnitt*** half vielen Patientinnen, die Narkosefolgen besser zu überstehen (siehe Fall 44).
Beim ***Geburtsstillstand*** oder auch beim Zurückgehen der Herztöne des Kindes während der Geburt beträufelten Hebammen einer österreichischen Klinik den Bauch der Mutter mit Rescue. Die Wehentätigkeit setzte wieder ein bzw. die Herztöne wurden stärker.
Säuglinge, die ***nach der Geburt nicht atmeten***, wurden ebenfalls mit Rescue–Tropfen oder –Creme behandelt. Die Atemtätigkeit setzte daraufhin ein.

Nach der Geburt ist neben der individuellen Verordnung in erster Linie an Star of Bethlehem (Geburtsschock) zu denken – für Mutter und Kind.
So lange wie gestillt wird, nimmt das Kind die Blütenwirkung indirekt über

die Muttermilch auf.
Kommt es im späteren Verlauf zu einer echten ***Abstill–Problematik*** kann das Konzept von Red Chestnut – zu lange aufrechterhaltene symbiotische Verbindung zwischen Mutter und Kind – eine Rolle spielen.
Kinder, die sich ***beim Trinken verschlucken***, entspannten sich, wenn man Rescue auf dem Kopf in der Fontanellengegend verrieb.

Schwangerschaften in zu rascher Folge führen selbst bei von Haus aus gesunden und vitalen Frauen häufig zu Erschöpfungszuständen. Einer Frau, die innerhalb von zwei Jahren zwei Kinder geboren hatte und nach einem weiteren halben Jahr bereits wieder schwanger war, half eine einzige Flasche folgender Mischung zur Wiederherstellung ihrer seelischen und damit auch körperlichen Kondition

Olive	– geistige und seelische und körperliche Erschöpfung.
Elm	– das vorübergehende Gefühl, ihrer Aufgabe nicht gewachsen zu sein.
Honeysuckle	– um die Erinnerung an die letzten Schwangerschaftsmühen aufzulösen.

Fall 44: Kaiserschnitt unter Bach–Blütentherapie (Patientenbericht)

Im Februar '84 bekam ich morgens mein 2. Kind per (1.) Kaiserschnitt. Im OP kurz bevor das "erlösende" Narkose–Aus kam, hatte ich auch aufgrund der ungewohnten Situation eine große, mir bis dahin nie bekannte Angst, die sich durch Blutdruckwerte um 280 ausdrückte.

Nach der OP ging es mir miserabel, ich hatte das Gefühl, mich in den Schlafpausen nicht erholen zu können. Als mein Mann mir unser Kind zeigen wollte, erlebte ich es nur wie durch einen Nebelschleier, im Grunde hätte das Kind grün–gelb– gestreift sein können, es hat mich nicht interessiert. Das Aufstehen mit Hilfe der Schwestern am Abend war kaum durchzuführen; ich hatte das Gefühl, eine 90–jährige Greisin zu sein.
Ein Freund, der mich am Abend (OP war morgens 9:00 Uhr) anrief, konnte zwar mir etwas sagen, aber ich brachte nur einige wenige klare Worte zusammen, meine Zunge war kaum kontrollierbar. Auch die ersten drei Tage nach der OP fühlte ich mich schlapp und ohne Antrieb.

Gut – das war meine erste OP und ich war von allen Vorgängen sehr "gefangen" und mitgenommen.

Wie anders dagegen mein 2. Kaiserschnitt im April '87!

OP wiederum morgens: Bis zur Narkose keinerlei Beklemmung – ganz im Gegenteil mit Ärzten und Schwestern "rumgeblödelt".
Als ich im Zimmer war, wollte ich sofort das Kind sehen, wissen, ob alles o.k. ist. Ich habe mich völlig klar und ohne Schwierigkeiten ausdrücken können. Auch die Schlafpausen waren wirklich erholsam. Mittags um ca. 14:00 Uhr habe ich meine Freunde angerufen und ihnen die gute Nachricht übermittelt – abends schon meine Familie am Bett sitzen gehabt.
Auch das erste Aufstehen erlebte ich als "höchstens 70jährig". Am dritten Tag bereits lief ich schon in der Station "spazieren".

Sicher ist auch zu berücksichtigen: beim 2. Mal ist alles bekannter und weniger angsteinflößend. Ich erfuhr von einer Freundin, der ich das Narkoseprotokoll der 1. OP gab (sie ist Narkose–Fachärztin), daß ich die leichteste Form der Narkose hatte und daß von der Narkose her auch bei der 2. OP nichts wesentlich anderes verordnet worden war, da bei Schwangeren die Auswahl der einzusetzenden Mittel reduziert ist.
Also meine ich mit Bestimmtheit sagen zu können, daß das andere Erleben auf die Einnahme der Bach–Blüten zurückzuführen ist.

Ca. drei Wochen vor dem festgelegten OP-Termin nahm ich die folgende Mischung ein: (nach eigener Wahl)

Star of Bethlehem	– wegen des Schockerlebnisses der ersten Operation.
Rock Rose	– gegen panische Ängste vor der bevorstehenden zweiten Operation.
Gentian	– skeptische Erwartungshaltung in Bezug auf die Folgen der Narkose.
White Chestnut	– die Gedanken kreisen wieder und wieder um das bevorstehende Ereignis.
Oak	– als Typmittel; um innerlich lockerer lassen zu können.

Sowohl am Tag vor der OP als auch am Morgen der OP nahm ich zusätzlich Rescue–Tropfen. Kurz vor dem Betreten des OP nahm ich noch 2 Tropfen auf die Zunge. Mein Mann hat sofort nach meinem Erscheinen im Zimmer Schläfen, Puls, hinter den Ohren und Armbeuge mit Rescue betupft.

Bei der ersten OP durfte ich nach 12 Tagen nach Hause, bei der zweiten OP wollte ich nach 6 und durfte nach 8 Tagen gehen.

8.2.4 Geburtsvorbereitung und Verlauf unter Bach–Blütentherapie

Bericht einer 38–jährigen Tierärztin

Ein zufällig anwesender Arzt diagnostizierte mein leichtes Unwohlsein als Gastritis. Das war im Februar 1989. Vierzehn Tage später, das Unwohlsein hatte sich gelegt, meinte mein Gynäkologe nach einer Routineuntersuchung schmunzelnd, daß ich schwanger sei.
Zwei Monate brauchte es wohl, bis ich mir der Größe des Vorgangs bewußt wurde: Ein neuer Mensch wächst da in der Obhut und unter der Regie meines eigenen Körpers heran – einfach phantastisch.
Im 4. Monat traten nur für wenige Tage Unwohlsein und leichter Schwindel auf. Meine Umgebung nahm tröstenden Anteil. Besonders mit meinem Mann konnte ich mich über den geistigen Hintergrund dieser neuen Menschwerdung unterhalten.
Für meine Seele war dies eine aufregende, belebende Zeit, in der ich mit jedem Tag meinem Kinde ein Stück entgegen wuchs. Aber auch Ängste befielen mich zuweilen: "Wird "es" gesund geboren werden; wie werde ich die Geburt überstehen?" Immerhin, ich war das, was man eine Erst– und Spätgebärende nennt – 38 Jahre.

Neues, Unbekanntes fühlte ich auf mich zukommen.
Mein Arzt empfahl eine Amnioszentese–Untersuchung. Bei dieser Untersuchung wird unter Ultraschallbeobachtung eine Kanüle in die Fruchtblase eingeführt, um eine Fruchtwasserprobe zu entnehmen. Das Risiko sei klein, meinte der durchführende Spezialist. Er mußte mich aber über alle Eventualitäten in Kenntnis setzen. Ich wurde unsicher. Erstmals nahm ich ***Rescue***, um eine Stress–Situation besser zu überstehen. Tatsächlich war ich während der Untersuchung völlig ruhig, ja sogar zu Scherzen aufgelegt. Das Untersuchungsergebnis fiel negativ aus. Auch die folgenden gynäkologischen Routineuntersuchungen bestätigten einen höchst zufriedenstellenden Schwangerschaftsverlauf. Die Geburt wurde auf die erste Oktoberwoche errechnet.

Der September war angebrochen. Die Gedanken um meine nächste Zukunft wurden mächtiger in mir. Zusammen mit meinem Mann verlor ich mich geistig in die wunderbare Geburtsbeschreibung von Leboyer: "Welch eine Illusion", schreibt er, "entbinden ohne Schmerz – als ob ein Erdbeben sanft sein könnte! Geburt ist Umbruch. So tiefgreifend wie den Tod antreffen – dem Leben in seiner Unermeßlichkeit begegnen". Das berührte mich tief.
Ich wollte vorbereitet sein. Ich übte meinen Atem, meditierte zu meinem Kind, hatte stille Unterhaltungen mit ihm. So weit es ging, reduzierte ich

meinen Praxisbetrieb, schrieb die Halter meiner Patienten an – ich bin Tierärztin – und bat um Verständnis für die vorübergehende Schließung der Praxis.

Mitte September, nach Rücksprache mit einer mit Bach–Blüten arbeitenden Gynäkologin in Berlin, begann ich Bach–Blüten regelmäßig zu nehmen.

Drei Blüten wurden ausgewählt

Larch	– um das Vertrauen zu mir selbst zu stärken.
Walnut	– um mich an diesen neuen Lebensabschnitt noch besser zu adaptieren.
Mimulus	– denn trotz aller guter äußerer Zeichen war mir bange vor dem Tag X.

Tatsächlich wurde ich in der Folgezeit zuversichtlicher, ruhiger, ja, ich verspürte sogar eine Gelassenheit in mir.

Am Vormittag des 19. September wieder eine Routineuntersuchung. Ergebnis: sehr zufriedenstellend. Gegen Abend wurden mein Mann und ich unternehmungslustig, besuchten ein Kino, gingen zum Abendessen. Beim Aufsuchen der Toilette ging mit dem Urin ein wenig Blut ab. Ich war beunruhigt, vermutete aber eine Irritation durch die morgendliche Untersuchung. Wir fuhren nach Hause. Immer noch aufgeregt ging ich ins Bad – wieder Blut. Plötzlich Bauchschmerzen, Durchfall. Etwas Falsches gegessen? Wir erinnerten uns, daß Blutung ein Zeichen für die beginnende Geburt sein könne. Die Schmerzen kamen jetzt periodisch – alle zwei Minuten. Wir entschieden in die Klinik zu fahren. Wieder nahm ich ***Rescue.*** Um 21:52 Uhr passierten wir die Pforte der Klinik.

Der diensthabenden Hebamme schilderte ich die Symptome, “ja, das sind Wehen”, meinte sie. Im Vorbereitungszimmer wurden Meßgeräte für Wehentätigkeit und Herzschlag des Kindes angeschlossen: Herzfrequenz des Babys 158–160, Wehenstärke 7–8. Unversehens befand ich mich mitten im Geburtsvorgang. Meine Zuversicht ob des Ablaufes drohte zu schwinden. In meinem Köfferchen hatte ich all meine “Medizin” eingepackt. Allein das Wissen darum stärkte. Ich wollte ganz tapfer sein und nahm einige Tropfen ***Rescue.*** Fast spontan wurde ich ruhiger. Für ein eingelassenes Bad war es zu spät. Die Wehen wurden stärker. Wir wechselten in den “Kreißsaal”. Das Zimmer war abgedunkelt, Meditationsmusik lief vom Band, ich lag bequem, halb aufgerichtet. Mein Mann saß zu meiner Linken und begann, mich in meiner Atmung zu rhythmisieren – ich folgte in den Wehen seinem betonten Atem.

Um 23 Uhr zeigte der Muttermund 6 cm im Durchmesser. Bei gleichem zeitlichen Abstand wurden die Wehen noch intensiver. Nach jeder Wehe brauchte ich Zeit, um mich wieder zu sammeln, um mich wieder bewußt zu entspannen. Kurzfristig war ich ganz klar, sprach mit meinem Mann und der Hebamme, bis es wieder begann. Der Wehenschmerz stieg zu einer mir völlig neuen Größe an. Angst, die nächste Wehe physisch nicht zu schaffen, beschlich mich. Ich bat um ***Rescue*** Tropfen. Mein Mann gab mir 10 Tropfen auf die Zunge.
Insgeheim bat ich meinen Schöpfer, daß er es kurz machen möge.
Fünf, sechs Wehen später ließ ich mir einige Tropfen Caulophyllum LM6 geben, ein homöopathisches Mittel zur Vertiefung der Wehen.
Ca. eine halbe Stunde lang blieben die Wehen in ihrer Charakteristik ähnlich. Der diensthabende Arzt, mein Gynäkologe, war inzwischen anwesend. Er zeigte sich überrascht über die Geschwindigkeit des Geburtsvorgangs. Plötzlich wußte ich, daß ich es bald geschafft haben würde.
Ca. 23:30 Uhr, nach vier, fünf weniger mächtigen Wehen verstärkte sich die Intensivität – die Presswehen setzten ein. Nochmals gab mein Mann mir einige Tropfen ***Rescue***. Ich überließ mich jetzt ganz dem Geschehen in meinem Körper. Wie aus weiter Entfernung vernahm ich die ruhig gesprochenen Anweisungen meines Arztes, spürte ich die animierenden Atemgeräusche meines Mannes, den Halt seines Armes, das kühlende Tuch auf meiner Stirn.
Die Ruhephasen zwischen den Wehen währten jetzt nur noch knapp eine Minute. Gerade genug Zeit, um benommen den Mund zu spülen. Dann, 23:40 Uhr, die letzten Wehen hatten nicht den zuvor beobachteten Vorschub des Kindes gebracht, setzte der Arzt einen kurzen Dammschnitt, anschließend brachte er die Saugglocke an. Alle seine Schritte kommentierte er in ruhigem Ton.
0:48 Uhr – eine letzte Wehe. Ich spürte, wie der Kopf durch die Öffnung schlüpft, die Schultern gleiten durch, der ganze Körper – welch ein Gefühl der Erleichterung. Mein Mann sah unser Kind, begleitet von einem Schwall Fruchtwasser, in den Schoß des Arztes rutschen.
Ich hörte den ersten Schrei. Das Baby wurde mir auf die Brust gegeben. Ein Sohn. Mit dem Busenkontakt schlug er seine Augen auf. Unbeschreiblich schöne Minuten für mich. Ein Sturm glücklichster Gefühle spielte sich in mir ab und verhinderte weiterhin klares Denken.

Zehn Minuten nach dem Hautkontakt mit meinem Sohn hörte die Nabelschnur auf zu pulsieren. Sie wurde durchtrennt. Anschließend die übliche Prozedur des Nabelversorgens, Badens, Wiegens, Messens, Verpackens. Aber alles geschah mit größter Ruhe, diskretem Licht und bei entspannender Musik.

0:54 Uhr, die Plazenta war abgegangen – vollständig und gesund. Der Dammschnitt wurde genäht, ohne daß ich etwas spürte.

Nach einer weiteren Stunde des Sammelns und allmählichen Begreifens bezog ich mit unserem Sohn mein Zimmer auf der Station. Als Nachsorge nahm ich schon in der Nacht ein paar Tropfen ***Star of Bethlehem***.
Am nächsten Tag klappte das Stillen ohne Probleme. Ich fühlte mich lediglich wie nach einer leichten körperlichen Arbeit. Ich versorgte die Naht des Dammschnitts mit ***Rescue Tropfen***, in den späteren Tagen mit ***Rescue Salbe***. Die Nachuntersuchung bestätigte die Wirkung dieser Maßnahme – die Naht verwuchs ungewöhnlich schnell.

Verglichen mit Geburten aus dem Bekanntenkreis und auch aus der Sicht meines erfahrenen Geburtshelfers bekam ich unseren Sohn mit einem Minimum an physischer Leistung. Nach seinen Erfahrungen dauert bei Spätgebärenden die Erstgeburt ca. 10 Stunden. Seine erste Frage nach der Geburt war: "Was hast du genommen?", wohl wissend, daß ich in meiner Praxis erfolgreich mit Medizinen therapiere, die von der klassischen Schulmedizin beargwöhnt werden.

Rückblickend betrachtet, führe ich die "Leichtigkeit" der Geburt auf die Summe aller begleitenden Maßnahmen zurück, besonders auch auf die Bach–Blüten, deren positive Wirkung ich aus meiner therapeutischen Erfahrung mit Tieren sehr gut kenne.

8.3 Gedanken und Erfahrungen zur Behandlung Suchtkranker mit Hilfe der Bach–Blütentherapie

Die Tatsache, daß uns nur wenig Material zum Thema Suchtbehandlung in der Bach–Blütentherapie zugänglich wurde, bestätigt die allgemeine Erfahrung von der niedrigen Erfolgsquote bei der Behandlung von Suchtveranlagung.

Der Grund, warum Süchtigen dauerhaft zu helfen schwer ist, ja fast aussichtslos erscheint, muß darin liegen, daß es sich hier um mehr handelt als die Problematik sogenannter Randgruppen. In der Formulierung des anthroposophischen Arztes und Suchtspezialisten Olaf Koob ist Sucht ein Zivilisationsschicksal, eine Kulturkrankheit, die als schwere Sozial–Seuche ihre Opfer selbst produziert und sich durch die Bereitstellung der suchterzeugenden Mittel selbst am Leben erhält.

Sucht ist, vereinfacht formuliert, der Ausdruck einer eingeborenen – aber fehlgeleiteten – Suche des Menschen nach einer besseren Welt, nach Selbstentfaltung und Vervollkommnung. Fehlgeleitet, weil der Mensch aus Schwäche, Veranlagung, Enttäuschung und vielen anderen Gründen auf der falschen, nämlich materiellen Ebene sucht. Dadurch muß er zwangsläufig immer mehr enttäuscht werden, um daraufhin um so stärker diesen selbstzerstörerischen Verhaltensmustern zu verfallen.

Mit den Worten Bachs ausgedrückt, ist der Süchtige nicht mehr in der Lage, seinen Lebensplan durch die Stimme seines höheren Selbst wahrzunehmen, geschweige denn erkennt und anerkennt er seine Aufgabe im größeren Ganzen nach dem Gesetz der Einheit. Er wird dadurch immer mehr auf die niedrigste Persönlichkeitsebene seiner selbst zurückgeworfen und versucht dort zwanghaft, den Hunger nach eigentlich seelischen Erlebnissen und Erkenntnissen mit unadäquaten Mitteln zu stillen, was ihn zwangsläufig in immer stärkere Ratlosigkeit und Abhängigkeit von eben diesen Suchtmitteln bringt.

Nach Meinung der Experten zeigt über die Hälfte der Bevölkerung unserer westlichen Zivilisationsländer – wahrscheinlich aber noch weit mehr – Verhaltensmuster der oben genannten Art, sofern man neben den klassischen oder "anerkannten" Süchten wie z.B. Drogen, Alkohol, Zigaretten, Medikamente, Anorexia, Bulimie auch zwanghafte Verhaltensmuster wie Kaufsucht, Arbeitssucht, Besitzsucht, Fernseh–Sucht, Sucht nach Nervenkitzel oder sportlicher Höchstanstrengung, Sucht nach lauter Musik, Sucht nach Tomaten, Zucker oder anderen Nahrungsmitteln, oder gar Meditationssucht mit berücksichtigt.

Um einem Suchtkranken wirksam helfen zu können, muß man als Behandler die eigenen Suchtstrukturen erkannt und bearbeitet haben. So lange das nicht der Fall ist und eigene Suchttendenzen und –ängste unbewußt auf den Patienten projiziert werden, ist eine geistige Führung des Patienten nicht möglich. Denn gerade der Suchtpatient spürt bewußt oder unbewußt sehr genau, ob ihn der Behandler aus seinem Inneren heraus wirklich versteht, ob das was er rät, selbst erarbeitete Erfahrungswerte sind.

Geistige Führung heißt immer wieder "Hilfe zur Selbsthilfe" anbieten; zurückführen auf die ewigen Gesetze und Wahrheiten des Lebens, die gerade auch in Bachs Philosophie "Heal Thyself" in einfacher Form wiedergegeben werden. Diese geistige Führung bzw. die gemeinsame Bemühung um einen neuen konstruktiven Lebensentwurf muß neben der Entgiftung des Körpers Schwerpunkt einer Suchttherapie in Zusammenhang mit den Bach–Blüten sein.

Viele Süchtige fühlen sich durch das Konzept Bach–Blütentherapie stark angesprochen und haben sich durch Selbstbehandlung mit Hilfe der Blüten – und mit viel Geduld – von alltäglichen Süchten wie Freßsucht, Kaufsucht, Fernseh–Sucht nach und nach befreien können.

8.3.1 Welche tieferen negativen Seelenstrukturen sind bei Süchtigen besonders häufig anzutreffen?

Hypothesen gibt es auch auf diesem Gebiet genug. Eine eigene Erfahrung anhand der Beobachtungen von 26 Insassen einer freien Drogenstation bei Wien ergab folgende interessante Hinweise

Bei über der Hälfte (61 %) der Patientengruppe ließen sich als vorherrschende seelische Verhaltensmuster im Sinne der Blütentherapie erkennen

Chestnut Bud – automatisches bis zwanghaftes Abrutschen in gewisse Verhaltensmuster; keine Möglichkeit, aus diesen Erfahrungen Konsequenzen zu ziehen; mangelnde Lernfähigkeit.

Walnut – Als Ausdruck einer Reifeverzögerung; mangelnde Entfaltung der Individualität durch Abhängigkeit z.B. von stärkeren Persönlichkeiten, aber auch von Prestige–Denken, gesellschaftlichen Zwängen u.a.

Red Chestnut – "Der Süchtige und der Gegenstand seiner Leidenschaft sind auf unerklärliche Weise zusammengekettet. Je mehr er seine eigenen Kräfte nur in den Dienst seines Verlangens stellt, um so stärker erscheinen ihm die Kräfte des Gegenstandes seiner Leidenschaft."*

Die Hälfte der Patientengruppe zeigte außerdem die folgenden negativen seelischen Verhaltensmuster

Larch – Minderwertigkeitskomplexe; meistens erziehungsbedingt.

Gorse – Resignation; innere Leere; Hoffnungslosigkeit – auch in Bezug auf die gesellschaftliche Situation.

Gentian – jeder Versuch, Befriedigung zu erlangen, bleibt letztenendes fruchtlos und hinterläßt unterschwellig eine tiefe Enttäuschung.

Aspen – Überflutung durch Außeneindrücke, die nicht bewußt verarbeitet werden können. Eine der möglichen Ursachen: die viel zu frühe Konfrontation der zumeist sensiblen Patientenpersönlichkeit mit Fernsehen, Katastrophenmeldungen aus der Presse sowie Horror– und Gruselgeschichten. Dieses erzeugt vage Ängste, aber auch die Sucht nach weiterem Nervenkitzel.

40 bis 50 % der Patienten brauchten außerdem

Heather – sie mußten schon als Kind seelisch allein zurechtkommen; daher egozentrisches Verhalten bis in die Gegenwart. "das bedürftige Kleinkind".

Holly – Mißtrauen als Folge nicht erfüllter Sehnsucht nach Liebe.

Cherry Plum – angestaute seelische Energien, die man sich nicht traut, im normalen Leben zu offenbaren. Lediglich durch die Sucht kann Kanalisierung erfolgen.

Rock Water – die gestörte frühkindliche seelische Entwicklung läßt nur theoretische intellektuelle Reaktionen und Bewertungen zu; dadurch Perfektionsstreben. Dieses ergibt häufig zusammen mit Chest-

* *Zitat aus "Besser leben mit weniger", von Dr. Ulrich Beer

nut Bud das Muster der zwanghaften Bedürfnisbefriedigung.

Willow – man fühlt sich als Opfer der Situation.

Clematis – man flüchtet vor der Realität in eine Ersatzwelt, in der man "nicht mehr allein" ist.

Diese Erfahrungen könnten eine Anregung sein, die Bach–Blüten bei Drogensüchtigen einzusetzen und eigene Beobachtungen zu machen, welche – sollten sie zur Verfügung gestellt werden – bereits in einer der weiteren Auflagen dieses Buches veröffentlicht werden könnten.

8.3.2 Besonderheiten bei der Behandlung Drogensüchtiger

Haschischraucher und Konsumenten harter Drogen

Eine Therapie ist nur sinnvoll, wenn der Betreffende glaubhaft zu erkennen gibt, daß er selbst von den Drogen loskommen möchte. Ist dies derzeit nicht der Fall, ist nach vorliegenden Erfahrungen eine Behandlung vollkommen zwecklos. Und selbst, wenn der Patient von den Drogen loskommen möchte, gestaltet sich die Behandlung mühsam und langwierig. Schwierig ist auch die Diagnostik, da sich die Persönlichkeitsstruktur kaum noch oder nur sehr "verwaschen" darstellt. Bildlich ausgedrückt: Der Gefühlskörper erscheint wie eine mürbe gewordene Gummiblase, welche Inhalte unkontrolliert nach außen fließen läßt und die Gefühlsinhalte der Umgebung ungeprüft einfließen läßt. Der Behandler erkennt zumeist sehr viele Zustände. Eine Hierarchisierung der Symptome fällt schwer.

Alkoholiker

Hier die Mischung ohne Alkohol ansetzen. Evtl. die Einnahmetropfen in ein eisgekühltes Getränk geben oder Einnahme–Mischung als Globuli herstellen lassen. Letztere ad hoc verbrauchen, denn sie verlieren innerhalb einiger Monate ihre Wirksamkeit.

Raucher

Ein häufig anzutreffender Charakterzug

Agrimony – das Bedürfnis, sich und andere nicht mit den persönlichen Schwierigkeiten zu konfrontieren.

Guter Einstieg

Rescue	–	bietet bei Drogenkrankheit einen guten Einstieg in die Therapie, sofern danach das geistige Angebot der Bach–Blütentherapie verstanden oder angenommen werden kann.

8.3.3 Fallbeispiele

Fall 45: Wunsch nach Alkoholentzug

Patientin 37 Jahre, nach eigener Angabe Alkoholikerin.

Situation

Patientin konsultiert Praxis mit dem Wunsch nach Alkoholentzug.

Bach–Blüten–Kombination

Gentian	–	wegen starker Entmutigung und Zweifeln an ihrer Fähigkeit, die Sucht zu überwinden.
Heather	–	großes Bedürfnis nach mitmenschlicher Aufmerksamkeit; Gedanken kreisen um ihre Probleme.
Oak	–	wegen der Niedergeschlagenheit des "erschöpften Kämpfers", trotz fortwährender Bemühungen gelingt es ihr nicht, sich aus der Abhängigkeit zu befreien.
Vine	–	Versuch, die eigene Willenschwäche durch Herrschsucht zu kompensieren.
Willow	–	wegen Unzufriedenheit mit ihrem Schicksal.

Verlauf

Vier Wochen später – bei regelmäßiger Einnahme der Blüten – stellt die Patientin von einem zum anderen Tag den Alkoholkonsum ein. Während dieser Zeit wurde keine anderen Medikamente verabreicht.

Ergebnis

Nach weiteren acht Wochen berichtet die Patientin, daß sie bis zu diesem Zeitpunkt keinerlei Bedürfnis mehr nach Alkohol verspürt hätte; sich nun davon befreit fühle und glaube, sie könnte ein "neues Leben anfangen".

Die weitere Entwicklung dieses Falles konnte leider nicht verfolgt werden.

Fall 46: Stabilisierung einer "trockenen" Alkoholikerin

Patientin 43 Jahre, Abteilungsleiterin

Situation

Seit 5 Jahren bei den "Anonymen Alkoholikern" und "trocken". Depressiv, Angst vor Rückfall, Schlafstörungen (häufiges Aufwachen nachts, spürt dann "Anwesenheit" im Zimmer). Patientin hat erfolgreich leitende Stellung inne, empfindet jedoch Unsicherheit in Bezug auf ihre Leistungen. Morgens große Schwierigkeiten "in Gang zu kommen", Energiemangel und Müdigkeit. Klagt über ständig brennende Augen und schweren Kopf. Deshalb starker Konsum von Stimulantien (Kaffee/Tee). Verschiebt Aufgaben bis zum letzten Termin; ist dann erschöpft und überarbeitet.

Diagnose

Das dominierende Problem ist ihr Gefühl, bei der Arbeit zu versagen; daraus resultierende Ängste, Fehler zu machen, zu müde zu sein, nachts nicht schlafen zu können. Typischer Mimulus-Charakter; reagiert auf alle Schwierigkeiten mit Ängstlichkeit.

1. Bach-Blüten-Kombination

Mimulus	– gegen die typbedingte Ängstlichkeit.
Hornbeam	– gegen die geistige Erschöpfung.
Aspen	– gegen die tiefen, meist unerwartet nachts auftretenden irrealen Ängste.
Cherry Plum	– wegen ihrer Befürchtung "verrückt" zu sein.

Ergebnis

Änderung bereits nach 2 Wochen Einnahme der Mischung. Nachts besserer Schlaf, fühlt sich tagsüber weniger müde. Ängste nicht mehr so überwältigend, Augenausdruck ruhiger und offener – Gesicht entspannter. Im weiteren Gespräch ergab sich Unsicherheit im Beruf gegenüber den Kollegen aufgrund von Minderwertigkeitsgefühlen.

2. Bach-Blüten-Kombination

Mimulus, Hornbeam und Aspen	– weiter wie zuvor. Neu hinzu:
Larch	– wegen der Minderwertigkeitsgefühle.

Einnahme der 2. Mischung ca. 2 Monate lang.
Gleichzeitig Arbeit an Verhaltensmustern durch "Voice dialogue".

Ergebnis

Aspen, Hornbeam und Mimulus sind nicht mehr notwendig: irreale Ängste und Erschöpfungszustände treten nicht mehr auf. Die generelle Ängstlichkeit vor bestimmten Dingen hat nachgelassen.

3. Bach–Blüten–Kombination

Larch	–	nach wie vor mangelndes Selbstwertgefühl.
Heather	–	die Patientin selbst hatte festgestellt, daß sie durch häufiges Klagen die Aufmerksamkeit anderer auf sich zu ziehen suchte.
Gentian	–	da depressive Verstimmungen und Ängste in Zusammenhang mit Mangel an Vertrauen und Glauben stehen.

Ergebnis

Nach etwa einjähriger Anwendung der Bach–Blütentherapie mit ständig wechselnden Blüten (gelegentliche "Rückfälle" in anfängliche Gefühlsmuster) begann die Patientin sich sicherer in ihrer beruflichen Umgebung zu fühlen. Ihre Depression hatte sie überwunden; kaum noch nächtliche Ängste. Kann soziale Kontakte ohne Scheu aufrechterhalten. Keine Befürchtung mehr, in den Alkoholmißbrauch zurückzufallen.

8.4 Erfahrungen mit der Bach–Blütentherapie in Ergänzung zur klinischen Psychotherapie

Der Verfasser ist Arzt der Psychiatrie

Jeder engagierte Arzt ist ständig mit zwei Phänomenen konfrontiert. Er sucht nach neuen, wirksameren Therapieformen und muß gleichzeitg darum bemüht sein, deren Wirksamkeit zu verifizieren. Daß dies mitunter sehr schwierig ist, wissen wir aus dem Bereich der klinischen Prüfung. Bekanntlich ist ein Präparat oft erst nach einem Jahrzehnt in seinem Wirkungs– und Nebenwirkungsspektrum so recht eingeführt und vertraut. Bewegen wir uns in den Bereichen der Homöopathie, wird die Sache noch um einige Grade schwieriger, da ja die Wirkungen häufig nicht so augenfällig sind, wie z.B. bei einem Schlafmittel. Um über die Wirkung von Bach–Blüten etwas auszusagen, braucht es also zweierlei, erstens eine langjährige, wachsame Beobachtungsphase und einer verfeinerte Wahrnehmung, die es gestattet, die oft sehr subtilen Veränderungen zu deuten.

Mit den Bach–Blüten–Konzentraten arbeite ich seit 1976 und meine aufgrund meines psychotherapeutischen Erfahrungshintergrundes in Bezug auf die Wahrnehmung von auch nur schwer registrierbaren Verhaltens– oder Wesensveränderungen ausreichend geschult zu sein. Nach diesen einführenden Bemerkungen möchte ich einige Erfahrungen, die ich mit dieser Therapieform sammeln konnte, darstellen:

Wir dürfen davon ausgehen, daß Bach–Blüten von ihrem Wirkprinzip her auf geistige Prozesse Einfluß nehmen. Die erste und unmittelbarste Auswirkung, die ich beobachten konnte – auch an mir selbst – war die Veränderung der Gedanken in eine positive Richtung, unmittelbar nach der Einnahme (insbesondere nach Rescue).
Ein weiteres typisches Zeichen für eine eingetretene Wirkung ist die Zunahme von Träumen. Häufig kann auch der Wechsel der Gestimmtheit entsprechend der eingenommenen Blüte beobachtet werden, also z.B. Willow (Groll, Bitterkeit, Resentiment), verändert sich in eine verständnisvollere, zukunftsbezogenere, gewährendere Haltung, was allerdings meist mehrere Tage bis Wochen in Anspruch nimmt.

Weiterhin ist auffällig, daß die ***Wirkung*** der Blüten ***mit dem Schweregrad*** des Zustandsbildes ***zunimmt***, d.h. sie wirken um so stärker, je notwendiger sie sind. Auch mit dem, aus der Homöopathie bekannten, Vorgang der “Erstverschlechterung” – d.h. das Symptom wird unmittelbar schlechter, um dann zu verschwinden – ist zu rechnen. Der Behandler muß gerade mit diesem Phänomen vertraut sein und den Patienten vor der Einnahme darauf hinweisen, da diese die Therapie oft deshalb abbrechen.

Im Zuge der Verwendung der Blüten und dem Versuch, Patienten zu erklären, was sie von ihnen zu erwarten haben, kam mir einmal das Bild, die Blüten seien eine Art "Klarspüler der Seele", d.h. innerseelische Zusammenhänge werden verstärkt bewußt und damit faßbarer. Damit ergibt sich jedoch auch schon eine Grenze der Wirkung. Wenn nämlich der Patient aus den gewonnenen Erkenntnissen keine Konsequenzen ableitet, so wird – nach einem kurzem Aufschwung – auch eine Verbesserung seiner Lage ausbleiben.

Allerdings habe ich auch immer wieder den Eindruck gewonnen, daß die aktuell zur Verfügung stehende Ich–Stärke zunimmt, so daß der Betroffene mehr Mut zur Lösung von Problemen aufbringt.

Bei expliziten Heilungsprozessen, wenn also ein bestimmtes Symptom behandelt wird und verschwindet, scheinen die Bach–Blüten–Konzentrate nicht direkt zu wirken, sondern sekundäre Ereignisse zu provozieren.

Dazu eine Krankengeschichte

Eine 42–jährige Patientin kommt mit einer über rund 20 Jahre währenden Migräne–Symptomatik; diese war so ausgeprägt, daß die Patientin – meist zeitgleich mit der Menstruation – oft mehrere Tage, bis hin zur Bettlägerigkeit, "außer Gefecht gesetzt" war. Sie hatte so ziemlich alles ausprobiert, was auf diesem Sektor an Behandlungen angeboten wird. Die Migräne begann unmittelbar nach einer Abtreibung, welche die Patientin offensichtlich nach all den Jahren seelisch noch nicht verkraftet hatte.

Nach Einnahme der Bach–Blüten kam es – und das ist äußerst typisch – zu vermehrten Träumen. Sie träumte häufiger von toten Kindern. Offenbar war der in ihr schlummernde Konflikt aktualisiert worden. Ich machte der Patientin auch klar, daß Migräne etwas mit Verspannung zu tun hat. Sie suchte in der Folge auch einen Verein für transzendentale Meditation auf, meditierte zweimal täglich 15 Minuten. Die Migräne verschwand und kehrte über einen Beobachtungszeitraum von mehreren Monaten nicht wieder.

Das Hauptanwendungsgebiet der Blüten in meiner Praxis besteht in der Regel in einer Unterstützung der Psychotherapie. Auch dafür eine exemplarische Fallgeschichte:

Eine 28–jährige Frau kommt wegen einer schweren Angstneurose. Sie leidet an Phasen tiefer Depression, in der immer wieder zwanghafte Bilder auftauchen, kleine Kinder umbringen zu müssen. Der psychodynamische Hintergrund, die Kindheitsentwicklung etc. sei an dieser Stelle unerwähnt. Die Therapie dauert nun bereits fünf Jahre an. Die anfängliche schwere Symptomatik war nach rund einem Jahr verschwunden. Die Patientin ist inzwischen Mutter von zwei Kindern, 5 und 2 Jahre alt. Die Therapie hat seit einiger Zeit die Qualität einer begleitenden, z.T. stützenden Beratung. Die Frequenz der Konsultationen betrug immer vier Wochen. Ohne den Stellenwert, den die Bach–Blüten im einzelnen gehabt haben mögen, hier detailliert zu berücksichtigen, kann man sagen, daß dies eine gelungene Psychotherapie gewesen ist, die allerdings sehr "ausgedünnt" stattgefunden hat (die übliche Frequenz ist ja rund einmal die Woche). Wenn man so will, so könnte man also die Wirkung der Blüten dergestalt quantifizieren.

Zusammenfassend möchte ich sagen, daß es, wie bei allen Therapeutika, die im homöopathischen Bereich ansetzen, sehr schwer ist, die Wirkung der Bach–Blüten zu verifizieren. Eine jahrelange, einschlägige Erfahrung ist notwendig, um eine seriöse Aussage treffen zu können.

Als therapeutisch tätiger Psychiater ist man ständig mit einer Patientengruppe konfrontiert, deren Heilungschancen an und für sich sehr gering sind. Dies schafft oft eine Stimmung der Hoffnungslosigkeit in der Praxis, die, wie wir wissen, sehr leicht in eine nihilistisch–defätistische Therapeutenhaltung kippen kann, um so mehr, als die Schulmedizin lediglich "zudeckende" Medikamente, die im Wortsinn keine Heilmittel sind, zur Verfügung hat.
Als engagierter Arzt ist man immer auf der Suche nach brauchbaren Alternativen bzw. nach "Heilmitteln" im eigentlichen Sinn. Eine weit über 10–jährige Erfahrung mit den Bach–Blüten erlaubt es mir zu sagen, daß diese eine wirksame Unterstützung sind, menschliches Leid und existentielle Not zu lindern bzw. eine Wandlung herbeizuführen oder doch zumindest einzuleiten.

8.5 Erfahrungen mit der Bach–Blütentherapie bei der Behandlung psychiatrischer und geistig behinderter Patienten

8.5.1 Einleitung

Die folgenden Erfahrungen wurden im Verlauf einiger Jahre mit etwa 100 Patienten gesammelt, die entweder ausschließlich mit Bach–Blütentherapie behandelt wurden oder Psychopharmaka bekamen.

Entsprechend den Zuordnungen der einzelnen Bach–Blüten zu verschiedenen Stimmungsbildern, bzw. Gefühlssituationen liegt der Schwerpunkt der Bach–Blüten–Therapie bei den Patienten, bei denen eine entsprechende seelische Symptomatik vorliegt.

Dabei muß man beachten, ob das Krankheitsgeschehen gleichzeitig durch einen somatischen Prozess entweder hervorgerufen oder unterhalten ist, wie es dem Bild der ***endogenen Psychose*** entspricht oder ob die Erkrankung Ausdruck einer blockierten Gefühlssituation ist.

Letztere läßt sich den klinischen Bildern einer ***psychoreaktiven Störung*** zuordnen. Bei diesen Störungen bzw. Erkrankungen genügte meistens der alleinige Einsatz der Bach–Blütentherapie. Bei anderen Störungen bzw. Erkrankungen, bei denen das Krankheitsgeschehen von körperlichen Prozessen bestimmt wird, ist eine Mitbehandlung durch Bach–Blütentherapie sinnvoll, sofern es gelingt, einen Rahmen zu schaffen, in dem ein seelischer Prozess stattfinden kann.

Der Vorteil der Bach–Blütentherapie liegt darin, daß sie einen psychotherapeutischen Prozess im wesentlichen unterstützt. Hier sehe ich einen wesentlichen Unterschied zur Psychopharmaka–Therapie, die – insbesondere bei Psychosen – bestenfalls erst einen psychotherapeutischen Prozess ermöglichen, nie jedoch eine unmittelbare Unterstützung darstellt.
Bei gleichzeitigem Einsatz von Bach–Blüten können Psychopharmaka häufig reduziert werden, was jedoch naturgemäß von der Art der Grunderkrankung abhängt.

Aus meiner Erfahrung heraus wäre es sehr zu begrüßen, wenn Bach–Blüten auf psychiatrischen Stationen sowie auch in Wohnheimen für geistig Behinderte mehr eingesetzt würden. Erfahrungsgemäß ist es jedoch innerhalb einer klinischen Institution erforderlich, daß dies durch einen Arzt geschieht, der möglichst auch Psychotherapie–Erfahrung haben sollte.

8.5.2 Problematik der Diagnosestellung

Beginnt man Bach–Blüten bei psychisch kranken Menschen einzusetzen oder auch bei Menschen, deren Leben zusätzlich durch eine geistige Behinderung kompliziert ist, so treten verschiedene Unsicherheiten auf. Zunächst besteht die Schwierigkeit in der richtigen Diagnose, weil häufig die Gefühlssituation nicht deutlich geschildert ist. Hier ist der Behandler in hohem Maße auf seine Intuition und Empathie angewiesen, um so hinter der Mauer der Berührungsängste das Stimmungsbild wahrnehmen zu können. Noch komplizierter wird es bei den Patienten, die infolge ihrer Behinderung überhaupt nicht sprechen können; hier kann man nur versuchen, der seelischen Geste, die sich in Mimik, Lautierungen und stereotypen Bewegungs–abläufen darstellt, auf dem Hintergrund der 38 Bach–Blüten nachzuspüren.

Genauso irritierend kann es sein, wenn man versucht, den Effekt der Behandlung wahrzunehmen, da die Veränderung, die durch die Bach–Blüten eingeleitet wird, häufig in kleinen Schritten vor sich geht, daß man "vergißt", sie zu registrieren.

Folgendes Beispiel mit einem 30–jährigen jungen Mann kann dieses illustrieren

Dieser Patient war vermutlich infolge einer früh–kindlichen Hirnschädigung deutlich mittelgradig bis stärker geistig behindert. Der Verlauf war durch eine hochgradige maniforme Getriebenheit und Unruhe kompliziert. Wegen dieses Zustandsbildes wurde auch eine manische Psychose diskutiert, ohne daß eine Lithium–Behandlung Erfolg gebracht hätte. Unter hochdosierter Neuroleptika–Medikation hielt sich die Getriebenheit und Unruhe des Patienten in für die Wohngruppe tolerierbaren Grenzen.

Eine Bach–Blüten–Behandlung wurde eingeleitet, da der Patient außerdem in seinem Verhalten drastische phobische Reaktionen zeigte. Ausflüge waren äußerst schwierig, da er vor Hunden in panische Angst geriet, diese Panik auch kaum beherrschen konnte und damit alle anderen ansteckte. Ebenso war er nicht zu bewegen, Fahrstühle zu betreten oder in Kaufhäuser zu gehen. Derartiges löste ebenfalls heftige Ängste aus.

Die verordnete Bach–Blüten–Mischung enthielt

Rescue	–	wegen des gesamten Zustandes
Impatiens	–	wegen der Unruhe und Getriebenheit
Mimulus	–	wegen der verschiedenen Ängste
Rock Rose	–	wegen der panischen Reaktion auf Hunde

Diese Mischung wurde unverändert über neun Monate gegeben. Zu dem Patienten selbst bestanden nur sehr flüchtige Kontakte. Die Betreuer berichteten dann, daß sich zunächst im Verhalten des Patienten nicht viel geändert hätte.
Erst beim Nachfragen, wie denn der letzte Ausflug verlaufen sei, wurde deutlich, daß die phobische Symptomatik sich wesentlich gebessert hatte. Der Patient zeigte zwar noch Ängste vor Hunden, konnte jetzt jedoch mit den Situationen adäquat umgehen, so daß sich Komplikationen für ihn oder die anderen nicht mehr ergeben haben.
Eindrucksvoll war es, zu erleben, wie diese Veränderung zunächst gewissermaßen "wie von selbst" abgelaufen ist und erst bei genauerer Beobachtung ins Bewußtsein trat.

Bei ***akuten Psychosen***, die durch Unruhe, paranoid–halluzinatorische Symptomatik, Neigung zu Affektdurchbrüchen etc. gekennzeichnet waren, war ein unmittelbarer Effekt der Bach–Blüten nicht zu beobachten. Hier ist der Einsatz von Psychopharmaka unumgänglich. Kommt es jedoch im Laufe der Behandlung zu einer gewissen Stabilisierung und vermag der Patient, sich doch allmählich mit den psychotischen Inhalten auseinanderzusetzen, bzw. mit der Tatsache, daß er nun an einer Psychose erkrankt ist, so kann der Einsatz von Bach–Blüten durchaus hilfreich sein. Allerdings ist es hier unerläßlich, daß ein psychotherapeutischer Rahmen geschaffen wird, der den Patienten auch trägt.
Der Patient selbst vermag in solchen Situationen, wenn ihn die Ängste zu überfluten drohen, auch in den Rescue–Tropfen eine erste verläßliche Hilfe zu haben, mit der er versuchen kann, sich vor den Bedrohungen seines Unbewußten zu schützen. Wichtig ist es allerdings hierbei, daß die unter Umständen auch erforderliche Einnahme von Neuroleptika nicht als Niederlage erlebt wird, sondern ebenfalls eine notwendige Hilfe darstellt.

8.5.3 Einsatz von Rescue–Tropfen

Rescue kann im Rahmen einer Institution durchaus vielfältig zum Einsatz kommen.
Besonders befreiend ist es, wenn es gelingt, auch bei den übrigen ***Mitarbeitern*** Interesse gegenüber dieser Behandlungsform zu wecken. Es kann sich dann auch die ***Einstellung gegenüber störenden Symptomen*** bei einzelnen Patienten ändern.
Üblicherweise versucht man, Patienten, die akut durch ihr Verhalten auffallen und Mitarbeiter oder andere Patienten stören, zu beruhigen; entweder durch pädagogisch–therapeutische Maßnahmen, oder – falls dies nicht fruchtet – durch Medikamente. Auf jeden Fall wird hierbei der Patient als der Störenfried deklariert und die anderen sind die Opfer, die es zu schützen gilt. Gelingt es, die Einstellung zu ändern, so kann sich folgendes Bild

ergeben: Alle Beteiligten haben ein gemeinsames Problem, nämlich die Unruhe, das aggressive Verhalten, nur – der eine produziert es – und alle anderen müssen sich damit auseinander setzen. Es ist gewissermaßen so, als ob man von zwei Seiten auf dieselbe Medaille schaut. Alle benötigen gemeinsam Hilfe. Insofern bietet es sich in einer derartigen Situation an, daß alle Beteiligten die Rescue–Tropfen nehmen, unter Umständen häufig wiederholen, um damit auch nach außen hin auszudrücken, daß man sich in einer gemeinsamen schwierigen Situation befindet und alle Hilfe brauchen. Der Erfolg ist häufig eindrucksvoll für alle Beteiligten.

Ebenso können die Rescue–Tropfen auch bei ***Patienten*** eingesetzt werden, ***die sich stark zurückziehen, Kontakte meiden*** und häufig auch von einer ängstlichen Stimmung erfaßt sind. Erfahrungsgemäß verliert man solche Patienten leicht aus den Augen; es ist schwer, ihnen gegenüber Interesse aufzubringen. In solchen Fällen ist es sinnvoll, in durchaus relativ engen Zeitabständen (1–2stündliches Intervall) den Patienten Rescue–Tropfen zu geben. Dabei ist jedoch wichtig, daß dieses dann auch jedes Mal die Chance zu einer Begegnung beinhaltet und Anstoß gibt, den Patienten so erneut wahrzunehmen. Setzt man dieses über eine längere Zeit hindurch fort, so kann sich durchaus Aktivität und Offenheit entwickeln, wobei diese Entwicklung naturgemäß auch auf dem Hintergrund der jeweiligen Erkrankung gesehen werden muß.

Abschließend sei allerdings auch bemerkt, daß es immer wieder Patienten gibt, bei denen man auch trotz größter Bemühungen und vermeintlich bester Einschätzung keinerlei Veränderung wahrnimmt. Es muß dann wohl offen bleiben, ob man als Behandler selbst eventuelle Veränderungen nur nicht beobachten kann oder ob sich tatsächlich keine Wandlung einstellt.
In solchen Situationen muß durchaus auch überlegt werden, ob durch die weitere Gabe von Bach–Blüten dann falsche Hoffnungen erweckt werden, die wiederum Enttäuschungen provozieren können, oder ob es hier besser wäre, mit der Bach–Blüten–Behandlung aufzuhören.

8.5.4 Fall 47: Behandlung einer geistig Behinderten

Patientin 36 Jahre

Schulmedizinische Diagnose

Partielle Lähmung, durch Steißgeburt verursacht.

Situation

Zeitweiliges Auftreten starker emotionaler Ausbrüche im Elternhaus sowie auch gelegentlich im Tagesheim. Patientin kann Streßsituationen im Tagesheim psychisch kaum bewältigen. Nachts häufiges Erwachen bei starker Aufregung – "Sprechzwang". Jahrelanges Nägelkauen. Patientin hat nachts keine Kontrolle über Blasen– und Darmentleerung.

Bisherige Therapie

Vom Psychiater verordnete Taractan® Dragees, Dosis 2 x 2 Dragees à 5 mg tägl.

Beobachtungen des behandelnden Psychologen vor Anwendung der Bach–Blütentherapie

Teilweise starre stereotype Verhaltensformen. Besonders auffallend: die totale Vermeidung von Blickkontakt durch Abwendung des Kopfes bei gleichzeitig offensichtlichem Kontaktbedürfnis. Dieses äußert sich in fast ununterbrochenem intensivem Sprechen; außerdem ein großes Bedürfnis nach Verständnis und Aufmerksamkeit bei starker innerer Unsicherheit und Ängstlichkeit.

Die Haltung der Mutter gegenüber der behinderten Tochter ist äußerst abweisend, dieses drückt sich auch eindeutig in ihrer Körperhaltung aus. Neigung zu Kritik am Verhalten der Tochter. Anzeichen von Überforderung, Resignation, Verbitterung und Erschöpfung.

Hingegen ist die Haltung des Vaters seiner Tochter gegenüber stark von Besorgnis und – unausgesprochenen – Schuldgefühlen geprägt – beide Eltern waren bei Geburt der Tochter in bereits fortgeschrittenem Alter. Nonverbal kommt eine stillschweigende Entschuldigung für den Zustand seiner Tochter und ihrer Behinderung zum Ausdruck.

Beide Eltern verhalten sich sehr korrekt; tun für die Behinderte alles, was in ihrer Macht steht. Der Vater beteiligte sich an einem Projekt "Betreuung für Behinderte durch Aufbau eines Tagesheims".

1. Bach–Blüten–Kombination 4.8.85 – 22.1.86

(verordnet mit Unterstützung durch Spontanwahl)

Vervain, Walnut, Chestnut Bud	– Diese Wahl zeigt den verzweifelten Versuch (Vervain), eine Entwicklung herbeizuführen (Walnut), die jedoch immer wieder an gewissen Gegebenheiten scheitert (Chestnut Bud).

Die Mischung wurde sowohl zu Hause als auch im Tagesheim verabreicht. Zusätzlich Rescue 1–2 x tägl.

Verlauf

Bereits während der ersten Behandlungsmonate spricht die Patientin positiv an. Anfänglich treten Erstreaktionen auf: eine, in tragbaren Grenzen liegende, kurzfristige Verstärkung der Symptome. Danach lassen die emotionalen Ausbrüche nach. Die Patientin zeigt mehr Offenheit und Lebensfreude.

2. Bach–Blüten–Kombination 22.1.86 – 2.3.86

(ebenfalls mit Unterstützung durch Spontanwahl)

Olive, Heather, Chicory Chestnut Bud.	– Durch die aus der ersten Mischung resultierende Entspannung kann nun die seelische Bedürftigkeit (Heather und Chicory) in den Vordergrund treten. Gleichzeitig zeigt sich der hohe Kräfteverbrauch durch die seelische Anspannung (Olive anstelle von Vervain).

Verlauf

Es ist eine derartige Besserung des Zustandes eingetreten, daß das Taractan® abgesetzt werden kann. Positive Resultate: Patientin kann nachts durchschlafen, Blasen– und Darmausscheidung werden häufiger unter Kontrolle gehalten, das Nägelkauen reduziert sich.

Rescue wird in dieser Behandlungsperiode noch regelmäßig verabreicht.

Die Familie verbringt ihren Urlaub seit Jahren mit den gleichen Verwandten. Im Sommer 1988 stellen auch diese eine deutliche positive Veränderung fest.

3. Bach–Blüten–Kombination 2.3.86 – 5.6.89

(wiederum mit Unterstützung durch Spontanwahl)

Willow, Scleranthus, Cerato, Star of Bethlehem, Heather	–	Diese Mischung hilft der Patientin möglicherweise, die seelische Situation bei ihrer Geburt zu verarbeiten: Das Schockerlebnis (Star of Bethlehem und Willow); die daraus resultierende Unsicherheit, ob der Überlebenskampf aufgenommen werden soll oder nicht (Cerato und Scleranthus) sowie das Gefühl der allgemeinen seelischen Bedürftigkeit (Heather). Alternative Überlegung: Möglicherweise könnten sich in dieser Mischung aber auch die Gedanken und Gefühle der Mutter während des Geburtsvorganges wiederspiegeln, welche vom Kind unbewußt aufgenommen werden.

In Laufe dieser Behandlungsperiode wird Rescue nur noch sporadisch verabreicht – ab 1989 kann es völlig abgesetzt werden.

Ergebnis

Patientin kann (mit wenigen Ausnahmen) ihre Ausscheidung nachts vollständig kontrollieren. Es wird vermehrt Blickkontakt hergestellt. Die Situation zwischen Mutter und Tochter hat sich sehr entspannt; das Leben der Behinderten scheint nicht mehr so stark von Verunsicherung und Angst belastet. Von Eltern und Heimleitung wurde bei der Patientin das Entstehen neuer Gedankenabläufe und eine verstärkte Entwicklung der spontanen Ausdruckfähigkeit beobachtet.

Anmerkung

Die Behandlung dieser jungen Frau wurde eindeutig durch die Bereitschaft der Mutter unterstützt, sich gleichzeitig ebenfalls einer Bach–Blütentherapie zu unterziehen.

8.6 Erfahrungen mit Bach–Blütentherapie in der Geriatrie

8.6.1 So fanden wir die richtigen Blüten für Krankenheim–Patienten — Bericht einer leitenden Schwester in einem Alters– und Krankenpflegeheim

Im Rapport besprachen wir jeweils die Eigenheiten und Probleme des Patienten, seine Schwierigkeiten mit den Mitpatienten oder dem Personal bzw. was uns sonst mit ihm besondere Mühe machte. Das schrieb ich mir in Stichworten auf und wählte danach die entsprechenden Blüten.

Im nächsten Rapport wurde dann die gewählte Mischung dem Pflegeteam vorgestellt und – so weit möglich – auch Fragen nach der Wirkungsweise der Blüten beantwortet.
Im Stationszimmer lag auch immer jedem Team–Mitglied zugänglich, das Taschenbuch bereit. Auf diese Weise gelang eine gute Beobachtung der Patienten durch ein motiviertes Team.

Wir hatten oft einen schnell sichtbaren Erfolg. Zum Beispiel ***wurden ständig nörgelnde Patienten umgänglicher und zufriedener,*** was natürlich die Geduld des Pflegepersonals weniger strapazierte. Die ganze Atmosphäre auf der Station wurde so für den Patienten und für uns Pflegepersonal entspannter und angenehmer.

Besonders hilfreich waren die Bach–Blüten–Konzentrate im ***Selbsthilfetraining*** in der Rehabilitation, wo Patienten körperlich wie auch seelisch nicht immer in der Lage sind, kooperativ mitzuarbeiten. Einerseits ist ihr Lebens– und Gesundungswille durch jahrelange seelische Negativ–Haltungen weitgehend zum Erliegen gekommen, andererseits wollen oder können sie oft nicht einsehen, warum es sinnvoller ist, mühsam selbst etwas zu tun, was "die Schwester doch viel schneller für sie erledigen könnte". Hier konnten wir die seelisch aufbauende Wirkung der Bach–Blüten im Sinne des Heal–Thyself–Prinzips besonders gut beobachten.

Bei einer schwer depressiven Patientin mit linksseitiger Hemiplegie durften wir erstmals nach einwöchiger Einnahme von Larch den Satz hören: "Ja, ich will es probieren!" Solches und ähnliches äußerte sie allerdings nur, wenn ihr die Bach–Blüten regelmäßig gegeben wurden. Wenn nicht, fiel sie zunächst ziemlich schnell in ihr altes, apathisches und depressives Verhaltensmuster zurück.

Sehr schöne Erfahrungen konnten wir ***bei Schwerkranken und Sterbenden*** machen: z.B. bei einer Patientin, die während ihrer letzten Tage große Atemnot hatte.

Wenn wir sie pflegen oder umbetten wollten, sah sie uns mit erschreckten Augen an. Wir kamen überein, daß ihr mühsames Atmen mit Zyanose hauptsächlich auf Angst zurückzuführen war. Deshalb stellten wir für sie eine persönliche "Angst–Mischung" her:
Mimulus, Aspen, Star of Bethlehem. Dazu Walnut und Honeysuckle als Blüten, die sich in der Ablösungsphase bei alten Menschen sehr bewährt haben.

Jedes Mal, bevor Verrichtungen an ihr durchgeführt werden sollten, bekam sie ihre Tropfen. Ebenso auch zwischendurch, wenn wir bemerkten, daß ihr Atem wieder schwerer ging. Auf diese Weise haben wir ihr und einigen anderen Patienten manche Pethidin–Injektion erspart.

Begreiflicherweise kamen die Bach–Blüten–Konzentrate indirekt auch den ***Angehörigen unserer Patienten*** zugute. Es ist etwas ganz anderes, mitzuerleben, wenn ein lieber Mensch friedlich sterben kann, als wenn ein Todeskampf stattfindet.

Die meisten der ***Nachtschwestern*** haben vor allem Rescue als wahre Hilfe kennen und schätzen gelernt. Bei unruhigen und ängstlichen Patienten haben die Notfalltropfen immer geholfen. Allerdings bei Patienten, die unter starken Tranquilizern standen, dauerte es um einiges länger, bis eine Wirkung ersichtlich wurde. Auch mußte die Gabe bei einigen Patienten in kurzen Intervallen zwei– bis dreimal wiederholt werden.

8.6.2 Fallbeispiele

Fall 48: Pflegefall aus der Pflegestation eines Schweizer Bezirksspitals

Patientin 92 Jahre

Diagnose

Altersschwäche; cerebrale Durchblutungsstörung mit akuter Verwirrung.

Situation

Patientin zeigte plötzlich Suizidabsichten. Sie suchte immer wieder ein Fenster im 3. Stock auf, um dort herunter zu springen. Sie erhielt ein Psychopharmakon, reagierte darauf paradox; es wurde gegen ein anderes (Tofranil®) ausgetauscht.

Ergebnis

Alles wurde noch schlimmer. Verfolgungswahn, Vergiftungswahn; Patientin sah nur noch "Räuber und Mörder". Zwei Tage lang jegliche Nahrungsaufnahme verweigert. Sie humpelte unaufhörlich durch die Station, erschrak vor "Abgründen", schrie "Hilfio" und "Fürio" (schweizerisch: Hilfe und Feuer). Eine schwere Belastung für Schwestern und Mitpatienten. Patientin wurde total inkontinent.

Maßnahme

Rescue 5 x 4 Tropfen tägl. und zusätzlich nach Bedarf.

1. Verabreichung

Bei einem "Hilfio"–Schrei gelang es dem Pfleger, ihr einen Löffel Milchreis zu verabreichen, auf dem sich vier Tropfen Rescue–Konzentrat befanden, obwohl die Patientin gleichzeitig um sich schlug. Zehn Minuten später saß die Patientin ruhig im Bett, streichelte die rechts und links von ihr sitzenden Schwestern, trank ein Glas Tee (in dem sich ebenfalls vier Tropfen Rescue befanden) und sagte, sie habe noch nie etwas so Gutes getrunken.

Vom 1.–17.11.87 wurde die Patientin nur mit Rescue behandelt. Danach

1. Bach–Blüten–Kombination 17.11.87–15.3.88

(verordnet aufgrund des Verhaltens der Patientin)

Rock Rose, Star of Bethlehem, Cherry Plum, White Chestnut.

Patientin sprach gut auf die Mischung an. Sie erhielt die Tropfen jetzt direkt auf die Zunge; die sie meistens gehorsam herausstreckte.

2. Bach–Blüten–Kombination 15.3.–12.4.88

(verordnet aufgrund des Verhaltens der Patientin)

Mimulus, Walnut, Star of Bethlehem, Aspen
dazu zeitweilig die Notfalltropfen.

Verlauf

Die Patientin klammerte sich ans Leben; konnte nicht loslassen. Zeigte sehr oft innere Unruhe. Bis vier Tage vor ihrem Tode wollte sie aufstehen, um zu arbeiten, suchte ihre Kinder.

Die Patientin erhielt die Tropfen unregelmäßig – je nach Personalbesetzung. Bei immer wieder auftretenden Krisen und plötzlichen Wahnideen zusätzlich zur Mischung Abgabe von Notfalltropfen.

Ergebnis

Jedes Mal trat eine Beruhigung der Situation ein.

Zusätzliche Behandlung in diesem Zeitraum

Jeweils vor dem Dauer–Katheter–Wechsel ein Valium® Suppositorium 10 mg, außerdem Verabreichung von Rescue. Einmal sogar problemloser Dauer–Katheter–Wechsel nur mit Rescue, verabfolgt 2 Stunden vorher 2 x 4 Tropfen.

Abschluß der Einnahme am 12. April 1988

An diesem Tag ist die Patientin friedlich eingeschlafen.

Fälle 49 bis 52: Beobachtungsprotokolle auf einer geriatrischen Pflegestation

1. Patientin 71 Jahre

Beschwerden

Kopfschmerzen, Schwindelgefühl, Schweißausbrüche. Absinken des Blutdrucks bei psychischen Belastungen sowie körperlicher Überanstrengung.

Sofortmaßnahme

Rescue per Wasserglasmethode im 15–20–minütigem Abstand.

Ergebnis

Patientin schläft; braucht später noch öfter Rescue; die Symptome bessern sich nach und nach.

2. Patient 72 Jahre

Beschwerden

Anfallsweises Auftreten von Kopfschmerzen, Unruhe, Übelkeit, Erbrechen. Erhöhter Blutdruck, Druckgefühl im Kopf, Stauungsgefühl.

Diese Beschwerden wurden beim Internisten schulmedizinisch abgeklärt. Seit 1982 Lanitop®–Behandlung ohne befriedigendes Ergebnis.

Diagnose

Hirninsuffizienz; Altersdepression.

Verordnung

Rescue nach der Wasserglas–Methode zu Beginn eines neuen “Anfalls”.

Ergebnis

Patient schildert ein Gefühl “als ob sich ein Weg öffne”. Schläft dann etwa zwei Stunden und ist anschließend völlig beschwerdefrei.

Wenn Patient die Rescue–Tropfen schon beim ersten Auftreten der Symptome einnimmt, können diese Schübe oft abgefangen werden.

Langzeit–Ergebnis

Patient wird seit vier Jahren in den entsprechenden Situationen mit Rescue behandelt. Das Ergebnis ist gleichbleibend gut.

3. Patientin 75 Jahre

Situation

Zustand nach Apoplexie; schlaffe Lähmung des rechten Armes und Beines; fahrig, nervös. Patientin gibt sich beherrscht, ist jedoch völlig verunsichert.

Verordnung

Einmalige Gabe von Rescue 10 Tropfen

Ergebnis

Patientin traut sich wieder auf beiden Beinen zu stehen, hilft bei Pflegebehandlung mit; ist etwas ruhiger.

4. Patient 83 Jahre

Zustand

Zeitweilig starke Verwirrung, Unruhe, Aggressivität. Dann wieder sehr schläfrig und kaum ansprechbar. Gibt unverständliche Antworten und leistet kaum Hilfe bei Mobilisationsversuchen. Schlechter Allgemeinzustand; chron. Obstipation.

Verordnung

Rescue 1–2 x tägl. 4 Tropfen.

Ergebnis

Patient macht "wachen" Eindruck, gibt klare Antworten. Hilft mit beim Aufstehen, ist ruhig aber nicht schläfrig. Zustand hält bis Mittags an. 2 x Stuhl ohne Abführmittel oder Einlauf.

Bei Verabreichung von 4 x 4 Tropfen täglich:
Patient beteiligt sich am Gespräch, erzählt aus seiner Vergangenheit, wirkt ruhig und ausgeglichen; auch nachts ruhiger Schlaf. Decubitus bessert sich, Patient schläft tagsüber im Rollstuhl.

Massiv, übelriechender Stuhl (gallig, wässrig) 4–5 x tägl. Patient äußert Wunsch nach getrockneten Heidelbeeren. Durchfall legt sich am 6. Tag – normaler Stuhl.

Fall 53: Erfahrungen bei der Hauspflege durch Gemeindeschwester (Urlaubsvertretung)

Patient 86 Jahre

Zustand

Ausgeprägte Muskel– und Gelenksteifigkeit (Polyarthrose), ständig bettlägerig, apathisch, hilflos, zeitlich und örtlich desorientiert. Patient nimmt Umwelt kaum wahr. Bei Pflegebehandlung (Waschen, Umbetten etc.) keinerlei Selbstbeteiligung, schläft während des Waschens immer wieder ein. Beim Essen schluckt er nicht richtig, obwohl ein Apoplex nicht nachgewiesen ist. Dekubitus an der linken Ferse.

Anamnese

Vor drei Jahren Prostatektomie, Harninkontinenz. Seit 20 Jahren chronische Obstipation; ständig Abführmittel – 2 x wöchentlich Stuhlgang.

Situation

Die vertretende Gemeindeschwester war ratlos; konnte ihn allein nicht umbetten. Bei jeder Bewegung verlor der Patient Harn; ein Katheter konnte nicht gesetzt werden, da er ihn immer wieder herauszog.

Da dieses für die Schwester eine Notsituation war, verabfolgte sie ihm Rescue–Tropfen vor der Pflegebehandlung.

Ergebnis

Patient lag nicht mehr so "stocksteif" im Bett, streckte ihr sogar die Hand entgegen und half mit, so weit es ihm möglich war. Die Starre im Körper löste sich.

Verlauf

Fortan tägliche Verabreichung von Rescue, worauf er in der Nacht besser schlief. Am dritten Tag Darmentleerung. Unmengen von Stuhl, extrem übelriechend, drei Tage lang Durchfall. Gleichzeitig wurde er ansprechbarer, half bei der Pflege mit, äußerte Wünsche und war schließlich wie ausgewechselt. Hatte mehr Appetit und konnte besser schlucken. Am vierten Tag wurde der Stuhl fest. Darmentleerungen kündigte der Patient nun vorher an. Auch die Harninkontinenz besserte sich (Ende der Betreuung).

14 Tage später wurde der Patient in ein Altersheim verlegt. Diesen Wechsel verkraftete er nicht. Er starb zwei Monate später.

8.7 Erfahrungen mit der Bach–Blütentherapie in einer kassenärztlichen dermatologischen Praxis

Seit etwa drei Jahren arbeite ich in meiner dermatologischen Fachpraxis mit den Bach–Blüten–Konzentraten; manchmal als einziger Therapieform, meist jedoch in Verbindung mit homöopathischen, phytotherapeutischen oder Symbioselenkungs–Mitteln für den Darm wie z.B. Symbioflor®, Hylak® forte Tropfen oder Omniflora® Kapseln und einer fast ausschließlich cortisonfreien Lokaltherapie. Die einzige Ausnahme bildet hier manchmal die Psoriasis des behaarten Kopfes.

Behandelt wird ein nicht ausgewähltes Patientengut aller Altersstufen vom Säugling bis zum Greis aus den verschiedensten Bevölkerungsschichten und von unterschiedlichem Bildungsniveau.

Darunter ragen zwei Patientengruppen heraus
Die erste läßt sich nur alternativ behandeln, ernährt sich bewußt, schränkt Fernseh– und sonstigen Konsum weitgehend ein, verwendet biologische Wasch– und Reinigungsmittel. Sie verlangt naturgemäß auch eine ganzheitliche, nicht symptom–orientierte Therapie und verweigert Cortison–Salben vehement.
Diese Gruppe wandert häufig von Facharzt zu Facharzt und hat schon viele Erfahrungen hinsichtlich Therapieschemata gesammelt. Sie ist insgesamt kritisch und nicht sehr bequem.
Die zweite Gruppe, meist aus ländlichem oder städtischem Arbeitermilieu stammend, ist relativ unerfahren in Ernährungs– oder Sinnfragen. Es sind diejenigen, die in erster Linie möglichst schnell symptomfrei werden wollen – eigentlich Cortison erwarten, und nun durch die Bach–Blütentherapie mit einem ganz neuen Therapiekonzept konfrontiert werden. Hierbei stellen sie erstaunt fest, daß auch ohne Cortison eine Besserung der Beschwerden eintritt und ein ganz neuer Bewußtseinsprozess in Bezug auf Krankheit und Heilung in Gang gesetzt wird.

Neurodermitis – bei der die Schulmedizin erfahrungsgemäß bisher nicht in der Lage war, durchgreifend zu helfen – reagiert außerordentlich gut auf Bach–Blütentherapie. Bei Säuglingen, Klein– und Schulkindern sehe ich verblüffende Erfolge, wenn die auslösenden Ursachen für einen Schub z.B. sind

- Eifersucht über die Geburt eines Geschwisterkindes;
- Die Angst, nicht mehr im Mittelpunkt zu stehen;
- Angst vor dem Eintritt in den Kindergarten oder in die Schule.

Durch Einnahme von z.B. Holly, Chicory oder Mimulus brauchen diese Kinder ihre Bedürfnisse, z.B. "Hab'mich lieb", "Kümmere Dich mehr um mich" etc. nicht mehr über die Haut zu signalisieren.
Ekzemschübe, die durch das Abstillen oder Zahnen bei kleinen Patienten sehr häufig ausgelöst werden, fanden Erleichterung durch Red Chestnut und Walnut. In vielen Fällen konnte allein durch den Einsatz der Blütentherapie der unerträgliche Juckreiz gestillt werden. Ich konnte beobachten, daß oft schon ein bis zwei Wochen nach der ersten Einnahme einer Blütenmischung die Hautveränderungen erblaßten und der Juckreiz verschwand. Die vorher aggressiven Kinder wurden ruhig und sahen zuversichtlich ihrer Heilung entgegen.

Da die Ausheilung von Hautleiden bei älteren Kindern, Jugendlichen und Erwachsenen erfahrungsgemäß länger braucht, ist gerade hier die Bach–Blütentherapie zur schrittweisen Bewußtwerdung der schubauslösenden negativen Gefühlsmuster eine entscheidende Hilfe.

Bei längerandauernder ***Akne*** gingen unter Bach–Blütentherapie vor allem die Pustel–Schübe zurück und wurden weniger heftig. So mancher Patient konnte mit Larch sein Selbstwertgefühl wieder aufbauen und dadurch gestärkt die notwendige Therapie fortsetzen.

Krankheitsbilder wie ***rezidivierender Herpes simplex, Condylomata acuminata, rezidivierender Vaginal–Soor, Warzen*** (oft Pine), ***Nagelbett–Eiterungen, Impetigo contagiosa*** und ***Furunkulose*** reagieren gut auf Bach–Blütentherapie.

Bei der Behandlung von ***akuter oder chronischer Urticaria,*** bei welcher der Patient häufig das Gefühl artikuliert "aus der Haut fahren zu müssen" (Cherry Plum), gebe ich der Bach–Blütentherapie Priorität vor anderen therapeutischen Maßnahmen.

Schöne Erfolge konnte ich beobachten bei der Behandlung sämtlicher ***Allergien:*** vom Heuschnupfen bis zum Kontaktekzem, vom Arzneimittelexanthem bis zur Sonnenallergie. Wenn man aus der Patientenanamnese erfährt, daß das Handekzem einer früher erfolgreich selbständigen Frau seit Aufgabe der Berufstätigkeit und vermehrter Beschäftigung mit der eher ungeliebten Hausarbeit aufgetreten ist, läßt sich mit der Bach–Blütentherapie wirklich ursächlich therapieren.

Bei allen Formen des ***Haarausfalls*** – diffus oder umschrieben –, habe ich Bach–Blüten eingesetzt: Bei nervösen, ängstlichen und überforderten Patienten war die Therapie erfolgversprechend.
Bei der ***Alopecia areata*** haben die Bach–Blüten innerlich und äußerlich als Einreibung vor allem Kindern geholfen. Wenn auch bei Erwachsenen ein Haarwachstum nicht mehr erzielt werden konnte, so wurden doch die Ge-

fühlszustände der Hoffnungslosigkeit, des mangelnden Selbstvertrauens und die Ängste wesentlich gebessert bzw. harmonisiert.

Bei der Behandlung von ***psoriatischen Kindern*** haben sich besonders häufig Aspen und Rock Rose bewährt.

Vermutlich sind nicht jedem Kollegen diese Erfahrungen auf Anhieb nachvollziebar; jedoch nach einer gewissen Einarbeitungszeit, vor allen Dingen nach dem gründlichen Studium der 38 seelischen Verhaltensmuster, wird es sicherlich für viele sehr lohnend und befriedigend sein, die Haut als "Spiegel der Seele" auch über die Seele zu behandeln oder mitzubehandeln.

8.8 Die Anwendung der Bach–Blütentherapie in der ganzheitlichen Zahnheilkunde

In einer Zeit, in der Medizin immer teurer wird und immer mehr Möglichkeiten gegeben sind, mit perfektem technischen Aufwand Folgen von Gewebszerstörung – insbesondere auch in der Zahnheilkunde die Folgen von Zahnzerstörung – wieder unsichtbar werden zu lassen, müssen wir als Ärzte zu der Erkenntnis gelangen, daß das Kaschieren von Symptomen meist nicht viel mit Heilen zu tun hat.

Die Beschäftigung mit den metaphysischen Hintergründen von Gesundheit und Krankheit führt auch den Zahnarzt zwangsläufig dazu, seine tägliche Arbeit kritischer zu sehen oder gar in Frage zu stellen.
Wir lernen zu erkennen, daß sich auch hinter den zahnärztlich reparierten Schäden nicht zuletzt die Defekte der Seele des betreffenden Patienten verbergen, auch wenn dies auf den ersten Blick schwer vorstellbar erscheint.
Warum ist es so schwer vorstellbar? Weil uns in der Regel die bestehenden Zusammenhänge gar nicht bekannt sind und wir uns daher nur an das halten, was objektiv sichtbar und feststellbar ist.

Information und Gespräch sind keine objektiv nachkontrollierbaren Kassenleistungen. Sie werden daher heute immer noch finanziell weitaus unterbewertet. Außerdem gilt es als inopportun, in den Bereichen der anderen kassenmedizinischen Fachkollegen "herumzutherapieren". Ist es daher verwunderlich, daß sich dann auch der Arzt oder Zahnarzt, der hier eine andere Schau der Dinge hat, weitgehendst Zurückhaltung auferlegt?

Doch lassen wir alle diese formalen Betrachtungen beiseite und versuchen einmal, auch aus zahnärztlicher Sicht den Menschen ganzheitlich zu sehen.

Hinterfragen wir beispielsweise ***den Zahnschmerz an einem äußerlich "gesunden" Oberkiefer–Backenzahn***, so werden wir häufig feststellen, daß der Patient sich in einer besonderen Stress–Situation befindet oder befand, denn häufig ist es ja so, daß die Folgen des Stresses erst auftreten, wenn die Belastungen schon vorbei sind.

So kommt z.B. regelmäßig ein Teil der Schwesternschülerinnen eines nahegelegenen Krankenhauses während der Vorbereitungen auf das Schwesternexamen mit Zahnschmerzen in unsere Praxis. Meistens sind die Beschwerden an den Zähnen im oberen Backenzahnbereich.

Der Grund hierfür ist einfach, wenn man die Kybernetik des Akupunktursystems zu Hilfe nimmt. Die oberen Backenzähne (ohne Weisheitszähne) sind über das System der Akupunkturlinien mit dem Magen in Verbindung. Der Magen wiederum ist nach H. Selye eines der drei primären "Stress–Antwort–Organe" und Reinhold Voll, der "Vater der Elektroakupunktur" definierte:"Schmerz ist der Aufschrei des Gewebes nach fließender Energie".

So ist der schmerzende Zahn das Alarmsignal des überforderten Magenbereiches. Die Magenbeschwerden wiederum sind in diesem Falle die Somatisierung der geistig–seelischen "Verdauungsstörung", also der konkreten Streß–Situation.
Der Mensch in dieser Situation arbeitet meist mehr als gut für ihn ist. Er "erschöpft" sich. Vielleicht sitzt ihm die Angst vor dem Versagen im Nakken.

Die daraus entstehenden Zahnschmerzen sind in der täglichen Praxis absolut therapieresistent. Hier zum Beispiel setzen wir die Bach–Blüten mit spürbarem Erfolg ein.

In der geschilderten Situation geben wir Rescue, gegebenenfalls im Wechsel mit Olive und Oak. Allerdings können diese Mittel fehlenden Schlaf und Erholungspausen nicht ersetzen. Auch der Körper verlangt sein Recht und es tritt in den ersten Tagen nach der Einnahme oft ein starkes Schlafbedürfnis auf.

Rescue wird bei der Behandlung häufig von uns eingesetzt. Es ist grundsätzlich unser erstes Mittel bei ***Kreislaufversagen.*** Der Erfolg stellt sich meist innerhalb von 60 Sekunden ein!

Vor umfassenden Behandlungen, insbesondere wenn dem Patienten operative Eingriffe "bevorstehen", erhält er einige Tropfen Rescue prophylaktisch. Oft bitten die Patienten anschließend, ihnen dieses Mittel zu verschreiben, weil sie seine entspannende, befreiende Wirkung unmittelbar spüren.

Auch ***ängstlichen*** oder gar ***behandlungsunwilligen Kindern*** geben wir Rescue (Ansatz ohne Alkohol) mit gutem Erfolg. Sollten sie die Einnahme verweigern, so hilft es, wenn der Behandler oder seine Assistentin sich die Hände gut mit Rescue Creme einreiben und dem kleinen Patienten die Hände streicheln oder den Handrücken massieren.

Bei etwa der Hälfte dieser Situationen kommen wir dann trotz der anfänglichen Abwehr zum Behandlungserfolg. Klappt es nicht, so geben wir den Eltern unsere sogenannte "Angstmischung" für eine evtl. mehrwöchige ***Vorbehandlung*** mit. Diese Mischung enthält: Aspen, Mimulus und Rock Rose. Nach unserer Erfahrung ist es am besten, wenn Mutter und Kind sie gemeinsam einnehmen, da das Verhalten des Kindes meist das Verhalten der Bezugsperson widerspiegelt.

In der heutigen Zeit leiden – insbesondere in den Großstädten – immer mehr Menschen an Gesichtsschmerzen, häufig verbunden mit Kopfschmerzen. In vielen Fällen knacken die Kiefergelenke; oder das Kauen, oft auch schon das Öffnen des Mundes, sind schmerzhaft. Diese Symptome mit Schmerzen vor und hinter dem Ohr, vielfach verbunden mit Nackenverspannungen, werden in der modernen Zahnheilkunde dem Begriff der ***Kiefergelenkserkrankungen*** zugeordnet und als Myoarthropathie bezeichnet.

Die neuzeitlichen Denkansätze der Schul–Zahnheilkunde gehen heute soweit, daß man die Zusammenhänge zwischen Okklusion (der Verzahnung) und einem eventuellen Schmerzgeschehen im Kopf erkennt und behandelt. Man versucht mittels funktionsanalytischer und funktionstherapeutischer Maßnahmen eine Harmonisierung der Okklusion zu erreichen und reguliert damit gleichzeitig eine ganze Reihe von körperlichen Folgezuständen, wenn auch diese Tatsache in der Regel noch nicht erkannt oder gar anerkannt wird.

Warum gibt es ***Zahnfehlstellungen,*** die keine ganzheitlichen Symptome zeigen oder Gebisse, die nur ganz geringe Vorkontakte oder Okklusionsstörungen zeigen, bei denen der Patient aber trotzdem unter massiven körperlichen Störungen leidet?
Warum gibt es immer wieder Patienten, deren Kiefergelenkserkrankung technisch erfolgreich im Munde behandelt wurde und die körperlichen Folgesymptome dennoch weiterhin vorhanden sind?

An dieser Stelle möchte ich ausdrücklich feststellen: "Es gibt im Körper keine Erkrankung, kein Symptom aus nur einer einzigen Ursache." Die Erkrankung und das Auftreten von Symptomen ist die Summierung verschiedenster pathogener Einflüsse, die alle auf eine bestimmte "Schnittstelle" zielen und so auch – sich gegenseitig ergänzend – zusammenwirken.

Stressbelastungen beantwortet der Körper primär durch
- Schrumpfung der Thymusdrüse und Ausschüttung von Lymphozyten.
- Vergrößerung der Nebennierenrinde mit Ausschüttung von Adrenalin.
- Ulzeration der Magenschleimhaut.

Thymus, Magen und Nebenniere sind also die drei "großen Antwortorgane" des Streß'.

Wenn wir uns die Steuerung des Kiefergelenks über das Akupunktursystem verdeutlichen, so stellen wir fest, daß der obere Bereich des Kiefergelenks durch den 3E–Meridian, den sogenannten "Dreifacherwärmer", – den endokrinen Meridian – versorgt wird. Dieser steuert gleichzeitig die großen hormonproduzierenden Drüsen des Körpers, während der untere Bereich des Kiefergelenks durch den Magen–Meridian "programmiert" wird.

Es liegt auf der Hand, daß Stressbelastungen, die vom endokrinen Bereich, insbesondere der Nebenniere, und vom Magenbereich verarbeitet werden, logischerweise einen Einfluß auf den energetischen Zustand der entsprechenden Meridiane haben müssen.
Daß eine Stelle, an der sich diese Meridiane begegnen, dann einem besonders starken Einfluß dieser energetischen Steuerung ausgesetzt sind, dürfte daraufhin nicht mehr verwundern.

Zwei der drei primären Streßantwortorgane haben eine direkte, energetische Verbindung zum Kiefergelenk.

Der dritte Faktor wäre die gestörte Mechanik der Okklusionsfunktion durch entsprechende okklusale Störungen.

Hierbei haben wir inzwischen erkennen müssen, daß bei Kiefergelenkserkrankungen der Schweregrad der Symptomatik weit weniger von der Stärke der Okklusionsstörung abhängt, als vielmehr von der Stärke der allgemeinen körperlich–seelischen Stressbelastung.

So ist eine der ganz typischen Schwerpunktsituationen zum Beispiel die Phase der Ehescheidung. Hierbei sind nach meinen Erfahrungen Frauen stärker betroffen als Männer, aber auch an letzteren geht eine solche "stressgeladene" Lebensphase nicht spurlos vorüber.

Zahlreiche "Kiefergelenkspatienten" erzeugen unbewußt diese Beschwerden dadurch, daß sie sich selbst überfordern, diese Überforderung aber nicht erkennen wollen. Bei diesen Patienten zeigen sich die Beschwerden des Kiefergelenks meistens auf der linken Seite.

Demgegenüber drückt sich die Überforderung durch andere Menschen und das damit meist verbundene "nicht–nein–sagen–können", das "nicht–durchsetzen–können" des eigenen Willens, eher in der rechten Körperseite aus.

Interessant ist dabei auch die prozentuale Verteilung zwischen männlichen und weiblichen Patienten
Nach meinen Beobachtungen haben etwa 70–80 % der Männer ihre Kiefergelenksbeschwerden auf der linken Seite, während etwa 70–80 % der Frauen ihre Kiefergelenksbeschwerden auf der rechten Seite haben.

Dies kann kein Zufall sein. Was bedeutet es aber?

Die linke Seite ist die Yin–Seite. Sie verkörpert das weibliche Prinzip – das Annehmen, das Tolerieren, das Sich–hingeben, das Akzeptieren.

Die rechte Seite verkörpert als Yang–Seite das männliche Prinzip; das Sich–durchsetzen, das Schaffen, das Sich–selbst–behaupten.

Die Seitenkorrelation der Kiefergelenkssymptomatik gibt teilweise darüber Auskunft, mit welchem Prinzip sich der Patient im Konflikt befindet.

Hierin liegt meines Erachtens eine der geistig–seelischen Ursachen, nicht nur in Bezug auf den Seitenunterschied des Auftretens der Schmerzsymptomatik, sondern auf die Entstehung von Kiefergelenkserkrankungen überhaupt.

Wenn wir diesen immateriellen Stressfaktor weiter aufschlüsseln, um den eigentlichen Ursachen näher zu kommen, so können wir zum Beispiel durch die Schmerzempfindlichkeit bestimmter Akupunkturpunkte weiter differenzieren, ob die Entstehung der sogenannten Stressfaktoren ihren Ursprung mehr auf der körperlichen oder mehr auf der seelisch–emotionalen Ebene hat.

Den Punkt für eine Stressbelastung aus der körperlichen Kausalität finden wir auf dem Daumenballen. Er ist identisch mit dem Akupunkturpunkt Lu10 auf dem Lungenmeridian. Der Daumenballen ist ein guter Indikator für die Vis Vitalis, die allgemeine Lebenskraft, über die der betreffende Mensch verfügt. Schon an der Gewebsspannung des Daumenballens können wir den energetischen Zustand des Körpers erkennen.
Ein weicher oder schlaffer Daumenballen zeigt ein niedriges Energieniveau an, ebenso wie ein unterentwickeltes Ohrläppchen. Ist der Daumenbereich dazu noch empfindlich, so kann man schon einige Rückschlüsse auf die allgemeine Streßwiderstandsfähigkeit ziehen.
Hier manifestiert sich beispielsweise ein Mangel an Schlaf, eine zu große Arbeitsbelastung und auch der Zeitdruck, dem wir uns täglich unterwerfen.

Diese überwiegend körperliche Stressbelastung korreliert fast immer mit einer seelischen Stressbelastung, die wir an einem anderen Punkt feststellen können. Es ist der Punkt 17 auf dem Konzeptionsgefäß (KG 17). KG 17 ist der Punkt für die Emotion, für die gestörten Gefühle, für die kranke Seele. Ich nenne ihn gegenüber den Patienten oft den "Kummer-Punkt". Die Symptomatik dieses Punktes wird eindrucksvoll von Gleditsch in seinem Buch über die Mund–Akupunktur behandelt.

Der Punkt KG17 befindet sich auf dem Mittel–Meridian der Bauchseite, auf dem Sternum in Höhe der Verbindungsstelle der beiden Mamillen.

Ist dieser Punkt stark schmerzempfindlich, braucht der Mensch Hilfe im seelischen Bereich. Hier können die Bach–Blüten Entscheidendes bewirken. Bei den ***linksseitigen Kiefergelenksbeschwerden*** kommen eher die Blüten in Frage, die das Starre lösen, zum Loslassen führen wie Beech, Chestnut Bud, Cherry Plum, Chicory, Holly, Impatiens, Rock Water, Vervain, Water Violet, Vine, aber auch die Blüten, die gegen Erschöpfung wirken wie Oak und Olive.

Zur ***rechten Seite*** dagegen passen eher die Blüten, die das Selbstbewußtsein stärken, das Durchsetzungsvermögen steigern und die Angst überwinden helfen: Aspen, Centaury, Cerato, Elm, Gentian, Hornbeam, Larch, Mimulus, Mustard, Pine, Star of Bethlehem, Rock Rose.

Folgend Fallgeschichte soll das Prinzip verdeutlichen:

Christine ist 19 Jahre alt. Sie hatte bis vor eineinhalb Jahren kieferorthopädische Geräte getragen. Die Zahnstellung hatte sich einigermaßen normalisiert. Trotzdem waren noch diverse Funktionsstörungen in der Okklusion vorhanden. Sie litt unter starkem Gelenkknacken auf der linken Seite, das während der letzten Monate zunehmend auch von Schmerzen begleitet wurde.

Ihre Eltern hatten sich getrennt, als sie 16 Jahre alt war; mit 17 war sie zuhause ausgezogen. Die Harmonisierung der Okklusion brachte zwar eine Verbesserung der Kaufähigkeit sowie auch eine Linderung der Gelenkschmerzen, jedoch keine Beseitigung der Gelenkgeräusche.

Nach einem halben Jahr guten Zuredens willigte sie in die Behandlung mit Bach–Blüten ein. Das aufgrund einer vorausgegangenen Fragebogenauswertung mit ihr geführte Gespräch ergab starke Haßgefühle gegen den Vater, weil sie sich von ihm verlassen fühlte. Gleichzeitig war sie voller innerer Unentschlossenheit, weil sie gern im Ausland studieren wollte, sich aber andererseits noch an ihre Mutter gebunden fühlte. Die Folge war, daß sie sich ganz in sich zurückgezogen hatte.

Christine nahm etwa über sechs Wochen eine Mischung aus

Star of Bethlehem	–	wegen des früheren Schocks durch den psychologischen Verlust ihres Vaters
Holly	–	wegen ihrer unterdrückten Haßgefühle,
Walnut	–	weil sie sich aus dem Stadium der Mutterbeziehung nicht lösen konnte
Water Violet	–	wegen der Zurückgezogenheit.

Ich sah sie kurz vor ihrem Umzug nach Frankreich wieder. Weder Gelenkknacken noch Schmerzen waren mehr vorhanden. Normale Mundöffnungsbewegungen. Sie hatte sich mit ihrem Vater ausgesöhnt, konnte seinen Standpunkt verstehen. Sie freute sich auf ihre ersten Semesterferien, in denen sie für zwei Wochen zusammen mit ihrem Vater verreisen wollte.

Um jedoch zu hochgespannte Erwartungen zu dämpfen, sei darauf hingewiesen, daß die Bach–Blüten allein nicht alle seelischen Probleme lösen können. Es gibt ein weites Feld im Bereich der Kiefergelenkserkrankungen, in dem ohne eine zusätzliche, gezielte psychotherapeutische Betreuung kein Heilungserfolg von Dauer erzielt werden kann. Doch gerade dann können die Bach–Blüten eine erhebliche Beschleunigung des Behandlungsprozesses bewirken.

Das gleiche gilt für einen weiteren Anwendungsbereich, die heute verstärkt auftretenden ***Parodontopathien,*** für welche die Schulmedizin keine Erklärung hat.

Mundhygiene, Ernährung, Stoffwechsel – all dieses ist mitbestimmend für unser Wohlergehen, aber die entscheidende Steuerungskraft für unseren Körper ist unser Fühlen und Denken.

Dazu ein Beispiel aus der Natur: Ein Tier, das sich verteidigen muß, beißt; d.h. die Zähne sind die Verteidigungswaffe des Tieres oder auch sein Aggressionswerkzeug. Verliert ein Tier nun seine Zähne, verliert es sein Angriffs– und Verteidigungswerkzeug und damit auch die Möglichkeit, sich am Leben zu erhalten.

Wenn wir davon ausgehen, daß der Körper mit seinen Symptomen das "Armaturenbrett" der Seele ist, auf dem diese ihre Störungen erkennbar werden läßt, dann müssen wir – nach Detlefsen und Dahlke – wohl akzeptieren, daß hinter einem Zahnverlust schon im Alter von 30–35 Jahren eine sehr starke seelisch–geistige Resignation stehen muß. Das Sich-nicht–mehr–"durchbeißen", "Sich–nicht–mehr– behaupten" können, das hinter einem solchen Verlust der Zähne steht, bedeutet letztlich nichts anderes als das Aufgeben des Lebenswillens.

Nicht nur die Sexualität, die Verdauung und der Magen reagieren auf Ärger, Gefühle und Empfindungen. Gerade auch der Mund wird in seiner Gesundheit oder in seiner Krankheit von diesen seelischen Faktoren beeinflußt.

Es sind die Blüten gegen die tiefste, körperliche und mentale ***Erschöpfung***, gegen die absolute Verzweiflung, die hiervon betroffene Menschen brauchen, z.B. Wild Rose, Gorse, Mustard, Star of Bethlehem, Sweet Chestnut – gefolgt von Blüten, die das ***Selbstbewußtsein*** aufrichten; die Freiräume zur Verwirklichung des eigenen Ichs schaffen, z.B. Walnut, Centaury, Elm, Larch.
Und auch hier ist die zusätzliche verbale Bewußtmachung – z.B. im Sinne der Integrativen Logotherapie nach Victor Frankl – von besonderem Wert.

Der ganzheitlich denkende Zahnarzt sollte eines sicher nicht sein: der "große Therapeut", der alles selbst behandelt und für alles eine schnelle Lösung hat.

Die Gesundung eines Menschen hängt letztlich immer von ihm selbst ab. Wir als Behandler können hierzu in jedem Fall nur einen Teil beitragen. Dazu gehört, daß wir unser gesamtes fachliches Können für ihn einsetzen. Dazu gehört jedoch auch, daß wir ihm die Hand reichen und ihm den Weg weisen, mit seinen eigenen Problemen besser fertig zu werden. Gerade dabei kann ihm die Bach–Blütentherapie eine wertvolle Hilfe sein.

Für den Zahnarzt bedeutet die Beschäftigung mit dem Werk von Dr. Edward Bach – über die oben geschilderten praktischen Vorteile hinaus – eine Hilfe zum tieferen Verständnis der seelischen Vorgänge und deren Auswirkungen auf den ganzen Körper.

8.8.1 Einsatz von Rescue in der Zahnarzt–Praxis

Fall 54: Reaktion auf Regionalanästhesie

Einer Patientin steht ein erheblicher Eingriff beim Zahnarzt bevor. Die Behandlung soll etwa 2 Stunden dauern und es würden einige Injektionen notwendig sein.
Noch zu Hause nimmt die Patientin einige Tropfen Rescue direkt aus der stockbottle zur Vorbereitung auf die Behandlung; außerdem in der Praxis des Zahnarztes direkt vor Behandlungsbeginn etwas Korodin zur Kreislaufstabilisierung.

Nach Verabreichung der Injektionen beginnt, infolge der Kreislaufbelastung, der Körper der Patientin relativ heftig zu zittern, so daß der Zahnarzt die Behandlung nicht beginnen kann. Einen Moment lang entsteht Ratlosigkeit. Dann bedeutet die Patientin der Assistentin des Zahnarztes, sie möchte ihr ein bestimmtes Fläschchen aus ihrer Handtasche geben. Sie nimmt erneut einige Tropfen Rescue – ein Seufzer der Erleichterung entringt sich ihr und sie sagt "wir können anfangen".
Der Eingriff verläuft dann ohne weitere Komplikationen.

Fall 55: Kindliche Angst vor der Zahnärztin

Patient 5 Jahre

Vorgeschichte

Der Junge kommt zu einer Routine–Untersuchung in die Praxis. Er hatte ein paar sehr defekte Zähne, die der Reihe nach behandelt wurden. Er war ein sehr verständiges, agiles Kerlchen, das bereitwillig bei der ersten Behandlung mitmachte, obwohl sie keineswegs angenehm war. Er versteht sich sehr gut mit der Zahnärztin, ein gegenseitiges Vertrauen ist spürbar und es wird ein weiterer Termin in einer Woche verabredet.

Situation

Beim nächsten Termin bricht der Junge zur großen Bestürzung der Zahnärztin schon beim Betreten der Praxis in heftiges, nicht enden wollendes Weinen aus und er wehrt sich mit Händen und Füßen dagegen, mit seiner Mutter ins Wartezimmer zu gehen. Mit sanfter Gewalt scheint sie ihn wenigstens dort hinbringen zu können, aber das Weinen wird immer heftiger und panischer.

Verordnung

Es werden ihm in einem kleinen Becher mit Wasser ein paar Tropfen Rescue zubereitet und nach dem Grund seiner Angst gefragt. "Die letzte Behandlung sei im Nachhinein noch sehr schmerzhaft gewesen". Es wird großes Verständnis für seine Angst gezeigt und der Grund für die vergangenen Schmerzen erklärt. Er bekommt einen Schluck "Blütenwasser" gegen seine Angst.

Ergebnis

Nach längerem Überlegen trinkt er die Bach–Blüten und geht dann mit der Zahnärztin in das Behandlungszimmer. Während der Zahnbehandlung ist er sehr aufmerksam, ruhig und wieder vollkommen ansprechbar. Die Behandlung kann ohne Zwischenfälle zu Ende geführt werden.

8.9 Erfahrungen mit der Bach–Blütentherapie in einer naturheilkundlichen Fachklinik

Der Aufenthalt in einer naturheilkundlich ausgerichteten Fachklinik, in der selten eine Therapie wirklich abgeschlossen werden kann, soll dem Patienten die Gelegenheit geben, neue Impulse zur Veränderung seiner bisherigen Lebensgewohnheiten aufzunehmen und positivere Verhaltensmuster einzuüben.
Aufgrund ihres seelisch aufbauenden Charakters ist die Bach–Blütentherapie ein ideales Instrument, das ich seit 1986 verstärkt einsetze. Das folgende Beispiel ist stellvertretend für viele ähnliche Fälle.

Fall 56: Kurpatientin

Patientin 59–jährig, Musiklehrerin, z.Zt. unverheiratet

Stationäre Behandlung in unserer Klinik wegen
- Zustand nach Mamma–Amputation li.
- Asthma bronchiale
- Rhinitis vasomotorica (Heuschnupfen–Symptomatik)
- Gehäufte Infektanfälligkeit
- Hypercholesterinämie
- Nicht in den Unterlagen vermerkt – aber eindeutig vorhanden: larvierte Depression.

Zur Anamnese

Heuschnupfensymptomatik und Asthma (Schwerpunkt Juli/August) kontinuierlich seit 1945. Stauballergie.
Menopause 1980.
Neigung zu starker Erschöpfung, labilem Hochdruck, vermehrtem Durst, Blähungen, Nacken- und Rückenschmerzen (insbesondere in Verbindung mit Hämorrhoidal-Beschwerden).

In der Klinik Durchführung einer 25–tägigen Heilfastenbehandlung nach Buchinger mit anschließendem diätetischen Aufbau.

Parallel zur Umstimmung wiederholter Einsatz von Neuraltherapie, insbesondere paravertebral zur Beeinflussung der Lunge, an den Nasennebenhöhlen im Zusammenhang mit der allergischen Heuschnupfen–Symptomatik, sowie an der Operationsnarbe (li. Brust). Hierdurch – rein körperlich gesehen – immer nur vorübergehende Beschwerdemilderung gegeben.

Die Pat. wirkte in der ersten Hälfte der stationären Behandlung in sich abgekapselt, stark introvertiert, sehr zurückhaltend. Über ihre persönlichen Probleme konnte und wollte sie nicht sprechen. Die häusliche Situation, d.h. Verhältnis zum Gatten (noch lebend oder tot oder geschieden) blieb für uns lange im Unklaren. Sie lebt aber augenscheinlich mit ihrer über 80–jährigen Mutter zusammen.

Verlauf der Bach-Blütentherapie

Nach einem Vortrag über die Wechselbeziehung von körperlichen Erscheinungen und seelischen Problemen kommt die Pat. mit der Bitte, ob man ihr zusätzlich helfen könnte. Ich werde auf Bach–Blüten angesprochen, lasse sie aus den 38 auf dem Tisch ausgebreiteten Bach–Blüten 6 Mittel spontan herausgreifen.
Sie nimmt ***Rescue, Star of Bethlehem, Sweet Chestnut, Chicory, Agrimony, Elm und Crab Apple.***
Daraufhin erläutere ich ihr die betreffenden Seelenkonzepte und ihre Probleme – aus meiner Sicht. Sie selbst sagt nichts. Einziger Kommentar: "Sind Sie ein Hellseher?!" Sie schöpft etwas Hoffnung, wirkt geringfügig freier.

Die Patientin hatte in den letzten Jahre so gut wie nie geträumt. Nach Einnahme der Bach–Blüten–Mischung sah sie in Form von Visionen oder Tagträumen die nachstehend beschriebenen Bilder, welche sie sofort nach Auftreten zu Papier brachte.

Bild 1 auf Farbtafel III wurde unmittelbar nach dem Gespräch gemalt. Sie selbst bemerkt dazu: beim Malen Gefühle von Wut und Ärger. Körperliches Empfinden von Tränen bis zum Brechreiz. Bei der Arbeit starkes Gähnen und danach Erschöpfung.

Das Bild scheint uns zu Sweet Chestnut, Star of Bethlehem gut zu passen. Eine häßliche Narbe, ein Krebsgeschwür. Die Farbe rot, die Verwundung – aber auch Belebung zeigend, schwarze nach außen drängende Stacheln wie ein Igel; dazu die eigene Haltung: körperlich mit Asthmabeschwerden kämpfend, um freie Atmung ringend, zu ihrer Umgebung sehr freundlich, entgegenkommend, will aber nicht in sich hineinblicken lassen (Agrimony!).

Das Bild 2 wurde zwei Stunden nach dem ersten Bild gemalt. "Das Bild ist noch bedrohlicher geworden, obwohl ich es in der Entspannung anders sah und fühlte". Wir haben den Eindruck, daß eine persönliche Entfaltung beginnt, die noch durch das Dunkle eingeengt wird. Verletzungen, die Wunden sind in der Farbe rot zu sehen.

Bild 3 "gleich anschließend". Die Pat. sagt: "Inzwischen ist im Halsbereich wieder "die Platte". Tränen konnte ich noch immer nicht weinen".

Im Lauf der nächsten Tage bekommen wir immer wieder einige Bilder zu sehen. Die Pat. spricht etwas leichter, mit mehr Wärme. Sie wirkt äußerlich nicht mehr so eingeschlossen, eingerüstet.

Die nächsten drei Bilder entstanden in einer Phase, in der die Pat. versucht, das Verhältnis zu der Mutter zu verändern.

Bild 4 – das graue Knäuel, sicher die übermächtige Mutter. Unten das kleine rote Knäuel, die eigene Person (Larch als Blüte für später zu berücksichtigen). Über ihre Atemwegsbeschwerden, die Enge im Hals, hatte die Pat. während des klinischen Aufenthaltes kaum geklagt. Eigentlich nur freundlich gelächelt.
In diesem Bild erscheint sie selbst wie ein zusammengedrücktes Schmerzknäuel. Eine Spur dieses Kreises liegt schon außerhalb des "Mutterknäuels". Sie versucht, sich zu befreien.

Bild 5 – Der Versuch der Befreiung kommt schon deutlicher zum Ausdruck. Knäuel mit eleganten Schweif. Die Größenverhältnisse stimmen noch nicht.

Das 6. Bild zeigt jetzt die beiden gleichgroßen Knäuel, sie selber eher rot, die Mutter grau. Beide Persönlichkeiten jetzt gleichgewichtet, stabil, auch in der Verbindung geordneter erscheinend. Anteile von Depressionen und Schmerzen in unterschiedlicher Gewichtung bei beiden Persönlichkeiten gegeben.

Bild 7 wurde sechzehn Tage nach Beginn der Bach–Blütentherapie gemalt. "Abends ein weiterer Tagtraum: aus dem Feuer wurde eine zarte Seerose". Die Pat. ist jetzt schon deutlich freier, befreiter. In diesem etwas verhaltenen Bild die Andeutung einer Morgendämmerung; die Fische Lebendigkeit und geistige Nahrung symbolisierend, die Seerose zeigt: die eigene Persönlichkeit kommt zur Entfaltung.

Bild Nr. 8: die Seerose entwickelt Standfestigkeit (erdige Farben). Die Pat. ist imstande, eigene Fülle zu entwickeln.

Zu diesem Zeitpunkt endet die stationäre Therapie. Die Pat. bekommt die Verordnung der angegebenen Bach–Blüten mit nach Hause.
(Für die Mutter stellten wir auch eine Bach–Blüten–Mischung zusammen, und zwar Chicory, Red Chestnut, Rock Water, Heather und Holly.)

Weiterer Verlauf

Die Pat. hat die Bach–Blüten regelmäßig weiter genommen. Ihrer Mutter gab sie die Bach–Blüten–Mischung zusätzlich zu ihren Medikamenten, allerdings nicht ganz regelmäßig. Die Mutter las auch selbst das Bach–Blüten–Buch, wurde augenscheinlich ruhiger und starb knapp 2 Monate später friedlich nach kurzer Krankheit.

Die Patientin selbst ist insgesamt widerstandsfähiger, leistungsfähiger, hat gerade einen grippalen Infekt deutlich besser als früher überstanden. Schuldgefühle, die im Zusammenhang mit der Mutter wieder auftreten, müßten mit den entsprechenden Bachblüten behandelt werden.

Von ihrem 22–jährigen Sohn, der noch bei ihr lebt und augenscheinlich sehr selbstbewußt ist, lernt sie, wie man sich besser durchsetzt (Larch, Pine, Centaury). Sie möchte weiter Bach–Blüten nehmen, so oft es der Beruf zuläßt.

Ein Anfang ist gemacht. Ein in sich völlig verschlossener, abgekapselter Mensch lernt mit Hilfe der Bach-Blüten, sich zu öffnen und wieder am Leben teilzunehmen. Die Therapie muß fortgesetzt werden. Die Patientin wird voraussichtlich innerhalb des nächsten Jahres zu einer weiteren stationären Behandlung kommen.

Nachwort

von
Prof. Dr. phil. Hermann Josef Schmidt,
Universität Dortmund

Die Bach-Blütentherapie, so belegt seit mehr als fünf Jahrzehnten hunderttausendfache Erfahrung, eine rasant zunehmende Zahl von Veröffentlichungen und nun das vorliegende komprimierte und dennoch spannende, gut lesbare Lehrbuch, ist ein Phänomen: nicht nur eine wirklich sanfte und effektive, einfache und preiswerte, Selbstheilungskräfte anregende Therapie ohne negative Nebenwirkungen und ohne Verwendung von Messer, Nadel oder 'harter Chemie', sondern weit über die Wirkung eines normalen Heilmittels hinaus sogar eine das eigene Potential (re)aktivierende, also persönlichkeitsentwicklungsstimulierende Therapie im besten Wortsinn, eine Wohltat, Harmonisierungs- und Entwicklungshilfe für Leib, Seele und Geist.

Damit belegt die Bach-Blütentherapie freilich einen Rang, der weit über den eines wertvollen Haus- bzw. Naturheilmittels hinausgeht: sie verbindet in vielleicht einmaliger Weise die konkret belegbare Wirkung eines z.T. spezifisch ansetzenden erfolgreichen Heilmittels mit Effekten, die bisher eher als Resultate von Meditation, subtilen Körper- oder Psychotherapien oder philosophischer Lebensweisheit bekannt geworden sind. Und sie wirkt auch als Katalysator bei geistiger Arbeit, da sie Störfaktoren mindert und Leistungsaspekte (wie z.B. Konzentrationsfähigkeit) stärkt.

Doch all das ist gegenwärtig ein noch kaum überschaubares Feld, die konsequente Erforschung oder gar breite öffentliche Diskussion der angedeuteten Zusammenhänge eher 'Zukunftsmusik'. Trotz wertvoller Ansätze und neuer Entdeckungen, wie sie auch dies Lehrbuch belegt, stehen wir mit unseren Einsichten in das breite und differenzierte Wirkungsspektrum der Bach-Blütentherapie noch in den Anfängen. Aber gilt diese Einschränkung nicht auch für fast alle übrigen Einsichten von Belang?

So wende ich mich Konkreterem zu: einigen gegenwärtig leider aktuellen Appellen zugunsten der Bach-Blütentherapie.

An erster Stelle und mit Nachdruck appelliere ich an den Gesetzgeber, Gesetze zum Schutz der Bevölkerung vor Übervorteilung und vor gesundheitlicher Beeinträchtigung nicht so abzufassen, daß sie die Bevölkerung vor der Verbreitung gerade *der* Therapiemittel und damit auch Erkenntnisse abschirmen, die die ruinösen Folgen jahrzehntelanger Übervorteilung und sogar absichtlicher Fehlinformation begrenzen und im Sinne eigenverantwortlicher Gesundheitsprophylaxe die menschliche Selbstheilungspotenz stärken könnten.

An zweiter Stelle appelliere ich an Parlamente, Stiftungen, Forschungsgemeinschaften und Krankenversicherungen, endlich breiter angesetzte Forschung in Gang zu bringen, die nicht bereits von ihren Nachweismethoden her vorweg allopathische Medizin favorisiert; eine Forschung also, die nicht lediglich in eher grundlagenforschungsparodierender, hochspezialistischer Manier beispielsweise der Entwicklung immer komplizierterer Operationstechniken, sondern endlich der Gesundheitsvorsorge mit dem durchaus erreichbaren Effekt dient, daß das Repertoire allopathischer Schulmedizin nur noch in Ausnahmefällen in Einsatz gebracht werden muß.

An dritter Stelle appelliere ich an alle an ihrer eigenen Gesundheit interessierten forschungsaktiven Kollegen der Medizin, sog. 'alternative' sowie Natur-Heilmethoden und zumal die Bach-Blütentherapie nach allen Regeln seriöser Kunst in unvoreingenommener Weise zu untersuchen und möglichst auch im Eigenversuch zu testen.

An vierter Stelle appelliere ich an die Herausgeber wissenschaftlicher Fachzeitschriften, Standardwerke usw., ihre Organe der Veröffentlichung von abweichenden Forschungsergebnissen und prinzipiellen Kritiken in höherem Maße zu öffnen...

An fünfter Stelle appelliere ich an sensible, offene und erkenntnisorientierte Ärzte sowie Heilpraktiker, sich durch gegenwärtig noch ausbleibende offiziöse Anerkennung keineswegs entmutigen zu lassen, da von auf Allopathie Eingeschworenen nicht immer die Fairness und Souveränität erwartet werden kann, eine Therapie auch dann ernsthaft zu erwägen, zu testen, beizubehalten und öffentlich zu verteidigen, wenn ihr Effekt die eigenen Einkommensverhältnisse eher beeinträchtigt, da sie Patienten emanzipiert und ärztliche Eingriffe seltener und in der Regel weniger kostspielig ausfallen läßt.

Hier zwar zuletzt, doch in der Sache an erster Stelle appelliere ich an jeden einzelnen, sich das Recht auf eigenständige, selbstinterpretierte, eigenverantworliche Erfahrungen und zumal das Interesse an einer Leiblichkeit, Emotionalität und Geistigkeit umfassenden integrativen Gesundheit sowie die Fähigkeit zur Beurteilung von Gesundheits- und Persönlichkeitsentwicklungsfortschritten auch dann selbst zuzubilligen, wenn man nicht 'vom Fach' ist und noch nicht allen Thesen, die eigenen Einsichten widersprechen, auf eine befriedigende Weise entgegnen kann. Begründung: die Geschichte der Wissenschaften und nicht zuletzt auch die der Medizin ist so voll von abenteuerlichen, zeit- und kulturgebundenen (Wahn-)Vorstellungen, daß es verantwortet werden kann, nicht nur an die Selbstverantwortlichkeit des Patienten, sondern auch an das Urteilsvermögen und gesundheitliche Eigeninteresse jedes schließlich für Fehlentwicklungen in Kollektivhaftung genommenen Staatsbürgers zu erinnern. Dabei ist zu bedenken: in den nächsten Jahren dürfte eine Esoterikwelle über uns zusammenschlagen, in deren Windschatten sich zwar fast alles an außerwissenschaftlicher Scharlatanerie findet, was Vergangenheit und Gegenwart aufzubieten haben – jenseits des massiv Kommerziellen aber auch ungemein vieles, was dazu beitragen wird, künftig Wissenschaft und menschliche Existenz produktiver zu gestalten, falls uns noch die Zeit dazu bleibt. So werden sich auch weiterhin gerade Profiteure gegenwärtiger suizidaler Trends mit besorgter Miene medienwirksam zu Worte melden: leider auch Kollegen aus exakten Wissenschaften, der Schulmedizin und der Gesundheitsindustrie, an der allein in Deutschland um die anderthalb Millionen Menschen partizipieren... Wer hingegen hat persönliches Interesse daran, daß es jedem von uns seinen Möglichkeiten entsprechend besser gehen möge? Achten wir also in eigener Verantwortung schärfer als bisher darauf, wer aus welchen Motiven wie argumentiert...

Doch jenseits aller Appelle: was könnte dann jeder einzelne konkret tun? Zugunsten qualifizierter Überprüfung und breiterer öffentlicher Diskussion der Bach-Blütentherapie wünsche ich mir zumindest ein Ende der falschen Scham all der Personen, die Bach-Blüten zwar selbst nehmen, diesen Sachverhalt aber ebenso verheimlichen wie die private Einnahme hilfreicher Naturheilmittel - was könnten Apotheker für Geschichten erzählen! So behandeln viele vor Dritten die Bach-Blüten, obwohl sie ihnen halfen, ihr Leben als lebenswerter zu erleben, als ob sie nur 'Blüten' wären, oder aber sie lassen sich falsche Interpretationsmuster aufdrängen, die bspw. die Qualität der Begründung (wissenschaftlichen Herleitung, philosophischen Legitimation usw.) der therapeutischen Wirkung der Bach-Blüten mit ihrem belegbaren Effekt verkoppeln. Hier ist nämlich klar zu unterscheiden: wie immer man die Person, das Wirken und die Entdeckungen Edward Bachs beurteilen mag: *das eine* sind die Blütenkonzentrate selbst und die beobachtbaren Effekte*, *ein anderes* sind die Interpretationen usw., die faszinierend, irritierend, provozierend und vielleicht sogar verbesserungsfähig sein mögen...

* Auch ich könnte serienweise Fallgeschichten liefern, die ich niemandem glauben würde, wenn ich sie nicht selbst erlebt hätte.

So ist die Art des künftigen Umgangs mit den Bach-Blüten und zahlreichen weiteren alternativen Einsichten, Praktiken, Therapien usw. wohl wegweisend für die Überlebenschancen unserer Kultur:

Wir alle wissen, daß wir uns in absehbarer Zeit selbst hinrichten, wenn wir nicht viele Entwicklungstrends umkehren und Einsichten vernetzen, die gegenwärtig noch von fast allen Establishments als einkommens- und machtbedrohend abgewertet werden. Doch da hier wie selten sonst die negativen Folgen von Ignoranz jeden betreffen, sind die Einsichtschancen gewachsen: die restlichen Jahre dieses Jahrtausends dürften nicht nur zum Durchbruch elementarer Ernährungseinsichten, alternativer medizinischer Ansätze und einer welt- sowie selbstfreudigen Philosophie führen, sondern auch Jahre des rasanten Heil- und Persönlichkeitsentwicklungserfolgs durch die Blüten-Therapie von Edward Bach werden.

Dieses "Lehrbuch" ist eine wichtige Station.

Anhang

A. Kriterien für Falldokumentation Original Bach–Blütentherapie

Für weitere Dokumentation der Original Bach–Blütentherapie in den deutschsprachigen Ländern und für die nächste Auflage dieses Buches bitten wir um die Einsendung Ihrer Erfahrungen an das Dr. Edward Bach Centre, German Office, Mechthild Scheffer, Eppendorfer Landstr. 32, 2000 Hamburg 20.

1. Patient/Alter/Geschlecht/Beruf
   Behandlung ambulant/stationär
2. Wesentliche anamnestische Daten

2a. Wesentlicher pathologischer Befund

3. Diagnose
   (bitte psychische und somatische Befunde eintragen)
4. Bisherige Therapie
5. Warum wurde die Bach–Blütentherapie eingesetzt
6. Wann begann die Behandlung mit Bach–Blüten–Konzentraten? Datum)

7a. Auswahl bzw. erste Bach–Blüten–Kombination
(mit kurzer Begründung der einzelnen Blüten)

8a. Wurden gleichzeitig andere Maßnahmen verordnet
oder Therapien durchgeführt? Wenn ja, welche?

9a. Verlauf:
Erstreaktionen, wenn ja – welche?
Laborbefunde (wenn vorhanden)
Zwischenbefund:
objektiv: geheilt; gebessert; gering gebessert.
subjektiv: beschwerdefrei; gebessert; gering gebessert; unbeeinflußt.

7b., 8b., 9b. – Gliederung wie oben
Zweite Bach–Blüten–Kombination

7c., 8c, 9c – Gliederung wie oben
Dritte Bach–Blüten–Kombination

10. Abschließende Beurteilung/Kommentar: u.s.w.

B. Muster eines Informationsblattes zur Mitgabe an den Patienten als Erstinformation über die Bach–Blütentherapie

Praxisstempel

Information zur Bach–Blütentherapie

Lieber Patient,

Zwischen Seele und Körper bestehen bekanntlich Wechselbeziehungen. Hinter einer körperlichen Erkrankung stehen oft unerkannte, negative Gefühle und seelische Blockaden wie Angst, Verbitterung, Mutlosigkeit, Unsicherheit und ähnliches.

Durch die Bach–Blütentherapie lassen sich Blockaden auf der Seelenebene auf natürliche Weise allmählich auflösen. Das seelische Gleichgewicht wird wieder hergestellt. Im Zustand der wiedergefundenen seelischen Harmonie können sich die Selbstheilungskräfte des Körpers wieder freier entfalten und wirksam werden.

Da durch die Bach–Blütentherapie Selbsterkenntnisprozesse angeregt werden, wird sie auch zur seelischen Gesundheitsvorsorge gegen Rückfälle und eventuelle künftige Erkrankungen eingesetzt.

Die Original Bach–Blütentherapie wurde vor rund 55 Jahren von dem bekannten englischen homöopathischen Arzt Dr. Edward Bach entwickelt und verbreitet.

Die 38 Bach–Blüten–Konzentrate sind wässrige Auszüge der Blüten von 38 wildwachsenden, nicht–giftigen Pflanzen und Bäumen, die mit bestimmten menschlichen Seelenstrukturen in Beziehung stehen. Die Blüten werden heute noch an den von Edward Bach festgelegten englischen Fundorten in freier Natur gesammelt.

Zum praktischen Vorgehen

Bei einer Beratung (bitte Termin geben lassen) werden aus den 38 Blüten–Konzentraten die für Ihre Situation zutreffenden 5–6 Blüten ermittelt und auf einem Privatrezept verschrieben. In der Apotheke erhalten Sie dann eine Einnahmeflasche für ca. 8.– bis 13.– DM, in der Ihre individuelle Blütenmischung einnahmefertig enthalten ist.

Eine Behandlung chronischer Zustände sollte über mehrere Monate durchgeführt werden. In akuten Fällen genügt eine Einnahme von 4–8 Wochen.

Unterschrift

C. Vorschlag für die Gestaltung eines individuellen Rezeptblattes mit Einnahmevorschrift

Praxisstempel

Lieber Patient,

Ihre Original Bach–Blütenmischung enthält

1.	5. ....
2.	6. ....
3.	7. ....
4.	8. ....

Bitte lassen Sie diese Mischung gegen Vorlage dieses Rezeptes in der Apotheke anfertigen. Nehmen Sie diese Mischung bis zum nächsten Termin (ca. 3–4 Wochen) regelmäßig ein.

Sollten Sie in den ersten drei Tagen vermehrt träumen oder Symptome früherer Erkrankungen kurzfristig wieder aufflackern, so ist dieses positiv zu werten. Es zeigt an, daß der seelische und körperliche Reinigungsprozeß in Gang gekommen ist. Sollten dennoch Fragen auftreten, so können Sie mich gerne anrufen.

Interessante Reaktionen schreiben Sie bitte täglich auf, damit sie bei Ihrem nächsten Besuch besprochen werden können. Vergegenwärtigen Sie sich auch immer wieder die positiven Seelenqualitäten, die Sie durch Abbau der negativen Gefühlsblockaden erreichen können.

b.w.

Einnahmeverordnung Bach–Blütenmischung

Wenn nicht anders verordnet, beträgt die Standard–Einnahmemenge mindestens 4 x täglich 4 Tropfen aus der Einnahmeflasche, z.B.

- morgens zuerst ca. 10 Minuten nach dem Zähneputzen oder vor dem Frühstück
- mittags um 12:00 Uhr auf leeren Magen
- nachmittags gegen 17:00 Uhr auf leeren Magen
- abends zuletzt ca. 10 Minuten nach dem Zähneputzen

Nach Bedarf können Tropfenanzahl und Einnahmehäufigkeit auch ohne Risiko erhöht werden. Zur Entfaltung der vollen Wirkung behalten Sie die Tropfen vor dem Herunterschlucken einen Moment lang im Mund.

Zubereitung und Einnahme von Rescue Nr. 39 aus dem Konzentratfläschchen

Geben Sie 4 Tropfen aus dem original Konzentrat–Fläschchen in ein kleines Wasserglas mit Wasser und trinken Sie diese Mischung über einen Zeitraum von ca. 15 Minuten verteilt, bzw. so lange, bis der gewünschte Effekt erreicht ist. Wenn nötig, ein zweites Glas zubereiten. In Situationen, in denen keine Flüssigkeit verfügbar ist, kann man Rescue Nr. 39 auch direkt aus dem Konzentrat–Fläschchen auf Lippen, Schläfen, Handgelenke oder in die Ellenbeuge träufeln.

Nach Angaben des Herstellers, Dr. Edward Bach Centre in England, können die original Bach–Blüten–Konzentrate von Menschen jeden Alters unbedenklich eingenommen werden. Es besteht keine Gefahr der Überdosierung. Nebenwirkungen wurden auch bei unzutreffender Auswahl der Konzentrate in 60 Jahren nicht beobachtet. Aufgrund der uns bisher bekannt gewordenen Erfahrungen wird die Wirkung der original Bach–Blüten–Konzentrate weder durch die gleichzeitige Einnahme von Arzneimitteln beeinflußt, noch beeinflussen diese die Wirkung von Arzneimitteln, auch nicht die von homöopathischen Mitteln in hochpotenzierter Form. Dies gilt ausschließlich bei vorschriftsmäßiger Anwendung der Methode.

D. Worin unterscheiden sich die Original Bach–Blüten–Konzentrate aus England (Bach Flower Stock Concentrates) von anderen "Blüten–Präparaten nach der Methode Bach"?

Im Oktober 1936 schrieb Bach in einem Brief an seinen Mitarbeiter Victor Bullen, einen Monat vor seinem Tode:
"Es ist ein Beweis für den Wert unserer Arbeit, daß materielle Kräfte auf den Plan treten, welche versuchen, sie zu verzerren oder zu entstellen. Denn Entstellung ist die mächtigere Waffe als Zerstörung. Der Mensch wollte freie Entscheidungsmöglichkeit, Gott hat sie ihm gegeben. Deshalb muß der Mensch immer wieder die Wahl haben. Sobald ein Lehrer sein Werk der Welt übergibt, muß eine entstellte Version desselben entstehen. Dieses geschieht dem Geringsten wie dem Größten. Diese Entstellung entsteht folgerichtig, um dem Menschen die Möglichkeit zu geben, die Spreu vom Weizen zu trennen."

These 1

Die Original Bach–Blüten–Konzentrate harmonisieren die 38 archetypischen negativen Seelenzustände der menschlichen Natur, welche Menschen aller Rassen gleich erleben. Deshalb sind die Original Bach–Blüten–Konzentrate ein in sich abgeschlossenes System und seit 55 Jahren überall auf der Welt gleichermaßen wirksam.

Was sind archetypische Seelenzustände?
Zu allen Zeiten waren Menschen ungeduldig, hatten Schuldgefühle, erlebten Angst, Haß, Resignation oder Neid...
Dieses Repertoire der Gefühle ist – vereinfacht ausgedrückt – auf der kollektiven Ebene der Menschheit vorhanden und wird von der menschlichen Natur in entsprechenden Situationen benutzt. In Mythen und Märchen, Sprichworten und großen Dichtungen aller Völker wird der Kampf mit diesen negativen archetypischen Seelenzuständen beschrieben. Es gab sie und wird sie geben, solange es Menschen gibt, denn die menschliche Natur ändert sich nicht. Die Angst vor Tuberkulose in den 30er Jahren war nicht anders als z.B. die heutige Angst vor Aids. Bach sagte am Ende seines Lebens, daß die Anzahl dieser archetypischen negativen Seelenzustände der Menschheit 38 sei.

☞ Neuschöpfungen von Blüten–Essenzen benennen immer wieder scheinbar neue Zustände, die entweder Mischformen der 38 von Bach definierten Zustände sind oder eher oberflächliche Gefühlsphänomene des Zeitgeistes widerspiegeln, jedoch keine archetypischen seelischen Negativzustände der Menschheit sind.

These 2

Edward Bach wählte nur bestimmte Pflanzen,

- davon bestimmte Spielarten (Gattungen, die größtenteils nur in England wachsen).
- diese nur von speziellen Fundorten.
- davon nur bestimmte Pflanzenexemplare, teilweise nach der Färbung der Blütenblätter.

Nur diese Pflanzen weisen charakteristische, wirkungsspezifische energetische Informationsmuster auf. Diese Muster lassen sich mit geeigneten Testmethoden nachweisen.

Edward Bach unterschied zwischen Pflanzen, die Leiden lindern können (die meisten herkömmlichen Heilpflanzen) und den sogenannten "Frohnaturen der Pflanzenwelt"

Das sind Pflanzen, welche positive Kräfte in sich tragen, die beim Menschen auf der Charakterebene Harmonisierungsprozesse in Gang bringen. Er suchte sie in ganz England u.a. nach spezifischen Kriterien aus: Es durften keine Nahrungspflanzen und keine Giftpflanzen sein.

☞ Nachahmungen der Original Bach–Blüten–Konzentrate erfüllen diese Kriterien nicht. Sie weisen, wie man mit geeigneten Verfahren (Color–Plate–Verfahren) nachweisen kann, keine charakteristischen energetischen Informationsmuster auf.
Einer der Gründe: verschiedene Fundorte mit verschiedener Bodenstruktur ergeben bei denselben Pflanzengattungen stark abweichende Wirkstoffprofile (Nachweis durch Gas–Chromatographie).
Ein weiterer entscheidender Faktor liegt z.B. in klimatischen Unterschieden der Fundorte.

These 3

> Die Original Bach–Blüten–Konzentrate werden von den eingesetzten Nachfolgern Dr. Edward Bachs aufgrund 55–jähriger Erfahrung noch an den von Edward Bach selbst festgelegten Fundorten gesammelt. Dabei spielen Klima und Bodenbeschaffenheit eine entscheidende Rolle. Dieses garantiert die in der Literatur beschriebene und in der therapeutischen Praxis seit 55 Jahren weltweit bewiesene Wirksamkeit der Original Bach–Blüten–Konzentrate nicht nur bei Erwachsenen, sondern auch bei Kindern, Tieren und Pflanzen.

☞ Viele neue Blüten–Essenzen werden aus Pflanzen hergestellt, die entweder schon bekannte lindernde Heilpflanzen sind (diese hat Bach ausdrücklich ausgeschlossen) oder sogar Pflanzen, die in ihren Herkunftsländern auch giftige Wirkstoffe aufweisen. Auch diese Essenzen zeigen gewisse Wirkungen, fraglich ist jedoch ob in der von Bach angestrebten Zielsetzung, der Rückverbindung zum Höheren Selbst.
Die meisten der neuen Blüten–Essenzen sind zudem erst einige Monate bis Jahre auf dem Markt und daher nicht ausreichend erprobt.
Das Argument, daß die verwendeten Pflanzen im eigenen Land gewachsen sind, garantiert keinesfalls deren Wirksamkeit im Sinne der Original Bach–Blütentherapie.

E. Die Dr. Edward Bach Zentren in den deutschsprachigen Ländern

Dr. Edward Bach Centre, German Office, Eppendorfer Landstr. 32, 2000 Hamburg 20, Tel.: 040/46 10 41.

Dr. Edward Bach Centre, Swiss Office, Alte Landstr. 57, CH–8700 Küsnacht, Tel.: 01/911 09 11.

Dr. Edward Bach Centre, Austrian Office, Arbeitskreis für Bach–Blütentherapie e.V., Grinzinger Allee 15, A–1190 Wien, Tel.: 0222/32 78 36.

Die angegebenen Stellen geben Informationen über alle Fragen zur Bach–Blütentherapie. Sie veranstalten Informationsvorträge und Ausbildungsseminare.

F. Material zur Original Bach–Blütentherapie vom deutschen und Schweizer Dr. Edward Bach Centre

- Fragebogen (ausführliche Fassung)
  zur Bestimmung der geeigneten Bach–Blüten–Konzentrate–Kombination.
  25 Seiten, DIN A5, geheftet, 5er–Pack, 152 Fragen.

- Kompakt–Fragebogen (Kurzfassung)
  zur Bestimmung der geeigneten Bach–Blüten–Konzentrate–Kombination.
  8 Seiten, geheftet, 10er–Pack, 56 Fragen.

- Poster "Bach–Blüten"
  Format 50 x 70 cm, 4–farbig,
  (Das Bach–Blüten–System auf einen Blick mit positiven und negativen Seelenpotentialen.)

- Video–Kassette "Seelentherapie mit Blütenenergie"
  VHS 45 Minuten.
  (Dokumentarfilm über die Bach–Blütentherapie, gedreht an den englischen Original–Schauplätzen des Wirkens von Dr. Edward Bach). Geeignet zur Einstimmung auf das Thema.

- Ton–Kassette "Bach–Blütentherapie mit Mechthild Scheffer".
  90 Minuten.
  (Seite 1: Was ist die Bach–Blütentherapie? Die am häufigsten gestellten Fragen zur Original Bach–Blütentherapie.
  Seite 2: Selbsthilfe in psychologischen Alltagssituationen).

- Differential-diagnostische Übersichtstabelle im Format DIN A 3 aus Kapitel 5 des vorliegenden Buches.

G. Weiterführende Literatur zur Original Bach–Blütentherapie

Mechthild Scheffer: "Bach-Blütentherapie, Theorie und Praxis"

305 Seiten, 1981, Hugendubel-Verlag München,

Ausführlichste Beschreibung der 38 Bach-Blütenkonzepte sowie zusätzliche Anregungen für die Therapie.

Dieses Buch ist ebenfalls in folgenden Sprachen erhältlich:
Englisch, französisch, italienisch, holländisch.

Edward Bach: "Blumen, die durch die Seele heilen"

170 Seiten, 1978, Hugendubel-Verlag München,

Übersetzung der Originalschriften von Edward Bach, u.a. seine philosophische Abhandlung "Heile Dich selbst".

Nora Weeks: "Edward Bach – Entdecker der Blütentherapie, Sein Leben – seine Erkenntnisse"

148 Seiten, 1988, Hugendubel-Verlag München,

Biographie über Edward Bach.

Mechthild Scheffer: "Erfahrungen mit der Bach-Blütentherapie"

141 Seiten, 1984, Hugendubel-Verlag München.

(Mit Fallbeispielen und Fragebogen zur Selbstbestimmung der richtigen Bach-Blüten-Kombination; für Fortgeschrittene).

Mechthild Scheffer: "Selbsthilfe durch Bach-Blütentherapie"

Heyne-Taschenbuch, Ratgeber Esoterik, Nr. 9517, 1988,

(Zur Erstinformation für Anfänger und Interessenten der Bach-Blütentherapie).

Edward Bach: Gesammelte Werke

Aquamarin-Verlag München, 1988, auch als Heyne-Taschenbuch 9550

Unter diesem etwas irreführenden Titel sind u.a. die verfügbaren Vorstufen zu Bachs Originalschriften und einige ältere Aufsätze aus verschiedenen homöopathischen Fachzeitschriften zusammengefaßt. Teilweise verwirrend. Nicht alles darin veröffentlichte wurde von Bach selbst zur Veröffentlichung freigegeben.

Gregory Vlamis: "Die heilenden Energien der Bach-Blüten"

1987, Aquamarin-Verlag München.

Enthält neben zwei älteren Aufsätzen von Bach viele Fallschilderungen über den Einsatz von Rescue.

Mechthild Scheffer/W.D. Storl: "Die Pflanzen des Dr. Edward Bach" (Arbeitstitel)

Beschreibung der Bach-Pflanzen aus ethno-botanischer und kulturanthrologischer Sicht mit vielen Fotos. Herbst 1991, Heinrich-Hugendubel-Verlag, München.

Edward Bach/Nora Weeks/John Ramsell: "Aus den Archiven des englischen Bach Centres" (Arbeitstitel)

- alle von E. Bach nachgelassenen, von ihm autorisierten Schriften
- die Herstellungsmethode der Bach-Blüten-Konzentrate, beschrieben von Nora Weeks und Victor Bullen
- Fragen an das Bach Centre und deren Beantwortung von John Ramsell

Frühling 1991, Heinrich Hugendubel-Verlag, München

H. Fallregister